Anne Alvarez

Zum Leben wiederfinden

Anne Alvarez verknüpft die moderne psychoanalytische Theorie mit den neuesten Erkenntnissen zur kindlichen Entwicklung und der Kinderpsychiatrie; sie wirft damit ein neues Licht auf das Verständnis autistischer, psychotischer und schwer gestörter Kinder und Jugendlicher.
Im Mittelpunkt des Buches steht die bewegende Geschichte eines autistischen Kindes und seines langwierigen Kampfes zwischen geistiger Gesundheit und Verrücktheit. Mit ihrer Begabung, eine spannende Krankengeschichte zu erzählen und dabei den Leser machtvoll einzubeziehen, beschreibt Alvarez die mühsame Reise, die sie und ihr Patient unternommen haben, um zu einer Heilung zu gelangen.
Dieses inzwischen in fünf Sprachen übersetzte Buch ist für all jene Fachkräfte von unschätzbarem Interesse, die sich mit schwerer psychischer Erkrankung, psychischem Wachstum und neuen Entwicklungen in der psychoanalytischen Theorie und Technik befassen.

Stimmen zum Buch:

»Ein brillant konzipierter Beitrag, der auf den einschneidenden Erkenntnissen aus der Säuglingsforschung, Beiträgen aus den Neurowissenschaften und der Kinderanalyse selbst beruht.« (*James S. Grotstein*)

»Ich finde, daß dies ein bewegendes und kluges Buch ist, das einen Bereich behandelt, in dem es schwierig ist, überhaupt irgendeiner Sache sicher zu sein.« (*Oliver Sacks*)

»Ein orginelles, eigenständiges, gedankenreiches Buch.« (*Frances Tustin*)

Die Autorin:

Anne Alvarez, PhD, Psychologin, Psychoanalytikerin für Kinder und Jugendliche in freier Praxis und an der Tavistock Clinic. Leiterin eines Forschungsprojektes über Autismus. Dozentin. Zahlreiche Veröffentlichungen, zuletzt *Autism and Personality* (zus. mit Susan Reid).

Anne Alvarez

Zum Leben wiederfinden

Psychoanalytische Psychotherapie mit autistischen, Borderline-, vernachlässigten und mißbrauchten Kindern

Aus dem Englischen von Heidemarie Fehlhaber

Brandes & Apsel

Übersetzung der englischen Ausgabe verlegt von *Routledge*, London/New York

Veröffentlicht 1992 unter dem Titel *Live Company. Psychoanalytic Psychotherapy with autistic, borderline, deprived and abused children*

Erscheinen und Übersetzung des Buches wurden freundlichst unterstützt von:
Förderverein für analytische Kinder- und Jugendlichenpsychotherapie e. V., Krefeld

Die Reihe *Schriften zur Psychotherapie und Psychoanalyse von Kindern und Jugendlichen* dient der Veröffentlichungen und Verbreitung von herausragenden wissenschaftlichen Werken und wird betreut von Gustav Bovensiepen, Köln, Suzanne Maiello, Rom, Erika Mertens, Köln, Angelika Wolff, Frankfurt a. M.

Die Deutsche Bibliothek – CIP-Einheitsaufnahme:

Alvarez, Anne:
Zum Leben wiederfinden : psychoanalytische Psychotherapie mit autistischen, Borderline-, vernachlässigten und mißbrauchten Kindern / Anne Alvarez.
Aus dem Engl. übers. von Heidemarie Fehlhaber.
1. Aufl. - Frankfurt a. M. : Brandes und Apsel, 2001
(Schriften zur Psychotherapie und Psychoanalyse von Kindern und Jugendlichen ; 2)
Einheitssacht.: Live Company. Psychoanalytic Psychotherapy with autistic, borderline, deprived and abused children <dt.>
ISBN 3-86099-210-4

Schriften zur Psychotherapie und Psychoanalyse von Kindern und Jugendlichen, Band 2.

1. Auflage 2001

Scheidswaldstr. 33, D–60385 Frankfurt a. M.

Umschlagbild: Monika Frank-Auth, *Rosa Segel*, 1997
Druck: Tiskarna Ljubljana d.d., Ljubljana, Printed in Slovenia
Gedruckt auf säurefreiem, alterungsbeständigem und chlorfrei gebleichtem Papier.

ISBN 3-86099-210-4

Inhalt

Für Al

Wie können – physikalisch betrachtet – die kleinkindlichen Sinne Menschen identifizieren? Welche Merkmale ihres Verhaltens geben die Menschen als Menschen zu erkennen? Zielgerichtetes Verhalten zeigt eine Reihe von Merkmalen, die unbelebten Dingen nicht eigen sind, und so ist ein zielgerichtet handelndes Wesen möglicherweise mit der Fähigkeit ausgestattet, auf andere wie auf seinesgleichen zu reagieren. ... Unbelebte Bewegung verläuft bergab, oszilliert auf einfache Weise, macht Sprünge, aber sie brandet nicht auf in sich selbst erschaffenden Impulsen. Was die Tendenz hat, in spontanen plötzlichen Rhythmen aufzutreten wie etwa ein Fleck reflektierten Sonnenlichts, erscheint lebendig. Diese rhythmische Lebendigkeit der Bewegung begegnet einem als erstes beim Erkennen lebendiger Begleitung.

Colwyn Trevarthen, 1978

Ganz zweifellos gibt es ein der Persönlichkeit innewohnendes Bedürfnis nach etwas, das den Kontakt zu Psychischem herstellen soll.

Wilfred Bion, 1962

Vorwort

Dieses Buch stellt eine Aufzeichnung meiner Überlegungen zu jenen Erfahrungen dar, die ich bei der psychoanalytischen Behandlung von Kindern mit autistischen, psychotischen und Borderline-Störungen gemacht habe. Einige der Kinder und Jugendlichen, die ich beschreiben werde, sind psychotische Patienten, bei denen eine Besserung einsetzte, bei anderen handelt es sich um Borderline-Patienten, die über dem Abgrund schwebten; sie alle vermitteln, so hoffe ich, eine Vorstellung von jenen zwei Welten – der der geistigen Gesundheit und der der Verrücktheit –, von der Zerbrechlichkeit der einen und der häßlichen, verführerischen Macht der anderen. Psychoanalytische Methoden können diesen Patienten helfen, aber die Behandlung ist langwierig und mühselig und setzt die Therapeutin fast immer beträchtlichen Belastungen aus. Man ist sich jedoch in zunehmendem Maße einig, daß diese Anstrengungen und Belastungen in gewisser Weise ein Kernstück der Behandlung ausmachen. Kinder, deren Psyche und Körper durch sexuelle Übergriffe, Mißhandlung und Vernachlässigung Schaden erlitten haben, und Kinder, die – in ganz anderer Weise – durch ihre eigene rätselhafte Empfindlichkeit gegenüber eher geringfügigen Deprivationen beeinträchtigt sind, können von einer düsteren Verzweiflung und einem Zynismus heimgesucht werden, die weit über das hinausgehen, was neurotische Patienten durchleben. Eine Therapeutin[1] mit allzu großem therapeutischem Ehrgeiz oder einem allzu leidenschaftlichen Glauben an die therapeutische Macht psychoanalytischer Erklärungen mag quälende Enttäuschung empfinden, wenn das Kind ihre bemerkenswerten Offenbarungen offensichtlich nicht als Hilfe erlebt und sich nicht zu verändern scheint. Ich selbst habe viele solcher Enttäuschungen erlebt. Die furchtbaren Ängste des Patienten können zu überwältigend sein, als daß sie sich mit Leichtigkeit benennen oder gar erklären ließen; seine Destruk-

---

[1] Im allgemeinen wird in der Übersetzung um einer besseren Lesbarkeit willen für generalisierende Aussagen die männliche Form – der Therapeut, der Patient – eingesetzt, die selbstverständlich die weibliche miteinschließt. Wo die Autorin eindeutig die weibliche Form gewählt hat, wird dies in der Übersetzung wiedergegeben. (A.d.Ü.)

tivität oder Selbstdestruktivität kann sich nach vielleicht jahrelanger Übung zu einer hohen Kunst entwickelt haben. Die Psychotherapeutin muß fähig sein, sich stark genug verwirren zu lassen, um für den Patienten zu fühlen, und zugleich gesund genug, um mit ihm zu denken, bis das eigene Ich des Patienten, sein denkendes Selbst so weit gewachsen ist, daß es dies für sich selbst tun kann.

Wenige dieser chronisch kranken Kinder sind einfach in einem Zustand der Verzweiflung oder furchtbarer Angst geblieben – fast alle haben schützende Manöver entwickelt, die ebenso pathologisch wie die ursprüngliche Verwirrung sein können und vielleicht noch sehr viel auswegloser. Die Therapeutin ist Zeugin des Kampfes um geistige Gesundheit und der verzehrenden Anstrengungen, gesund zu bleiben; der Sog zurück in die Verrücktheit kann gewaltig sein. Und auch für die Therapeutin kann der Sog nach rückwärts eine machtvolle Wirkung zeigen. Der Prozeß, durch den das Kind lebendiger wird, ist oft schmerzhaft – ein Mädchen, das sich sein Leben lang wie eine groteske, zurückgebliebene Schwachsinnige verhalten hat, wird möglicherweise von Entsetzen gepackt, wenn es sich anmutig und intelligent zu verhalten beginnt. Am schlimmsten ist es für die Kinder, die eigentlich aufgegeben, die keine Hoffnung mehr haben, die mehr oder weniger jedes Verlangen eingestellt und sich so weit zurückgezogen haben, daß sie außer Reichweite sind. In einem solchen Fall muß die Therapeutin vielleicht mehr tun, als nur mit diesem Patienten, der von allem abgeschnitten oder innerlich verhärtet ist, zu fühlen und zu denken; sie muß vielleicht zeitweise – für den Patienten – das Wissen übernehmen und bewahren, daß er und die Welt überhaupt existieren. Manche bleiben natürlich außer Reichweite. Viele bringen jedoch eine Besserung zustande, und es sind in der Tat solche psychotischen und Borderline-Kinder, um deren Behandlung Kinderpsychotherapeutinnen immer häufiger ersucht werden, weil diese Kinder auf gewöhnlichen menschlichen Trost, auf Beruhigung oder die normalen, adäquaten Anforderungen seitens der Eltern oder Lehrer nicht mehr antworten.

In der Einführung werde ich jene aktuellen Entwicklungen in der psychoanalytischen Theorie und Technik nachzeichnen, die mich beeinflußt haben und das Fundament der hier vorliegenden Arbeit bilden. Im übrigen Teil des Buches versuche ich, die Implikationen dieser aktuellen Entwicklungen für die Arbeit mit psychotischen und Borderline-Kindern darzustellen. Die meisten der von mir genannten psychotischen Kinder sind autistisch, einige schizophren. Im ersten Teil meines Buches geht es unter anderem um die Behandlung eines sehr stark zurückgezogenen psychotischen Jungen – Robbie – und um mein wiederholtes Bemühen und Scheitern bei dem Versuch, ihn zu verstehen. Robbies Behandlung dauerte außerordentlich lange, und es gab keine dramatischen Besserungen. Ich begann Ende der sechziger Jahre mit der Behandlung, als noch sehr wenige solcher Kinder eine psychoanalytische Therapie erhielten, und man wußte noch nicht viel darüber, wie man ihnen helfen konnte. Ich habe weitergemacht, weil es einen – wenn auch sehr, sehr langsamen – beständigen Fortschritt gab, und als ich ihn schließlich besser verstand, insbesondere hinsichtlich der furchtbaren Auswirkungen seines Autismus auf seine übrige Persönlichkeit und Entwicklung, beschleunigte sich der Fortschritt sogar.

Im übrigen Teil des Buches werden sowohl theoretische wie methodologische Fragen in Robbies Behandlung und in der Arbeit mit anderen psychotischen und Borderline-Kindern besprochen, von denen einige schweren Mißbrauch oder gravierende Deprivation erlitten haben. Obgleich die borderline-psychotischen Kinder über ein gewisses Maß an Ich-Entwicklung oder geistiger Gesundheit verfügen, gleichen die technischen Probleme für die Therapeutin häufig denen von kränkeren psychotischen Patienten mit kaum entwickeltem Ich. Was das Thema des Autismus betrifft, so habe ich bestimmte Bereiche aufzuzeigen versucht, in denen organisch orientierte und psychodynamische Theorien des Autismus konvergieren bzw. divergieren. Bedauerlicherweise hat in England zwischen diesen beiden Gruppen kaum ein Dialog stattgefunden. Ich sollte in diesem Zusammenhang anmerken, daß organisch orientierte Psychiater autistische Patienten nicht als psychotisch bezeichnen. Sie betonen statt dessen das kognitive Defizit und die Entwicklungsstörung, und es besteht kein Zweifel, daß früh auftretender Autismus einen starken Einfluß auf die kognitive und emotionale Entwicklung des Kindes hat, einen Einfluß, der viel verheerender ist als der von psychiatrischen Erkrankungen, die im Leben des Kindes später auftreten wie etwa die Schizophrenie (vgl. Kolvin et al., 1971). Ich halte dennoch an dem Terminus »psychotisch« fest, um das Ausmaß des Mangels an Verbindung mit der Realität und das Ausmaß der Schwäche in der Ich-Entwicklung zu betonen.

Ich hatte mir zum Ziel gesetzt, den theoretischen Ballast, der meine Arbeit mit Robbie und anderen Patienten behinderte, von jenen Theorien und Überlegungen zu trennen, die wirklich hilfreich waren. Ich stellte fest, daß das, was ich an Theorien und psychoanalytischem Werkzeug benutzte, ein wirrer Haufen aus früher psychoanalytischer Theorie – einer Theorie, die größtenteils auf Methoden beruhte, die entwickelt worden waren, um neurotischen Patienten zu helfen – und jüngeren Konzeptionen war, die aus der Arbeit mit psychotischen, aber erwachsenen Patienten entwickelt worden waren. Es bedurfte eines entwicklungsbezogenen Denkens, das der Arbeit mit Patienten angemessen war, die psychotisch und zudem *noch Kinder* waren, und es bedurfte einer Anerkennung dessen, wie wichtig es war zu verstehen, in welcher Weise eine psychotische Erkrankung in der Kindheit die kognitive und emotionale Entwicklung stört. Eine lebenslange Depression oder Verzweiflung beim Kind wirft meines Erachtens wichtige Fragen zur psychoanalytischen Theorie und Technik auf. Eine solche klinische Depression, insbesondere bei einem Kind, dessen Entwicklung aus der Bahn gerät, stellt uns vor ganz andere Probleme als die im Zusammenhang mit Angst, selbst depressiver Angst. Ein Modell der Seele, das sich auf Abwehrmechanismen gegen Ängste konzentriert, erfordert in diesem Zusammenhang möglicherweise die Ergänzung eines spezifischen Faktums: daß nämlich ein chronisch depressives Kind solche Abwehrmechanismen im gewöhnlichen Sinn vielleicht überhaupt nicht entwickelt hat und daß, wenn es dies tut, diese Abwehrmechanismen in bestimmten Fällen als Entwicklungsleistungen zu verstehen sind.

Meine generelle Linie ist eine, die von Freud über Klein zu Bion verläuft, wobei ich zu zeigen versuche, in welchen Fällen auch Überlegungen der amerikanischen Selbstpsychologen hilfreich waren; außerdem habe ich mich in meinem gesamten Buch auf die wichtigen neuen Forschungsergebnisse im Bereich der Säuglingsentwicklung und -psychiatrie gestützt. Meine Erfahrungen in der Säuglingsbeobachtung und in der Psychotherapie mit Müttern und gestörten Babys an der Tavistock Clinic habe ich ebenfalls eingebracht. Das Studium wirklicher, lebendiger Babys ist ein faszinierendes Erprobungsfeld für die psychoanalytischen Theorien der kindlichen Entwicklung, und es hat mich zu meinen eigenen Überlegungen geführt über die Notwendigkeit, die etablierte Theorie zu ergänzen.

Danksagung*

Ich habe zehn Jahre gebraucht, um dieses Buch zu schreiben, und die Zahl der Freunde, Kollegen, Lehrer und Studenten, die nützliche Vorschläge zu einem oder mehreren Kapiteln gemacht haben, ist groß. In der Hoffnung, daß diejenigen, die ich nicht genannt habe, mir verzeihen werden, möchte ich mich bedanken bei: Luke Alvarez, Gabrielle Crockatt, Ricky Emanuel, Betty Joseph, Israel Kolvin, Sebastian Kramer, Juliet Hopkins, Athol Hughes, Anita Kermode, Sheila Miller, Mary Sue Moore, Edna O'Shaughnessy, Albert Reid, Elizabeth Spillius, Cathy Urwin und auch bei Sue Reid, Trudy Klauber und anderen Mitgliedern des Autismus-Workshops an der Tavistock Clinic sowie bei vielen weiteren Kollegen der Tavistock Clinic.

Große Dankbarkeit schulde ich der Laidlaw Foundation in Toronto, Kanada, für das großzügige Stipendium, das es mir ermöglichte, in den sechziger Jahren an der Tavistock Clinic die zeitraubende Ausbildung zur Kinderpsychotherapeutin zu machen, ebenso Harvey Brooker von der Universität von Toronto, der mir meinen ersten fundierten Unterricht im klinischen Studium und in der Erforschung der Verrücktheit gab. Viel verdanke ich Otto Weininger, ebenfalls von der Universität Toronto, der mich als erster die Möglichkeit in Betracht ziehen ließ, daß autistische Kinder auch Menschen sind, und Martha Harris von der Tavistock Clinic, die mich lehrte, daß das Spiel von Kindern voller Bedeutung ist. Meine Analyse bei Dr. Leslie Sohn half mir zu begreifen, daß es auch ein Leben außerhalb der Psychoanalyse gibt, und Betty Josephs anregende Lehrtätigkeit hat bewirkt, daß der psychoanalytische Prozeß für mich immer interessant und lebendig geblieben ist.

Edwina Welham bin ich dankbar für ihre kluge und ausgewogene redaktionelle Beratung, Eleanor Morgan, Michèle Noble, Davina Pariaug, Jane Rayner und Ann Westgate für ihre Sekretariatsarbeit und ihre gute Laune, Angela Haselton von der Tavistock-Bibliothek und Jennie Allen und den anderen Mitarbeitern im Empfang der Kinder- und Familienabteilung.

Prof. Livia DiCagno sowie die Mitarbeiter und Studenten der Abteilung für Kinderneuropsychiatrie an der Universitätsklinik in Turin haben es mir ermöglicht, im Lauf der Jahre nahezu jede der diesem Buch zugrundeliegenden Ideen in Vorlesungen auf die Probe zu stellen. Ihre Kommentare und eigenständigen Beiträge waren von unschätzbarem Wert.

Ich danke den folgenden Psychotherapeuten dafür, daß ich Material aus Sitzungen mit ihren Patienten benutzen durfte, und für die vielen lebhaften Diskussionen: Stella Acquarone, Paul Barrows, Eve Box-Grainger, Jonathan Bradley, Janet Bungener, Cate Carey, Carol Hanson, Sue Kegerreis, Jeanne Magagna, Ann Parr, Maria Teresa Pozzan, Sarah Randaccio, Ruth Selwyn, Valerie Sinason, Ann Thompson, Louise Whelan, Cathy Urwin.

Maria Rhode, Margaret Rustin und Valerie Sinason lasen das gesamte Manuskript in einer frühen, sehr unübersichtlichen Version, machten zahlreiche detaillierte Vorschläge und halfen mir, allmählich ein Buch daraus zu formen. Als es fast fertig war, hatte ich das Glück, daß mir die Vorschläge und die Sachkenntnis Frances Tustins zur Verfügung standen; ich bin ihr dankbar für ihre zur Vorsicht mahnenden Worte über die Gefahren, die beim Betreten der autistischen Arena lauern. Das Buch wäre jedoch niemals fertiggestellt worden ohne die Ermutigung, den Druck und die manchmal ungestümen Kürzungen von Judith Edwards, Priscilla Roth und vor allem von meinem Mann Al Alvarez, der das Manuskript und mich in jedem Stadium der Entstehung begleitete.

Die Einführung wurde 1987 im *Giorn. Neuropsich. 7,3* erstmals veröffentlicht. Ein Teil der Kapitel 1-5 sowie Kapitel 13 wurden erstmals im *J. Child Psychother.* 1977, 1980, 1985 und 1988 publiziert; Kapitel 6 1992 im *Psychoanalytic Inquiry*. Kapitel 7 wurde zum Teil 1989 auf der Konferenz *Apprendimento e Patologia Neuropsichiatria nei primi anni di vita* in Pisa vorgetragen, die von der Società Italiano di Neuropsichiatria Infantile, der Universität von Pisa und dem Institut Stella Maris organisiert worden war. Kapitel 8 war ein Vortrag im Rahmen der Freud Memorial Lectures am University College in London im Februar 1991. Ein Teil des Materials aus den Kapiteln 8 bis 11 waren Vorträge zur Borderline-Psychose, die 1986 vor der *Association of Child Psychotherapists* gehalten wurden. Eine frühere Version des Kapitels 11 wurde erstmals im September 1990 in den *Prospettivi psicoanalitiche nel lavoro istituzionale* 8, 3 publiziert. Eine frühere Version von Kapitel 12 wurde erstmals 1990 in *Assoc. For Child Psychol. and Psychiat. Occa-*

sional Paper 3, The Consequences of Child Sexual Abuse, Kapitel 4: »The need to remember and the need to forget« veröffentlicht und mit Erlaubnis der ACCP, 70 Borough High Street, London, SE1 1XF nachgedruckt. Eine frühere Version von Kapitel 13 wurde erstmals im November 1987 auf der *Margaret Lowenfeld Day Conference* an der Universität Cambridge vorgetragen. Eine frühere Version von Kapitel 14 wurde erstmals 1990 in A. Bondioli (Hg.), *Il Bambino, Il Gioco, Gli Affeti*, Bergamo (Juvenilia) publiziert. In englischer Sprache wurde der Text zuerst im November 1990 auf der gemeinsamen WAIPAD-Anna-Freud-Tavistock-Konferenz *The Effect of Relationships upon Relationships* vorgetragen und 1991 in *Psychoanalytic Psychotherapy* erstmals in englischer Sprache gedruckt.

Ich danke den genannten Zeitschriften für die Erlaubnis, diese Texte nachzudrucken. Ebenso danke ich Professor Michael Lewis, Direktor des *Institute for the Study of Child Development* der *Robert Wood Johnson Medical School*, New Brunswick, New Jersey für die Erlaubnis, den Brazelton-Text in Kapitel 5 und im Anhang zu Kapitel 5 wiederzugeben.

Einführung

Neuere Entwicklungen in der Psychoanalyse

Die Psychoanalyse hat sich seit der Jahrhundertwende beinahe bis zur Unkenntlichkeit verändert. Es hat mehrere getrennte und voneinander unabhängige Entwicklungslinien gegeben, ich werde mich jedoch im wesentlichen auf eine einzige Linie konzentrieren, die von Freud über Melanie Klein und Wilfred Bion zu jüngeren Arbeiten über die klinischen Implikationen dieser Erweiterungen der psychoanalytischen Theorie führt. Freud, der große Redner und Entdecker, hatte mit wachsender Erregung berichtet, daß er die Symptome seiner neurotischen Patienten lindern könne, indem er sich auf drei Untersuchungsbereiche konzentrierte: 1. auf ihre Vergangenheit, insbesondere die Kindheit, 2. auf den sexuellen Inhalt der mit dieser Vergangenheit verknüpften Erinnerungen und Phantasien und 3. auf die machtvollen Verdrängungskräfte, die den Deckel auf diesem brodelnden Kessel fest verschlossen hielten. In den vergangenen 60 Jahren wurde jedes dieser drei Grundprinzipien radikal neu formuliert – zunächst von Freud selbst, später von anderen –, was zu Veränderungen in der Theorie und Praxis sowie in der Auswahl von Patienten, die einer psychoanalytischen Behandlung zugänglich waren, und aus diesem Grund schließlich zu den metatheoretischen Annahmen führte, die dem gesamten psychoanalytischen Gebäude zugrunde liegen. Damit ist in der Psychoanalyse Platz für etwas geschaffen worden, das vorfreudianischen Denkern noch eine Selbstverständlichkeit war: die geistige Natur des menschlichen Geistes, das Psychische der Psyche.

Die Vergangenheit

Die Vergangenheit hat immer einen vorrangigen Platz in psychoanalytischen Theorien eingenommen. Obgleich die Theoretiker sich darüber uneins waren, welche Erfahrungen in den frühen Lebensjahren die wirklich entscheidenden für die Charakter- und Symptombildung seien, und auch darüber, in welcher frühen Zeit genau die formenden Kräfte ihren Einfluß ausüben, bezweifelt heute kaum noch jemand, daß Erfahrungen in der Kindheit und Säuglingszeit von fundamentaler Bedeutung sind, wenn es darum geht, das gegenwärtige Leben eines Menschen zu verstehen, und daß sie die Art und Weise beeinflussen, wie ein Mensch sich seiner Zukunft annimmt. Aber die Aufklärung, die aus der als verhaltenserklärend rekonstruierten Vergangenheit zu gewinnen ist, wird weitgehend nicht mehr als ein so wunderwirkendes therapeutisches Instrument angesehen, wie man es sich in den frühen Zeiten der Psychoanalyse vorstellte. (Sie ist natürlich weiterhin ungeheuer wichtig für die Erziehungsrichtung, für die präventive Kinderpsychiatrie und für das neue Gebiet der Säuglingspsychiatrie.) Tatsächlich hatte Freud schon 1905 zu begreifen begonnen, daß intellektuelle Einsicht allein nicht ausreichte, daß das Verständnis im Hier und Jetzt der Übertragungsbeziehung mit dem Analytiker und die damit einhergehenden Gefühle der entscheidende Bereich waren, in welchem Veränderung stattfinden konnte (Freud, 1905a). Später richtete er seine Aufmerksamkeit auch auf den Prozeß des Durcharbeitens und betonte, daß Einsicht, so folgenschwer sie sein mochte, sich nicht aus einem sofort wirkenden, wunderbaren Offenbarungsmoment ergebe, sondern eher aus einem Prozeß, der sich sukzessive, Stück für Stück vollziehe, aus einem sich langsam entwickelnden Verstehen (1914).

Mit diesen ernüchternden Überlegungen zum bloßen Zeitaufwand, den man benötigt, um sein Naturell zu ändern, gingen Veränderungen in der Theorie einher, die sich darauf bezogen, wie sich die therapeutische Wirkung in der Psychoanalyse entfaltet und wie die sogenannte Einsicht gewonnen wird. Heute wird zum Beispiel der zwischenmenschlichen Beziehung von Patient und Analytiker viel mehr Beachtung geschenkt, d.h. der sich verändernden Übertragung des Patienten und der sich verändernden Gegenübertragung des Analytikers – den Gefühlen und Reaktionen, die der Patient beim Analytiker auslöst. Nicht nur der Patient mußte »herunterschalten« und auf kleinere Ereignisse im Hier und Jetzt achtgeben; dies galt ebenso für den Analytiker oder den psychoanalytischen Therapeuten. Die Aufmerksamkeit für diese Reaktionen beim Therapeuten und deren Untersuchung wurde in England durch theoretische Entwicklungen angeregt, die sich aus der Arbeit von Objektbeziehungstheoretikern wie Klein und Fairbairn ergaben, aber auch aus der Arbeit anderer Theoretiker in Europa und Amerika (vgl. Klein, 1937; Fairbairn, 1952; Sullivan, 1953; Bion, 1962; Spillius, 1988; Stolorow, Brandchaft und Atwood, 1987; Greenberg und Mitchell, 1983).

Kleins Arbeit ließ darauf schließen, daß es nicht ausreichte, im verdrängten und verschütteten Unbewußten des Patienten nach fehlenden Aspekten zu suchen: Diese fehlenden Teile oder Gefühle konnten manchmal viel weiter abseits liegen, etwa in den Gefühlen eines anderen Menschen. Dieses »projektive Identifizierung« genannte Phänomen umfaßt Situationen wie die, daß zum Beispiel manche Menschen einem das Gefühl vermitteln, intelligent und attraktiv zu sein, und andere das Gefühl, halb nackt zu sein. Menschen können, ohne sich dessen bewußt zu sein, sehr spezifische und oft mächtige Gefühle bei anderen auslösen, und wir tun dies möglicherweise auf eine bestimmte systematische Art und Weise immer wieder, um uns selbst von unerwünschten oder einfach nicht akzeptierten Teilen unserer Persönlichkeit zu befreien oder weil wir zutiefst davon überzeugt sind, daß ein bestimmtes Gefühl oder ein Gedanke oder ein Talent niemals unser sein könne. Ein Kind mag tatsächlich einen älteren Bruder haben, der intelligenter oder gebildeter ist; wenn dieser Umstand in seiner Familiengeschichte das Kind jedoch zu dem Glauben verleitet, daß alle anderen intelligenter seien und es selbst dumm sei, so wird es möglicherweise nicht nur andere für intelligenter halten (Freuds Begriff der Projektion; Freud, 1911a), sondern seiner Persönlichkeit etwas viel Wirksameres und fortwährend Einschränkendes antun: Es wird anderen möglicherweise erlauben oder sie dazu einladen, in Situationen, in denen es für sich selbst denken könnte, an seiner Stelle zu denken (projektive Identifizierung, wie Melanie Klein sie beschrieben hat; Klein, 1946).

Die Therapeutin wird dann vielleicht bei sich selbst nachforschen müssen, wie es kommt, daß diese Patientin ihr so sehr das Gefühl gibt, beschützend und intelligent und verständig zu sein. Diese Beobachtungen mit der Patientin zu besprechen und ihr zu zeigen, wie sich diese

Vorgänge in jeder Einzelheit fortwährend in den Sitzungen wiederholen, scheint sehr viel effektiver zu sein, als einfach zu ausgeklügelten detektivischen Rekonstruktionen im Zusammenhang mit den in der Vergangenheit liegenden Ursprüngen der Überzeugungen, die die Patientin über sich selbst hegt, Zuflucht zu nehmen. Verbindungen mit der Vergangenheit sind natürlich wichtig, aber sie sind kein Ersatz für die Untersuchung der lebendigen Interaktionen und der oft gefährlichen Erosionen kostbarer Persönlichkeitsanteile, die im Verlauf solcher Interaktionen stattfinden können (Joseph, 1975).

In mancher Hinsicht macht diese Aufmerksamkeit für die Gegenwart die Arbeit des psychoanalytischen Therapeuten viel schwerer und anspruchsvoller, aber sie macht sie auch interessanter und unendlich viel lebendiger. Das landläufige Bild des distanzierten, frostigen Analytikers mit fest verschlossenem Mund ist nicht mehr zutreffend. Man sollte ihn vielleicht eher mit einem ausgebildeten und kunstfertigen, aber fortwährend improvisierenden Musiker vergleichen, der genau wie der Patient aus wirklicher Erfahrung und – keineswegs überraschend – aus dem praktischen Tun heraus leben und lernen muß.

Ein zweiter Faktor, der zu einer stärkeren Betonung der Gegenwart geführt hat, ist die Entwicklung in der Theorie der Wirkweise der Psychoanalyse. Die frühen Theorien hatten mit Katharsis und der befreienden Wirkung des Aufdeckens und Entlarvens von verdrängtem Material zu tun. Solche Methoden bringen natürlich oftmals Erleichterung, aber zwei moderne europäische Analytiker, Wilfred Bion und Ignacio Matte Blanco, haben im Zusammenhang mit dem Ziel, Veränderung zu bewirken, viel mehr Gewicht auf die deutende, hermeneutische Funktion gelegt (vgl. auch die Amerikaner Stolorow, Brandchaft und Atwood, 1987). Matte Blanco schrieb von einer »Entfaltungs-« oder »Übersetzungs«-funktion, die dem Patienten helfe, neue oder tiefere Bedeutungen in Vorstellungen zu entdecken, die in der Tat ganz bewußt sein können (Rayner, 1981). Bion, der bei sich selbst die Art von Prozessen projektiver Identifikation beobachtete, von denen ich weiter oben gesprochen habe – d.h. vom Patienten hervorgerufene Gefühle –, stellte fest, daß seine schizophrenen Patienten diese Prozesse manchmal nicht als Abwehr benutzten und auch nicht, weil sie den nicht akzeptierten Teil ihrer Persönlichkeit einfach nicht als zu ihnen gehörig erkannten, sondern weil sie in manchen Situationen Bion zu brauchen schienen, um Gefühle zu transportieren, die sie selbst nicht ertragen konnten. Bion nahm an, daß manche projektiven Identifizierungen das Bedürfnis ausdrückten, einem anderen etwas aus einer sehr tiefen Schicht mitzuteilen; er begann, dies im Zusammenhang mit einem sehr fundamentalen Prozeß der normalen Entwicklung zu sehen und verglich das »Containment« und die »Verwandlung« der Gefühle und Gedanken des Patienten durch den Analytiker mit den primitiven, aber machtvollen präverbalen Mitteilungen, die zwischen Müttern und ganz kleinen Säuglingen stattfinden. Die Fähigkeit der Mutter zur Reverie, so schrieb er, könne die Krisen und Erregungen des Säuglings bewahren und sie in erträgliche Erfahrungen verwandeln. Dies ist seines Erachtens eine normale mütterliche Funktion, und viele Analytiker haben begonnen, diese Art des Verstehens in den Mittelpunkt ihrer Arbeit mit allen, nicht nur psychiatrischen Patienten zu stellen (Bion, 1962, 1965).

Der Begriff des »Containments« hat viel mit Winnicotts Konzept des »Haltens« gemeinsam und ist für die klinische Arbeit von Kinderpsychotherapeuten von unermeßlicher Bedeutung (Winnicott, 1960). Bei Kindern mag die pathogene Vergangenheit außerhalb unserer Reichweite liegen – nicht weil sie vorbei und erledigt ist, sondern weil sie eben dies nicht ist, d.h. weil sie im äußeren Leben des Kindes in der Gegenwart weiterhin ihre schädliche Wirkung tut. Vielleicht können wir ein wenig helfen, um diese äußeren Faktoren zu verändern, aber meistens ist es nicht genug, was wir tun können. Wir können jedoch versuchen, eine Möglichkeit dafür zu schaffen, daß etwas Neues im Kind geschieht. Die Verläßlichkeit und die Regelmäßigkeit, die durch das psychoanalytische Setting geboten werden – das Kind kommt immer zur gleichen Zeit in dasselbe Zimmer –, und die feste Struktur der psychoanalytischen Technik ermöglichen die Entwicklung von Struktur und Ordnung in der Psyche des Kindes. Die Auswirkungen dieser Möglichkeit eines Containments sind besonders verblüffend bei sehr kranken Kindern, bei Borderline-Psychotikern, bei sexuell mißbrauchten oder deprivierten Kindern. Viele, die mit Kindern arbeiten, wissen, wie nutzlos einfache Erklärungen dessen, was zum Zusammenbruch des Kindes geführt hat, sind, wenn es darum geht, die entsetzliche Angst einzudämmen. Mutiges und aufnahmebereites Zuhören aber und eine feste, nicht zu stark masochistische Einstellung gegenüber den vielleicht furchtbaren Projektionen des Kindes – d.h. gegenüber dem verzweifelten Bedürfnis des Kindes, uns das anzutun, was seinem Gefühl nach ihm angetan wurde – scheinen in der Tat zu helfen.

Sexualität, Verdrängung und die Theorie der Persönlichkeit

Als Freud mehr über den hartnäckigen Widerstand seiner Patienten nicht nur gegen unlustvolle Einsicht, sondern auch gegen eben jene Gesundheit und glückliche Zufriedenheit, die zu suchen sie behaupteten, in Erfahrung brachte, begann er die destruktiven Kräfte der menschlichen Natur und die düstere, oftmals tödliche Macht unbewußter Moralvorstellungen ernster zu nehmen. Die Herrschaft des »Es« wurde über den frühen, ein wenig eng gefaßten Bereich des Sexuellen hinaus erweitert, und dem Gewissen wurde eine menschliche, manchmal sogar ermutigende Stimme zugestanden, und es wurde nicht mehr nur als niederhaltender Deckel auf dem brodelnden Kessel begriffen. Die Untersuchungen Freuds (1917) und Melanie Kleins (1940) zum Prozeß des Träumens führten zu einem starken Interesse für das Entstehen und Wachsen von Liebe, Fürsorge und Kreativität. Die Sexualität mußte ihren Platz im Pantheon neben der »höheren Seite« der menschlichen Natur einnehmen, die Freud, so der Vorwurf von Kritikern wie C. G. Jung, vernachlässigt hatte (Storr, 1986). Anna Freuds Arbeit mit Kindern und Erwachsenen, denen es gelungen war, Katastrophen wie die Konzentrationslager emotional zu überleben, bewirkten sehr viel mehr Interesse am Ich und mehr Achtung für die Leistungen, die – selbst neurotisch geprägte – geistige Gesundheit zustande bringen kann. Dank Anna Freud und anderen wie Hartmann und Sandler wurden die sogenannten »Abwehrmechanismen« zur Kenntnis genommen – und zwar eher als Leistungen und nicht in erster Linie als Störungen (A. Freud, 1936; Hartmann, 1964; Sandler mit A. Freud, 1985).

Auch Klein brachte bestimmte Gruppen von Abwehrmechanismen mit bestimmten Phasen (nicht Stadien) der Persönlichkeitsentwicklung in Zusammenhang, insbesondere mit verschiedenen Arten der Angst. Ihre weitreichende Unterscheidung zwischen Angst im Zusammenhang mit Furcht und Angst im Zusammenhang mit Schuld und Sorge sowie ihre Untersuchungen der verschiedenen Abwehrmechanismen gegen und Reaktionen auf Furcht und Schuld haben zum Aufbau eines sehr komplexen und subtilen Bildes der Persönlichkeits- und Charakterentwicklung geführt. Diese Überlegungen haben es Analytikern und Therapeuten ermöglicht, der ungeheuren Vielfalt von Manifestationen innerer Zustände mit mehr Sensibilität zu begegnen, Zustände, die bei oberflächlicher Betrachtung einander gleichen mögen: Auf Arroganz beruhende Selbstsicherheit hat nach dieser Sichtweise ganz andere Ursprünge und Konsequenzen als Selbstsicherheit, die auf Stolz beruht; Mut, der mit der Verleugnung von Angst zu tun hat, ist etwas ganz anderes als Mut, der aus der Überwindung von Angst erwächst; die eine Art der Depression kann zur Krankheit führen, die andere zu Wiederherstellung und innerem Wachstum. Das Bestreben der Kleinianer, zwischen unterschiedlichen Arten des Lernens und Lernmotivationen zu unterscheiden, haben im Verein mit Bions Untersuchungen darüber, wie einige seiner schizophrenen Patienten mit Denkstörungen dennoch die Fähigkeit entwickelten, ihre Gedanken zu denken, zu einem tieferen Verständnis von Bedingungen und Voraussetzungen des Denkens geführt (Spillius, 1988a).

Bions Betrachtungen darüber, was dafür verantwortlich ist, daß ein Gedanke gedacht werden kann, nachdem er zuvor im Analytiker des Patienten oder in der Mutter des Babys bewahrt werden konnte, bewirkten für eine ganze Generation von Analytikern eine kreative Beschäftigung mit den technischen Implikationen dieser Ideen. Heute legt man größeres Gewicht auf die Notwendigkeit, daß der Analytiker sich zu dem »hindurchfühlt«, was der Patient im gegenwärtigen Augenblick erlebt, und auf die Notwendigkeit, sich die Zeit zu nehmen, dieses Erleben sorgfältig zu erforschen; dadurch erhält der Patient die Möglichkeit, seinen Gedanken und Gefühlen ausgeprägtere Form und Bedeutung zu verleihen. Bei den Kleinianern, aber auch bei anderen gibt es so etwas wie eine Verlagerung, ein Sich-Entfernen von früheren Techniken, die stärker erklärende Deutungen implizierten und sich auf den Austausch eines Inhalts durch einen anderen konzentrierten, wie etwa: »Sie fühlen dies, weil Sie Angst davor haben, jenes zu fühlen.« Oder: »Sie meinen, ich mag Sie nicht, aber das ist Ihre Projektion Ihrer Abneigung gegen mich.« Dieser Wechsel zu einer vorsichtigeren, in gewisser Weise respektvolleren Annäherung an das Unbewußte des Patienten zeigt sich zum Beispiel, wenn Betty Joseph betont, wie wichtig die Toleranz des Analytikers gegenüber dem *Nicht*-Verstehen sei, und sie zeigt sich auch darin, daß Analytiker und Therapeuten in der Praxis ein stärkeres Bewußtsein für ihre Gefühle in bezug auf den Patienten entwickeln sowie ein Bewußtsein dafür, wie diese Gefühle sich während einer Sitzung von einem Augenblick zum anderen verändern können. Bion zufolge muß der Analytiker dazu beitragen, den Gedanken denkbar zu machen, ehe er versucht, ihn an den Patienten weiterzugeben. Vorverdaute oder, noch schlimmer, unverdaute Stücke psychoanalytischer Erklärung würden diese Prüfung nicht bestehen (Bion, 1962; Rosenfeld, 1987; Joseph, 1983; Casement, 1985).

Praktische Anwendungen

Diese Entwicklungen in der psychoanalytischen Theorie und Technik (und ich habe nur einige wenige von vielen eigenständigen Entwicklungslinien erwähnt) waren für die Arbeit von Kinderpsychotherapeuten von großem Nutzen. Die Veränderungen haben die Palette behandelbarer Patienten erweitert, obgleich es natürlich die Patienten selbst waren mit ihrer störrischen Weigerung, den Theorien zu entsprechen, die das langsame, aber kontinuierliche Ausweiten und Zerbrechen von Schablonen bewirkt haben. Das bessere Verständnis von Spaltungs- und Fragmentierungsprozessen gibt Psychotherapeuten die Möglichkeit, auch die Patienten, die Thema dieses Buches sind, in ihr Behandlungskontingent aufzunehmen: Psychotiker, Borderline-Fälle und auch scheinbar amoralische und gewissenlose Kinder und Jugendliche, von denen man früher annahm, sie seien für psychoanalytische Methoden unerreichbar. Ebenso wie der Neurotiker die unangenehmen Seiten seines Wesens möglicherweise verdrängt oder projiziert, kann auch ein psychopathischer oder delinquenter Patient, der kalt und gefühllos erscheint, sehr wohl ein freundliches Selbst oder sein Gewissen in eine andere Person projizieren.

Es hat Weiterentwicklungen gegeben, viele davon im Bereich der präventiven Psychiatrie. Die Lehren Donald Winnicotts, des großen Kinderarztes und -analytikers, hat Kindertherapeuten, die schon in der Säuglingsbeobachtung ausgebildet waren, dazu inspiriert, in Säuglingskliniken und in Geburtshilfe- und pädiatrischen Stationen von Allgemeinkrankenkäusern den Müttern von Säuglingen mit quälenden Eß- oder Schlafproblemen zu helfen (Daws, 1989). Manche werden um

Hilfe für Mütter gebeten, deren Babys übermäßig zurückgezogen erscheinen. Manche geben Beratungen in Tageseinrichtungen für Babys und Kinder unter fünf Jahren, manche in Kinderheimen oder auf Stationen für Frühgeborene. Andere arbeiten mit dem emotionalen Leid körperlich behinderter oder unheilbar kranker Kinder und dem Leid der Eltern und Pflegepersonen, die solche Kinder versorgen (Sinason, 1986; Judd, 1989). Auch wenn diese Arbeit nicht in jedem Fall unmittelbar psychoanalytische Therapie ist, so impliziert sie doch viele von deren Besonderheiten, vor allem Sensibilität für und Vertrautheit mit primitiven, nahezu unerträglich qualvollen inneren Zuständen. Der bekannte Mythos vom kühlen, selbstzufriedenen und gefühllosen Psychoanalytiker oder psychoanalytischen Therapeuten, der aus seinem Sexual-Kochbuch Rezepte für wohlversorgte, beeinflußbare Mittelschichtneurotiker herauspickt, hat wenig mit der Wirklichkeit zu tun. Wer intensive analytische Arbeit praktiziert, bezahlt in emotionaler Hinsicht einen hohen Preis, wenn er (oder sie) Patienten behandelt, die so geschädigt sind wie die von mir genannten. Viele von uns hatten, als sie mit dieser Arbeit begannen, den Traum, sie könnten die Hemmungen deprimierter oder unterdrückter Menschen lösen, von Neurotikern, die Freud zufolge sich an ihre Vergangenheit erinnern müssen, um sich von ihr befreien zu können. Wir dachten, es wäre eine dramatische, aufregende Arbeit. In der Praxis besteht unsere Aufgabe großenteils darin, daß wir unseren kindlichen Patienten dabei helfen, Dinge wie Einschränkung, Selbstkontrolle und Nachdenken zu lernen; nicht sich an die Vergangenheit zu erinnern, um von ihr befreit zu werden, sondern sie zu vergessen, um von ihr befreit zu werden. Für den Therapeuten besteht das Problem darin, das Gleichgewicht zu halten zwischen einer hinreichenden emotionalen Nähe zum Patienten, um mit ihm in Kontakt zu bleiben – was bei schwer gestörten Kindern zumeist heftige Besorgnis und Betroffenheit, Schmach und Verzweiflung impliziert –, und einer Distanz, die gerade groß genug ist, um denken zu können. Ich kenne niemanden, der dieses Gleichgewicht in jedem Fall zustande bringt.

Erklärungen zu Veränderung, Neuheit und der Beschaffenheit des menschlichen Geistes

Die psychoanalytische Theorie ist heute besser dafür ausgestattet, Phänomenen wie Veränderung, Entwicklung, Neuheit und innerem Wachstum in einer Art und Weise gerecht zu werden, die früher unmöglich war. Im früheren, stärker mechanistischen System, demzufolge (zumeist sexuelle) Triebe nach Befriedigung oder Entladung strebten, aber nie nach Stimulation oder psychischer Fortentwicklung, stellte ein Bündel egozentrischer Energie (ein Instinkt oder ein Trieb) die Basis der Persönlichkeit dar – d.h. andere Menschen oder Aspekte von ihnen waren einfach ein Mittel der Befriedigung oder Erleichterung (Greenly und Mitchell, 1983). So war man beispielsweise der Auffassung, Babys liebten ihre Mütter, weil sie sie mit der Bereitstellung von Nahrung und Fürsorge in Verbindung brachten usw. Für die britischen Objektbeziehungstheoretiker jedoch ist das grundlegende Element der Persönlichkeit eines der Beziehung, und der Grundbaustein des menschlichen Charakters ist die anfängliche Beziehung des Babys zu seiner Mutter – zu ihren Augen, ihrer Stimme, ihrem Geruch, ihrer Berührung, und zwar zusätzlich zu ihren Ernährungsfunktionen, nicht aufgrund dieser Funktionen. Nach der alten Theorie hätte man das Bedürfnis, »sich gehenzulassen, sich richtig auszuweinen«, als ein Bedürfnis nach Katharsis und Entladung verstanden, das Problem als eine »Hemmung«, eine Art Verschluß oder Verstopfung. (Ich überzeichne die Dinge nur ein wenig, nicht völlig.) In der Objektbeziehungstheorie dagegen würde der Wahrnehmung, daß es jemandem Schwierigkeiten bereitet, sich unerträglicher Spannungen zu entledigen, die Frage folgen: »Was für ein Objekt (imaginierte Person oder Aspekte einer Person) läßt dieses Weinen nicht zu oder steht ihm nicht zur Verfügung oder kann sie nicht ertragen?« Die Motive eines Menschen, selbst in ihrer unsinnigsten und bestialischsten Form, werden per definitionem immer so verstanden, daß sie sich auf die Phantasie über eine andere Person beziehen und von dieser beeinflußt sind – so unbewußt, unerkannt oder vergessen diese Person auch sein mag. Diese Betonung der phantasierten Eigenschaften des Objekts ist vor allem im kleinianischen Denken von Bedeutung. Klein betonte die Art und Weise, wie das »innere Objekt« (eine phantasierte oder vorgestellte Figur oder die Aspekte einer Figur) die Beziehungen zu realen Personen – »Objekten« – in der realen Welt beeinflußt und formt. Eine Jugendliche träumt nachts vielleicht von bösen alten Frauen und fürchtet während des Tages die Böswilligkeit ihrer Lehrerinnen in einer Weise, die nur wenig mit dem wirklichen Verhalten der betreffenden Lehrerinnen oder mit wirklichen mütterlichen Personen der Vergangenheit zu tun haben mag. Die Interaktion zwischen den Gefühlen, Projektionen und Introjektionen des Kindes und den realen Eigenschaften realer Personen wird als ein sehr komplexer Vorgang betrachtet, als ein Vorgang, der zum allmählichen Aufbau innerer Objekte führt, die für lange Zeit eine bestimmende und strukturierende Rolle in der Entwicklung und in der Erschaffung der Persönlichkeit spielen. Eine Ein-Personen-Psychologie wurde von einer sehr stark das Imaginative und das Mentale akzentuierenden Zwei-Personen-Psychologie abgelöst.

Das Beziehungsmodell zeigt eine starke Übereinstimmung mit der nach-einsteinschen Relativitätstheorie, derzufolge es so etwas wie ein kontextfreies Ereignis nicht gibt und nach der selbst eine so grundlegende Kraft wie die Schwerkraft als die Beziehung zwischen zwei Körpern gesehen wird. Freud dagegen war ein vor-einsteinscher Denker; bei allem Wissen und aller Subtilität in seinen klinischen Schriften und in vielen seiner philosophischen Betrachtungen waren seine wissenschaftlichen Schlußfolgerungen fast immer im Einklang mit dem Newtonschen mechanistischen Wissenschaftsverständnis. Das Problem mit Maschinen ist jedoch, daß sie sich zwar bewegen, aber nicht wachsen. Die neueren Modelle stimmen in stärkerem Maß auch mit den aktuellen Forschungen von Entwicklungspsychologen überein, die festgestellt haben, daß Neugeborene in dem Sinne prästrukturiert sind, daß sie sich für Dinge wie den Ausdruck von Gesicht und Stimme der Mutter – was ein Mitarbeiter als den vormusikalischen und vorsprachlichen Dialog mit der Mutter beschrieben hat – ebenso interessieren wie für die mütterlichen Funktionen der Bedürfnisbefriedigung (Trevarthen, 1974). Die jüngsten Forschungen zeigen, wie verheerend es für die Entwicklung und die Intelligenz von Babys ist, wenn deren Mütter an Depressionen leiden, Mütter, die zwar den normalen körperlichen Bedürfnissen des Babys gerecht werden, sich aber nicht auf jene Gegenseitigkeit einlassen können, die für die Entwicklung von Hoffnung und für inneres Wachstum so wichtig zu sein scheint (Murray, 1991). Klein war überzeugt, daß Säuglinge über die Ernährung hinaus nach Liebe und Verständnis strebten, und Bion zeigte auf, daß es offensichtlich vom Lebensbeginn an ein Verlangen nach Wissen gebe, das in bestimmtem Maß von emotionalen und körperlichen Bedürfnissen unabhängig ist. Er meinte, daß der menschliche Geist die Nahrung, die in der Erfahrung, *jemanden kennenzulernen*, besteht, ebenso brauche wie der Körper das Essen, es führe zu furchtbaren Verkümmerungen und Abstumpfungen, wenn diese Nahrung dem Geist vorenthalten werde. Ein Wissenschaftler hat sich der komplexen Frage, ob intellektuelle Neugier wirklich nur eine unbestimmte Suche nach Nahrung sei, nachhaltig gewidmet: Peter Wolff hat gezeigt, daß ein Phänomen, das sehr stark wie intellektuelle Neugier aussieht – wenn der kleine Säugling einen strahlenden, glänzenden »Was-ist-das«-Blick hat und neue, komplexe Reize voller Konzentration untersucht –, *nach* Fütterungen auftritt, nicht davor. Diese Zustände physiologisch meßbarer Wachheit scheinen sich einzustellen, wenn das Kind körperlich zufrieden ist und nicht, wie die frühen Psychoanalytiker und viele heutige Verhaltenspsychologen uns glauben lassen, wenn das Kind von der Suche nach Nahrung oder Trost rastlos angetrieben wird (Wolff, 1965).

In gewisser Weise zeichnen sich die Psychoanalyse und ihre Theorien heute durch mehr Respekt gegenüber ihren eigenen frühen klinischen Beobachtungen zur Existenz – und Natürlichkeit – von Haß, Leiden, Liebe und selbstloser Fürsorge aus. Das Neue braucht nicht mehr nur im Sinne des Alten definiert zu werden, und die Beziehung zwischen Höherem und Niedrigerem ist keinesfalls so simpel, wie man zunächst angenommen hatte: Populärversionen des Freudschen Begriffs der Sublimierung zeigen die Tendenz, Phänomene wie künstlerisches Streben oder Freundschaft reduktionistisch als Exhibitionismus und verdeckte Sexualität aufzufassen, die in Verkleidungen und gesellschaftlich akzeptablen Formen auftreten. Natürlich sind im Leben viele solcher einfachen Ersatzformen anzutreffen, aber das gilt ebenso für andere genuine und tiefgreifende Entwicklungen hin zu einem »höheren« Niveau. Klein hielt daran fest, daß Wiedergutmachung – die Handlung der Wiederherstellung einer Person (oder einer Sache oder eines Maßstabs oder Ideals), die durch falsche Behandlung oder Vernachlässigung beschädigt wurde – nicht eine Abwehr oder »Reaktionsbildung« gegen Schuldgefühle sei, sondern ein schöpferisches Resultat: d.h. Überwindung von Schuld und innerem Schmerz, Vorwärtsbewegung und Entwicklung (Klein, 1940). Diese kleinianische Theorie der Wiedergutmachung beinhaltet, so meine ich, einen gewaltigen metatheoretischen Sprung (vgl. Kapitel 11), der die psychoanalytische Theorie geradewegs von dieser alten »Wippe«, diesem Modell des Hin- und Herschiebens und -ziehens, wegführt und statt dessen Vorstellungen von Wachstum benutzt. Die Veränderung bewirkenden Kräfte werden nicht als Mechanismen, sondern als Prozesse verstanden. Ein solches Beziehungsmodell impliziert jene Art von interaktivem Prozeß zwischen Selbst und Objekt, die das Auftauchen wahrhaft neuer Elemente ermöglicht: Das Selbst kann z. B. etwas in ein Objekt projizieren, das die Projektion verwandelt und in veränderter Form zurückgibt; das Selbst kann diese mit weiteren Veränderungen reintrojizieren, so daß das Reintrojizierte wiederum anders ist. So kann sich anstelle eines Teufelskreises eine Aufwärtsspirale entwikkeln. Unter pathologischen Bedingungen kann – anstelle einer Sackgasse – eine Verschlechterung eintreten.

Die allgemeine Frage, wie dem Phänomen der Veränderung Rechnung zu tragen sei, hat die Philosophen intensiv beschäftigt, seit es die Philosophie gibt. Douglas Hofstadter hat in seinem Buch *Gödel, Escher, Bach* die »seltsamen Schleifen« und Spiralen beschrieben, die nicht nur in Gödels mathematischen Theoremen, Eschers halluzinatorischen Bildern und vor allem in Bachs musikalischen Schöpfungen vorzufinden sind, sondern auch in so unterschiedlichen Bereichen wie dem genetischen DNS-System (wo Stränge auf Enzyme einwirken und Enzyme wiederum auf die Stränge zurückwirken, um neue Informationen zu produzieren) und dem der merkwürdigen, verschlungenen Tatsache, daß der menschliche Geist sich seiner selbst bewußt sein kann (Hofstadter, 1981). Er meinte, daß dies alles ihn in einer Weise, die er nicht beschreiben könne, an die schöne vielstimmige Fuge des menschlichen Geistes erinnere (eine ausführlichere Diskussion hierzu siehe Kapitel 11). Hofstadter schreibt nicht über Psychoanalyse, aber es macht Freude, sich vorzustellen, daß die psychoanalytische Theorie eine Stufe der Schönheit und Komplexität erreicht hätte, die ihr einen Platz auf Hofstadters Liste verspricht.

Zusammenfassung

Ich habe versucht, einen Teil jener Entwicklungen in der psychoanalytischen Technik, Theorie und Metatheorie zu skizzieren, die für die Arbeit heutiger Kinderpsychotherapeuten wichtig sind. Zu diesen gehören: weniger Gewicht von Deutungen, die die Vergangenheit zur Erklärung von Verhalten heranziehen, und mehr Aufmerksamkeit für die Bedürfnisse und Funktionsweisen des Patienten im Hier und Jetzt; die Ergänzung – in der psychoanalytischen Theorie des therapeutischen Handelns – der Beseitigung von Verdrängungsbarrieren um einen Prozeß, der auch die Ausdehnung der Grenzen des Selbst vermittels analytischen Containments, die Wiedergewinnung verlorener, abgespaltener und projizierter Teile des Selbst umfaßt, die Ergänzung der Theorie der Sexualität um stärkere Aufmerksamkeit und mehr Respekt für die »höhere« Seite der menschlichen Natur; und schließlich die Entwicklung einer Metatheorie, die stärker relational, weniger reduktionistisch und mechanistisch und eher geeignet ist, Neuheit, Wachstum und das Geistig-Sein des menschlichen Geistes in sich aufzunehmen.

1

Ein langer Sturz

In Milan Kunderas *Buch des Lachens und Vergessens* versucht Tamina, eine im Exil lebende verwitwete Frau, verzweifelt, verlorene Tagebücher aus ihrer tschechoslowakischen Heimat zurückzuerlangen in der Hoffnung, die schwindende Erinnerung an das Leben mit ihrem Mann wiederherzustellen. Sie ist sich klar darüber, daß in den Tagebüchern auch viele unerfreuliche Dinge stehen.

> Aber das ist für sie jetzt ohne Bedeutung. Sie will der Vergangenheit nicht die Poesie zurückgeben. Sie will ihr die verlorene Gestalt zurückgeben. ... Fiele das wacklige Gebäude der Erinnerungen nämlich zusammen wie ein schlecht aufgestelltes Zelt, bliebe Tamina nichts als die bloße Gegenwart, dieser unsichtbare Punkt, dieses Nichts, das sich langsam auf den Tod zubewegt. (Kundera, 1978, S. 120)

Tamina scheitert. Sie landet schließlich auf einer Insel voller sinnlicher Kinder, die keine Erinnerung und keine Vergangenheit besitzen. So beschreibt Kundera ihre letzten Augenblicke auf der Insel vor ihrer Flucht und ihrem Suizid:

> Tamina hat sich hinter dem dicken Stamm einer Platane versteckt, sie möchte nicht gesehen werden, kann aber den Blick nicht von den Kindern lösen. Sie benehmen sich herausfordernd kokett wie Erwachsene, indem sie die Hüften vorwärts und rückwärts bewegen, als ahmten sie einen Geschlechtsakt nach. Die Laszivität der auf die Kinderkörper aufgeklebten Bewegungen hebt den Gegensatz zwischen Obszönität und Unschuld, zwischen Reinheit und Verderbtheit auf. Die Sinnlichkeit wird absurd, die Unschuld wird absurd, der Wortschatz zerfällt, und Tamina fühlt sich kläglich: als hätte sie im Magen ein großes Loch.
>
> Und die Idiotie der Gitarren dringt zu ihr hinüber, die Kinder tanzen, strecken kokett ihre Bäuchlein vor, und Tamina verspürt Ekel vor den Dingen, die nichts wiegen. Dieses große Loch im Magen, das ist das unerträgliche Fehlen von Schwere. Und so, wie ein Extrem sich jederzeit in sein Gegenteil verwandeln kann, ist die maximale Leichtigkeit zu einer

entsetzlichen *Schwere der Leichtigkeit* geworden, und Tamina weiß, daß sie nicht mehr fähig ist, sie auch nur einen Augenblick länger zu ertragen. Sie dreht sich um und läuft los. (Ebd., S. 254)

Eine verrückte Frau, der ich in einem psychiatrischen Krankenhaus begegnete, pflegte jede vorbeikommende Krankenschwester und jeden Besucher am Arm zu packen und ihnen mitzuteilen, daß ihr etwas Schreckliches zugestoßen sei. Sie zeigte dem Besucher die Uhr, die an der Wand hing, und erklärte dann, daß sie sehr wohl sehen könne, daß die Uhr 16.15 h anzeige, aber es habe keinerlei *Bedeutung* für sie. Ihr Symptom ist als »Derealisierung« bekannt, und wie Tamina nahm sie sich schließlich das Leben.

Beide Frauen waren verzweifelt über den Verlust von Sinn und Realität, aber sie waren verzweifelt, weil sie sich an eine andere Zeit erinnern konnten, als das Leben einen Wert hatte, Gedanken Gewicht und Substanz hatten und die Erinnerung der Gegenwart Bedeutung verlieh. Sie hatten die Möglichkeit zu vergleichen, und vielleicht rührte daher der Wille zu entfliehen, so schrecklich das Mittel dafür auch sein mochte. Manchmal, wenn es keine Erinnerung und keine Hoffnung gibt, sehen wir etwas, das über die Verzweiflung hinausgeht, eine Art hoffnungsloser Ergebenheit. Einige der psychotischen Kinder, die ich beschreiben werde, scheinen in der Tat vergessen zu haben – falls sie es überhaupt je wußten –, daß es eine andere Art der Existenz geben könnte. In solchen Zuständen wenden sie sich nicht ab und laufen davon – nicht einmal in den Suizid. Sie schreien oder weinen nicht. Sie scheinen sich jenseits von Hoffnung, Erinnerung und sogar Angst zu befinden. Nadjeschda Mandelstam sagt, es sei richtig, unter der Folter zu schreien, weil Schreien ein konzentrierter Ausdruck der letzten Spur von menschlicher Würde sei. Sie sagt, es sei des Menschen Art und Weise, eine Spur zu hinterlassen, den anderen mitzuteilen, wie man lebte und starb (Mandelstam, 1979). Doch für Kinder in diesen Zuständen des völligen Rückzugs ist es, als gäbe es nichts mehr, wo sie eine Spur hinterlassen könnten, keinen imaginären Zuhörer. In den schlimmsten Augenblicken scheinen sie aufzugeben. Für einen Psychotherapeuten, der noch die Lebenszeichen eines Patienten gesehen hat, ist es furchtbar, Zeuge dieses Aufgebens zu sein. Noch furchtbarer ist es aber, wenn er dem Patienten folgt und sich an diesen Zustand gewöhnt. Es kann, so wie Tamina es empfand, verführerisch friedlich und einschläfernd sein, einfach nachzugeben und zuzulassen, daß einem die Seele entgleitet.

Ich möchte nun den Fall eines jungen Mannes von nunmehr Anfang Dreißig schildern, der seit seiner Kindheit bei mir in psychoanalytischer Psychotherapie war. Die Behandlung verlief mit wechselnder Intensität. Bedauerlicherweise erhielt er erst mit 13 Jahren eine intensive Psychotherapie. Man hatte bei ihm, als er vier Jahre alt war, die Diagnose »infantiler Autismus« gestellt. Als er nach dem Abschied von seiner vorherigen Therapeutin im Alter von sieben Jahren seine Behandlung bei mir begann, war er für mich außerordentlich schwer zu erreichen, zum Teil aufgrund der unzureichenden Behandlungsbedingungen, die über viele Jahre bestehen bleiben sollten, aber auch aufgrund seines extrem tiefen chronischen Rückzugs. Die Diagnose wurde bei mehreren Gelegenheiten von Fachleuten unterschiedlicher Denkrichtungen bestätigt, ich würde jedoch sagen, daß Robbie sich von dem Typ des autistischen Kindes, das sich in einer aktiveren Weise zurückgezogen zeigt und ein gewisses Maß an Struktur in seiner Persönlichkeit aufweist, sehr stark unterschied und in gewisser Weise viel kränker war. Robbies Persönlichkeit schien nahezu völlig formlos zu sein. Gerade durch die Schwerfälligkeit seiner Besserung hat er mich eine Menge über das Wesen von Zuständen der Auflösung und des Zusammenbruchs gelehrt, aber auch über die Bedingungen in seinem und meinem Innern, die ein bestimmtes Maß an Wiederherstellung ermöglicht haben.

Überweisung

Robbie wurde mit vier Jahren an eine Beraterin überwiesen; ein Begleitschreiben seines Hausarztes besagte, daß er im Sprechen und Verhalten retardiert und manchmal sehr zurückgezogen sei. Daraufhin wurde er psychologischen Tests unterzogen – zu wiederholten Malen – mit dem Ergebnis, daß er als mindestens durchschnittlich intelligent einzuschätzen sei. Es wurde eine Behandlung mit fünf Sitzungen pro Woche empfohlen, die jedoch nicht ermöglicht werden konnte, und so begann Robbie im Alter von viereinhalb Jahren die Behandlung bei seiner ersten Therapeutin in der Klinik mit zwei Sitzungen pro Woche. Seine Mutter wurde von einer Sozialarbeiterin betreut; meistens trafen sie sich zu viert.

Robbie sprach wenig, er lief durch Pfützen und auf die Straße und versuchte verzweifelt, abgefallene Blätter wieder an die Bäume zu kleben. Er sagte niemals »ich« und äußerte einmal im Kindergarten, ein Puzzle sei eine »kaputte Mama«. Ich begegnete ihm oft auf der Treppe der Klinik, er war ein ansprechendes, zartes Kind und erinnerte in seiner Verlorenheit ein wenig an eine weiche Stoffpuppe. Ihm fehlte die muskulöse Beweglichkeit und Anmut, die vielen autistischen Kindern eigen ist. Nachdem er bei seiner ersten Therapeutin ein Jahr in Behandlung gewesen war, sagte er schließlich »ich«, wenn er von sich selbst sprach. Das geschah nach einem dramatischen Vorfall mit seiner Mutter. Sie hatte die Geduld verloren, weil er sie fortwährend mit seiner Großmutter verwechselte, die mithalf, ihn aufzuziehen. Sie hatte ihn angeschrien: »Ich bin deine Mutter, merk' dir das!« Wie so viele andere offenkundige Weiterentwicklungen in den ersten Jahren der Behandlung verschwand die neue Fähigkeit bald wieder.

Geschichte

Robbies Eltern waren zusammen mit den Eltern der Mutter ein Jahr, bevor Robbie geboren wurde, von Europa in die USA gekommen. Robbie hat als mittleres von drei Kindern einen zwei Jahre älteren Bruder und eine acht Jahre jüngere Schwester. Er war dreieinhalb Wochen später als erwartet zur Welt gekommen, und seine Mutter hatte schwere Blutungen erlitten. Sie war zur Zeit seiner Geburt sehr deprimiert gewesen. Während der lange dauernden Geburtswehen war sie beträchtliche Zeit allein gelassen worden. Sie berichtete, daß sie zu dem Zeitpunkt, als das Baby zur Welt kam, einfach nur sterben wollte.

Robbie wurde drei Wochen lang gestillt, aber er konnte während der ersten drei Monate keine Nahrung bei sich behalten. Er weinte nach beinahe jeder Fütterung. Er konnte früh aus einer Tasse trinken, mit elf Monaten einige Wörter sprechen und mit einem Jahr stehen.

Das Ereignis, das seine Krankheit oder besser deren offenkundige

Merkmale auslöste, fand statt, als er 18 Monate alt war. Seine Mutter pflegte ihren sterbenden Vater, sie war völlig absorbiert und aus dem Gleichgewicht, weshalb Robbie für drei Tage zu Freunden aufs Land geschickt wurde. Er kannte die Familie dort nicht, und er hatte schreckliche Angst vor irgendwelchen Hunden. Dann starb der Großvater, und acht Tage später kam seine Mutter mit einer Lungenentzündung und einem Schock ins Krankenhaus. Robbie wurde wieder zu den Hunden geschickt. Es scheint, daß er sich nach diesen Ereignissen immer mehr zurückzog und sich buchstäblich vor allem und jedem fürchtete. Als er im Alter von sieben Jahren zu mir kam, besuchte er eine Schule für dissoziale Kinder. Seine Klasse bestand größtenteils aus psychotischen Kindern.

Behandlung

Die erste Sitzung

Freud und Adler waren sich einig über die besondere Bedeutung der allerersten Mitteilungen von Patienten (Freud, 1909). Manche Kliniker gehen so weit zu behaupten, daß alles, was wir über den Patienten wissen müssen, in der ersten Sitzung enthalten sei, wenn wir nur genügend Geistesgegenwart und Verständnis hätten, um es wahrzunehmen. Das ist sicher richtig, dennoch ist es schwierig, zur gleichen Zeit ein Mikroskop und ein Teleskop zu sein. Wir müssen uns mit großer Sorgfalt dem Detail widmen, das sich uns zeigt, aber ebensosehr dem, was sich nicht zeigt oder was nur entfernt und schwach zu sehen ist. Vieles von dem, was in Robbies erster Sitzung vorhanden war, gab mir Grund zur Hoffnung. In einiger Hinsicht war er viel weniger zurückgezogen als andere autistische Kinder, die ich in meiner Praxis gesehen hatte. Er reagierte auf meine Deutungen zu seinen Gefühlen, aber ich verstand damals weder, wie zerbrechlich und rutschig die Fundamente seiner scheinbaren Responsivität waren, noch mit welch verheerender Geschwindigkeit jeder Zugewinn wieder verloren gehen konnte. Aber er kam, so schwach seine Bewegungen nach außen auch sein mochten, doch aus seiner Isolation heraus und nahm auf zweierlei Art Kontakt zu mir auf. Die eine scheint bis heute Veränderung und Wachstum und Leben in ihm zu fördern. Die andere ist für jede Entwicklung tödlich.

Robbie war ein anziehendes Kind, hatte aber etwas Unkoordiniertes, Schlaffes, Knochenloses. Er kam in einem verlorenen und verwirrten Zustand ins Spielzimmer, murmelte »weg« und sah verängstigt aus. Nach einigen Minuten jedoch, in denen er sich allmählich entspannte und möglicherweise das Gefühl bekam, daß meine Bemerkungen zeigten, daß ich etwas von seiner ängstlichen Sorge um das Schicksal seiner früheren Therapeutin verstanden hatte, nahm er einen gebogenen Bauklotz in die Hand und sagte: »Brücke.« Ich sagte, daß die Brücke vielleicht so etwas wie eine Verbindung zwischen seiner früheren Therapeutin und mir sei und daß er vielleicht das Gefühl habe, ich könnte am Ende doch keine gar so gefährliche Fremde sein. Ich sprach die Deutung nicht aus, war mir aber sicher, daß die »Brücke« auch ein Element des wirklichen, lebendigen Kontakts mit mir beinhaltete. Im ersten Teil der Sitzung murmelte er zwar einige einzelne Wörter, aber sie waren an keine bestimmte Person gerichtet; als er dagegen von der Brücke sprach, schaute er mich mit einem nüchternen Blick an. Diese Nüchternheit ging leider bald wieder verloren. Er fand eine Rolle mit Bindfaden, den er mit wachsender Begeisterung um sich herumwickelte und an meiner Hand befestigte, bis er sich schließlich darin verhedderte. Dann sagte er mit offenkundigem Vergnügen und ohne eine Spur klaustrophobischer Panik: »Fest.« Ich deutete seine Hoffnung, daß ich fest bei ihm bleiben und ihn nicht verlassen würde, wie es seine frühere Therapeutin hatte tun müssen.

Ein wenig später nahm er sein Bindfaden-Spiel wieder auf, ließ sein Ende des Bindfadens los, während er darauf bestand, daß ich meines festhielt, und fing an, Knetmasse zu rollen. Das fiel ihm schwer, und er sagte: »Frau Alvarez soll es weich machen.« Diese Forderung wurde in der Tat im Lauf der Jahre in unterschiedlichen Verkleidungen endlos von Robbie wiederholt, und es stellte mich vor viele technische Probleme, wie weich ich »es« denn machen sollte. Zu dem Zeitpunkt faßte ich es als sein Verlangen nach einer gefügigen, weichen Mutter-Person in mir auf, die in und um alles passen würde, was er an Forderungen an sie stellen könnte. Diese Forderung hat leider ihre Entsprechung in dem Verlangen – und Bedürfnis –, daß nichts jemals zu hart sein sollte.

Das Bindfaden-Spiel hatte zu jener Zeit irgendwie rührende Konnotationen für mich im Zusammenhang mit Robbies Wunsch nach Kontakt. Erst sehr viel später verstand ich, daß es kein anrührendes *Symbol* für Kontakt war – anders als die Brücke eröffnete es keine lebendige, feste, bewegliche Beziehung; es war vielmehr begrenzt und eine Sackgasse. Taminas furchtbare sinnliche Insel erwartete uns. Tatsächlich war dies für einen Großteil der Zeit die einzige Form des Kontakts, nach der er verlangte – etwas Konkretes, Körperliches, Sinnliches und sehr Weiches. Wenn er es entbehrte, versank er, wie wir sehen werden, in innere Abwesenheit. Die reale, lebendige Brücke war viel zu schwach, um ihn zu tragen.

Der Sturz

Robbies Schwierigkeiten, imaginative und geistige Verbindungen mit anderen Menschen aufrechtzuerhalten, machten ihn bei Trennungen und Veränderungen ungeheuer verletzlich. Er hatte schon einen Therapeutenwechsel hinter sich, und seine Hoffnungen, so verwickelt und vollständig, wie ich es beschrieben habe, mit jemandem fest verbunden zu sein, wurden furchtbar enttäuscht durch die Geburt zweier Babys: zuerst das seiner Mutter fünf Monate nach unserer ersten Sitzung und dann meines im zweiten Jahr der Behandlung. Ich sah ihn jedenfalls zweimal wöchentlich, was natürlich nicht ausreichte, aber es war alles, was die Klinik, ich oder seine Eltern in jenem Stadium zu leisten vermochten. Als er nach der Geburt seiner kleinen Schwester zurückkehrte, war er in einem verzweifelten, wilden, entfesselten Zustand, er kicherte hilflos und hohl, stolperte herum und brachte viele Suizidphantasien zum Ausdruck, was sich einige Monate lang fortsetzte.

Am schwersten jedoch war es, die Leere in ihm zu ertragen und sich damit auseinanderzusetzen. Und sie war – für mich – am schwersten zu verstehen. Außer auf den Stationen mit chronisch Kranken in psychiatrischen Kliniken hatte ich noch nie eine solche Leere in den Augen eines Menschen gesehen, ganz sicher nicht in den Augen eines Kindes. Ich hatte eine Art Glauben an die Rettbarkeit und letztendliche Erreichbarkeit psychisch Kranker; außerdem hatte ich die Unterstützung der Theorien Melanie Kleins, welche besagten, daß wir von Geburt an soziale Wesen seien und daß selbst unser Interesse für die nicht-menschliche

Welt und das Universum seinen Grund in der menschlichen Welt habe, in den frühesten intimen und engen Beziehungen zwischen dem Neugeborenen und seiner Mutter. Klein und ihre Mitarbeiter, denen es gelang, psychotische Patienten psychoanalytisch zu behandeln, stellten fest, daß selbst die bizarrsten Phantasien und die absurdeste neologistische Rede entschlüsselt werden und in ihr eine menschliche und zwischenmenschliche Bedeutung gefunden werden könne. Diese Bedeutung war keineswegs immer positiv. Man begriff, daß Destruktivität sich gegen den menschlichen Geist selbst richten und furchtbare Risse und Explosionen und Verwüstungen in der Seele anrichten konnte. Nichtsdestotrotz bedeutete es, daß in der Nicht-Bedeutung Bedeutung zu finden war. Doch bei Robbie bestand das eigentliche Problem nicht in dem verrückten Verhalten oder der verstümmelten Sprache, wie ich es bei anderen psychotischen Kindern beobachtet hatte, wenn er auch sehr wohl seinen Anteil an diesen Dingen hatte. Es war vielmehr der zeitweilige Eindruck, daß einfach gar nichts da sei.

Ich glaube, einen großen Teil der Zeit verbrachte ich damit, dieser Sache nachzuspüren. Wenn ich meine Notizen noch einmal lese, spüre ich einen schmerzhaften Unglauben bei dem Versuch aufzuzeichnen, was ich sah. Ich mußte immer wieder festhalten, was nicht da war, ich lief im Kreis und hatte vielleicht Angst, die Wahrheit zu erkennen. Hier ist ein kleines Beispiel aus der Zeit kurz nach der Geburt seiner kleinen Schwester und nach sechs Monaten Therapie:

> Er schien wild – erinnerte mich an einen hebephrenen Schizophrenen – verzweifeltes Kichern – versuchte, den Bindfaden aus dem Fenster zu werfen – versuchte, sich auszuziehen – versuchte hinauszulaufen – schien entschlossen, mich dazu zu bringen, ihm zu folgen – aber etwas Furchtbares, zur Verzweiflung Treibendes in seinem schwachen Lachen – sehr wenig, selbst böses, Vergnügen darin.

Einen Monat später bemerkte ich, daß gegen Ende der Sitzungen sein Gesicht gelegentlich ein wenig Farbe annahm, daß er weniger wild war und sich stärker in Worten ausdrückte, aber manchmal umgab ihn auch verstärkt etwas Totes. Hier ist der detaillierte Verlauf einer Sitzung:

> Als ich ins Wartezimmer kam, war seine einzige Reaktion auf unsere Begegnung die, daß er sich mit ausdruckslosem Gesicht umdrehte und Frau D (die ihn von der Schule zur Behandlung brachte) nach Süßigkeiten fragte. Sie erwiderte: »Nachher«, und dann kam Robbie mit einem Aus-

druck der Leere zu mir. Auf dem Weg nach unten hielt ich ihn an der Hand. Er sah mich nicht an. Es war ein Ausdruck von Leere bei ihm und in der Art, wie er ging. Plötzlich begab er sich zu seinem Fach und entnahm ihm blaue Knetmasse, ging zu einem Tisch in meiner Nähe, schaute mich kurz an, murmelte mit leblosem Blick undeutlich und die Worte beim Atmen halbwegs verschluckend: »Soll gerollt werden« und gab mir die Knetmasse. Ich begann sie zu rollen, und er starrte währenddessen aus dem Fenster mit einem Blick, den ich träumerisch nennen würde, wenn dies Wort nicht freundliche Konnotationen hätte. Er war weit fort – aber es war kein freundlicher Ort, wo er sich aufhielt. Ich gab ihm die Knetmasse zurück, als der Strang etwa 15 cm lang war – er maß sie immer wieder und sagte mit der gleichen toten Stimme: »Soll gerollt werden.« Dieses Spiel (wenn man es so nennen kann) dauerte einige Minuten. Einmal bedeutete er mir, daß ich sie rollen sollte, einmal rollte er sie. Ich gab verschiedene pseudo-psychoanalytische Deutungen dazu, daß er sich einen langen Penis machen wolle, aber heute glaube ich, daß sie nutzlos und falsch waren. Nutzlos, weil sie ihm keinerlei Reaktion entlockten und weil sie am eigentlichen Thema vorbeigingen, nämlich an der Frage, wie es sich eigentlich anfühlte, mit ihm zusammen zu sein. Und falsch, weil er in jenem Augenblick so furchtbar wenig wollte. Wünschen war etwas, das in seinen Sitzungen in jener Zeit einfach nicht vorhanden war. Die Abwesenheit von Wünschen bedeutete meines Erachtens jedoch nicht, daß er ein Gefühl arroganter oder omnipotenter Vollkommenheit vermittelte. Er verhielt sich nicht so – wie manche autistische Kinder es tun –, als hätte er das Paradies gefunden. Er wollte etwas in der Art einer automatischen, sich wiederholenden Aktivität, und er wollte, daß etwas länger sei, aber er schien es nicht sehr stark zu wollen; jedenfalls dauerte es Jahre, bis ich herausfand, was es war. Vielleicht hatte er von Frau D tatsächlich nur Süßigkeiten haben wollen, als er sie aber nicht bekam, schienen sein Körper und sein Geist ganz und gar leer zu sein.

Ich glaube, wie gesagt, daß ich vielmehr vor dem gewaltigen Druck, den seine Leere und Hoffnungslosigkeit auf mich ausübten, zurückwich. Ich suchte nach Bedeutungen oder Lebenszeichen, als diese minimal waren. Etwas später in der Sitzung kam ich der Sache jedoch offensichtlich ein wenig näher, und ich glaube, daß es ihm half:

Das Spiel mit der Knetmasse setzte sich eine Weile fort, und er sah mit totem, starrem Blick aus dem Fenster. Dann lief er zur Tür, ergriff die Klinke und drehte sich mit einem listigen Blick zu mir um. Es lag etwas Kaltes und Abstoßendes in seinem Ausdruck. Ich sagte, er drohe wohl

> hinauszulaufen (was er früher schon getan hatte), damit ich ihm hinterherkomme und er mich von mir selbst und meinen Verbindungen zu meinem Mann trennen könne, Verbindungen, die er sich vorstellte und die mich in seiner Vorstellung so oft von ihm, Robbie, fern hielten. Außerdem wolle er, daß ich Angst um ihn habe und mich um ihn sorge. Ich glaube, daß dies zutraf. Das wünschte er sich in der Tat, und ich sorgte mich in der Tat, weil er keinen Sinn für Selbstschutz hatte und völlig orientierungslos überall in der Klinik herumlaufen konnte. Als ich sagte, er wolle, daß ich voller Angst und Sorge um ihn sein solle, kam zunächst der listige und leere Blick, aber dann entspannte sich sein Gesicht allmählich ein wenig. Es wurde nicht gerade weich, aber es sah eher fröhlich als listig aus – jedoch immer noch frech. Er kam näher, wobei er mich anschaute, und ließ sich auf die Couch fallen. Er starrte mir in die Augen, das Kinn in die Hand gestützt, zuerst ein bißchen träumerisch, aber dann erschien wieder der kalte, tote, leere Blick, und so starrte er mir lange in die Augen. Ich sagte: »Ich glaube, du hast das Gefühl, in mich hineinzuschauen und mit deinen Augen in mein Inneres gelangt zu sein, aber dir gefällt nicht, was du siehst. Es ist nicht schön – du scheinst das Gefühl zu haben, daß du etwas Schreckliches siehst.«

Diese letzte Deutung kam dem Kern etwas näher, aber sie war ziemlich zurückhaltend. Was er sah, war nichts. Etwas später nahm er aus einem Topf mit Paste ein Stück von der festeren Oberfläche und sagte »Eis« dazu. Ich deutete, daß er mich als eine Art kalte, tote, eisige Mutter-Person erlebe, die keinerlei Wärme für ihn berge. Das war zutreffend, glaube ich, aber es kam zu spät, und so oder so wich ich dem Inhalt seiner Worte aus – er selbst benutzte das Wort »Eis«. In der Tat hatte seit Wochen Eis in der Luft gelegen. Wir waren zusammen in einer Leichenhalle. Es gab keine lebendigen, zielstrebigen Penisse und wahrscheinlich auch keine köstliche, tröstende Süße-Brust-Mutter.

In dieser Zeit begann er, Bilder von Bäumen zu malen – blattlose, dürre, starre, abschreckende und dennoch schlaffe Dinge –, die nach meinem Eindruck das Gefühl mitteilten, daß ich keine Früchte für ihn trage und ihm keine Verbindung biete. Sie teilten auch etwas über die Beschaffenheit seiner imaginativen inneren Welt mit. Erinnern wir uns, daß er mit vier Jahren ein Symptom zeigte, als er versuchte, abgefallene Blätter wieder an die Bäume zu kleben. Etwas in Robbie, in seiner inneren Welt, hatte nicht zusammengehalten. War der Saft von der Mutter-Wurzel nicht geflossen, um das Blatt zu ernähren und zu halten, oder hatten seine eigenen Gefühle von Haß, Eifersucht und Verzweiflung den warmen belebenden Einfluß von Liebe in ihm abgetötet? Vielleicht beides. Was ich in der Tat weiß, ist, daß dieser »Todesbaum« nichts mit Robbies realen Eltern zu tun hatte. Sie waren warmherzige, lebhafte, sensible und ausgesprochen fürsorgliche Menschen, solange ich sie kannte, und ihre anderen Kinder waren normal. Vielleicht spielte die Depression seiner Mutter zu Beginn seines Lebens eine Rolle – ein winziges Baby ist vielleicht außerstande, den Unterschied wahrzunehmen zwischen einer nicht-responsiven Mutter, die deprimiert ist, und einer, die in einer kälteren und abgestumpfteren Weise indifferent ist. Und vielleicht gab es von Anfang an etwas Gebrechliches in ihm oder in seinem Gehirn, das ihn so verletzlich machte. Andere Kinder haben die Art von Trennung, die ihm mit 18 Monaten widerfahren ist, überlebt, ohne daß sie zerstört wurden. Was auch der Grund dafür sein mochte – seine innere Welt war außerordentlich verarmt. Er schien praktisch nichts, nicht einmal den pathologischsten psychischen Abwehrmechanismus, zu haben, worauf er in Streßzeiten hätte zurückgreifen können.

In jenem Sommer und Herbst, als er acht Jahre alt war, in der Zeit bis zur Geburt meines Kindes und einige Monate nach der Geburt seiner Schwester hatte ich das Gefühl, ich hätte ihn emotional für immer verloren. Ich hatte ihm gesagt, daß ich ihn für einige Monate nicht würde sehen können. Ich hatte zusammen mit anderen Kollegen in der Klinik einen Therapeutenwechsel erwogen, aber am Ende beschloß ich, trotz der langen Unterbrechung bei ihm zu bleiben. Ein Grund war, daß kein erfahrener Therpeut, der ihn hätte übernehmen können, zur Verfügung stand – zu jener Zeit behandelten nur sehr wenige Therapeuten autistische Kinder mit der psychoanalytischen Methode –, und ein weiterer Grund war, daß er schon einen Therapeutenwechsel hinter sich hatte. Ich frage mich noch immer, ob diese Entscheidung richtig war. Gewiß gingen wertvolle Jahre verloren. Er war 13, als seine Behandlung endlich fünfmal pro Woche stattfinden konnte. Andererseits hätte ein anderer Therapeut möglicherweise die Klinik irgendwann verlassen. Andere Patienten, die ich abgab, wurden in der Tat nicht weiterbehandelt. Außerdem hatte ich das Gefühl, Robbie sei *mein* Patient und unterliege meiner Verantwortung, und das war letzten Endes wichtig, denke ich. Zu jener Zeit jedoch fühlte er sich natürlich im Stich gelassen. Er sank einfach in sich zusammen oder starrte mit leerem Blick in die Ferne. In späteren Jahren, als der Abstand zu diesen Gefühlen groß genug war, daß er sie in Worten auszudrücken konnte, beschrieb er die Empfindung, »in einem tiefen, dunklen Brunnen« zu sitzen, »heruntergefallen zu sein, hinunter in die Dämmerung, wie der Regen – aber das Fallen dauerte lange«. Es ist schwierig, das furchtbare Gefühl dessen zu vermitteln – wie ich es oft hatte –, wie weit er gefallen oder davongetrieben war. Meine Versuche, ihm zu zeigen, daß ich verstand, wie sehr er sich im Stich gelassen fühlte, Versuche, die einem weniger zurückgezogenen oder auch absichtlicher zurückgezogenen Patienten vielleicht hätten helfen können, waren nutzlos. Ich war zu weit entfernt. In Malcolm Lowrys Roman *Unter dem Vulkan* kehrt die Frau eines alkoholsüchtigen Konsuls zu diesem zurück, um ihn vor sich selbst zu retten. Als sie feststellt, daß er sich außer Reichweite befindet, weint sie: »Liebst du mich nicht mehr?« Er denkt bei sich: »Merkt sie es nicht – natürlich liebe ich sie –, aber ihre Stimme ist wie die Stimme von jemandem, der in einem weit entfernten Zimmer weint.« Ich vermute, daß Robbie sich ganz ähnlich fühlte. Was mich betraf, so war ich wie jemand, der den Grund eines Flusses absucht: auf Lebenszeichen hoffend und ein furchtbar drückendes Gewicht mit sich schleifend.

Es gab jedoch winzige Variationen zu diesem Thema »Jüngster Tag«. Manche Situationen waren für ihn viel schwerer zu ertragen als andere. Manchmal kam er mitten in der Sitzung – ein wenig – zu sich und machte von sich aus gelegentliche schwache Versuche, nach irgend etwas in der Außenwelt zu suchen und Anschluß zu finden, danach zu greifen. Anfang und Ende einer Sitzung bereiteten ihm besondere Qualen. Er konnte das Spielzimmer nicht betreten oder verlassen, ohne auf dem Weg dorthin den ganzen Flur entlang die Wände zu berühren. Manchmal ließ er seine Hand einfach über die Wand gleiten, ein andermal berührte er seine Nase und dann die Wand, als wollte er versuchen, sie miteinander zu verbinden. Jahre später, als er mit mir über solche Dinge sprechen konnte, meinte er, daß er zur Wand etwas sagte wie: »Hallo, bist du noch da?« Und nun fand er es komisch, damals jedoch nicht. Ich würde heute tatsächlich eher sagen, daß er die Wand nicht fragte, ob sie noch da sei – ich glaube, daß sie oder ich oder jede substantielle Realität in der Woche zwischen den Sitzungen verschwunden war –, ich glaube, er fragte sie eher so etwas wie: »Bist du da? Ist überhaupt irgend etwas oder irgend jemand da?« Aber in jener frühen Zeit waren diese minimalen Versuche des Anschlußfindens, des Entlangstreifens meistens vergeblich. Einmal malte er am Ende einer Sitzung ein Bild mit einer Raupe, die aus ihrer Hülle schlüpft, und dann, als die

Sitzung zu Ende war, fiel er einfach drei- oder viermal hin, als wir zusammen nach oben zum Wartezimmer gingen. Weder ich noch die Wand reichten aus, um ihn auf den Beinen zu halten. Er hatte fast überhaupt keine inneren Stützen, deshalb waren äußere Stützen so ungeheuer wichtig.

Trennungen bereiten vielen gestörten Kindern Probleme. Und für alle Menschen ist Trennung wie ein kleiner Tod. Aber Robbie erlebte eine Trennung nicht als Verlust eines Menschen oder einer Sache. Er erlebte sie auch nicht, als würde er irgendwo ausgesetzt, wo er nicht sein wollte. Er fühlte sich eher im Nirgendwo zurückgelassen. Er verlor nicht irgend etwas oder irgend jemanden bei der Trennung – er verlor alles einschließlich sich selbst. In späteren Jahren nannte er es »ausgelöscht, kein Robbie mehr«. Und auch ich war ausgelöscht. Dieser Zustand des Nirgendwo bedeutete, daß die Welt – eine mögliche imaginative Welt mit menschlichen Gestalten darin, die Welt, die vom nicht-psychotischen Teil der Menschheit bewohnt wird und die uns in einsamen Zeiten aufrecht hält –, daß diese Welt verschwand. Einmal beschrieb er seine Welt als ein »Netz mit einem Loch«. Es war ein substanzloses Universum, durch das er fortwährend hindurchfiel. Wie sollte ich jemals dicht genug, kompakt und konzentriert genug, wirklich genug werden, um ihn aufzufangen?

In seinem äußeren Leben waren bestimmte Dinge in der Tat sehr real, nämlich seine entsetzlichen Ängste. Bellende Hunde, das dumpfe Motorgeräusch eines Taxis, das Geräusch der Scheibenwischer, auf einer Baustelle arbeitende Männer – fast alle lauten Geräusche versetzten ihn in Schrecken. Helles Licht empfand er oft als schmerzhaft, und einmal, als ein Lastwagen vorbeidonnerte, hielt er sich den ganzen Kopf zu, nicht nur die Ohren, und sagte: »Das tut mir im Gehirn weh.« Er schien keinerlei psychische Membrane zu besitzen, die ihm als Schutz zwischen Kernselbst und Erleben, insbesondere visuellem und auditivem Erleben hätte dienen können. Es kam ihm alles zu nahe, also zog er sich zurück oder fiel in eine große Ferne, und dann war jegliche Rettungsmöglichkeit zu weit fort.

Ein oder zwei Wahrnehmungsbahnen hielt er offen. Der Hauptweg für sensorische Untersuchungen war für ihn die Nase. In jenem Zeitabschnitt schaute er mich selten an und hörte mir kaum zu, aber roch buchstäblich alles. Mir scheint, hätte ich die Sprache der Gerüche beherrscht, so hätte ich ihn früher erreichen können. Später, als er mehr sprechen konnte und die Namen der Farben kannte, bedeutete gelb den Geruch einer Zitrone, den er sehr mochte; und noch später beschrieb er die Stimmen von Menschen nicht mit Klangausdrücken, sondern mit Farben. Einer hatte eine gelbe Stimme, ein anderer eine von strahlendem Orange, ein dritter eine dunkelgrüne. Die meisten normalen Menschen und alle Dichter benutzen Bilder aus dem einen sensorischen Bereich, um Erlebnisse aus einem anderen Bereich zu beschreiben, aber Robbie hatte in den ersten Jahren überhaupt keine andere Möglichkeit. Seine Nase und sein Tastsinn waren für ihn nahezu die einzigen Quellen guter Erfahrung. Er verschloß sich vor Anblicken und Geräuschen, so gut er es vermochte. Oder vielleicht waren sie ihm von sich aus verschlossen. Ich werde an späterer Stelle darüber sprechen, wann dies eher willentlich und defensiv geschah und wann eher aus Hilflosigkeit. Ich mußte lernen, daß es bei ihm viele verschiedene Arten des Rückzugs gab. Aber sein Interesse für Gerüche bedeutete, daß er sich irgendwo überhaupt für etwas interessierte, und es bedeutete, daß er gut aß. Er blieb physisch am Leben, obgleich ich in jener Zeit an seinem psychischen Überleben zweifelte.

Ich sagte schon, daß es Robbie selbst an den pathologischsten psychischen Abwehrmechanismen zu fehlen schien. Das ist natürlich eine Frage des Ausmaßes, da niemand ganz und gar ohne Abwehrmechanismen existieren kann. Aber am bemerkenswertesten an Robbies zeitweiliger, flackernder Fähigkeit zur Selbstverteidigung oder zum Selbstschutz war deren Schwäche.

Er verfügte auch nicht über die höchst pathologische Methode, die viele andere autistische Kinder anwenden, um sich vor allzu machtvollen Erfahrungen zu schützen. Frances Tustin nannte sie Einkapselung, und viele, die mit solchen Kindern arbeiten, geben an, daß die Kinder den Eindruck erweckten, als befänden sie sich in einer Schale. Tustin unterschied zwischen den »Krustazeen«, die in der Lage sind, ein geringes Maß an entwickeltem Verhalten zwischen sich und die unerwünschte Realität zu setzen, und den »Amöboiden«, die selbst diese Fähigkeit nicht besitzen (Tustin, 1972). Vor vielen Jahren ging ich in Kanada mit einem autistischen Jungen in den Zoo, denn ich stellte mir vor, daß selbst er, der hauptsächlich auf Lichter fixiert war, ein kindliches Interesse für Löwen, Tiger und Affen zeigen würde. Aber über den Käfigen war ein Ventilator angebracht, der beim Herumwirbeln ein komplexes Spiel von Licht und Schatten an der Decke entstehen ließ. Er richtete seine Augen nur darauf, es war das einzige, was er sah und sich zu sehen erlaubte. Ein anderes Kind aus derselben Klinik lauschte den ganzen Tag einem bestimmten konstanten Geräusch aus seinem kleinen Transistorradio. Beide Kinder brachten auf diese Weise eine Art Selbsthypnose zustande. Tustin hat die Liebesobjekte, mit denen diese Kinder so starr verhaftet waren und die so wirksam benutzt werden können, um die lebendige Welt auszuschließen, »autistische Objekte« (Tustin, 1981) genannt.

Robbie war eher wie eine schutzlose Amöbe. Ich bin mir sicher, daß er manchmal mit Absicht abschaltete; das willentliche Element verstärkte sich im Lauf der Jahre, und er begann, so etwas wie einen Willen zu entwickeln. Die Schwierigkeit bestand für mich darin, daß er in dieser frühen schlimmen Phase einen Großteil der Zeit überhaupt nicht von der Stelle zu kommen schien; er versteckte sich nicht – er war einfach nicht da. Ich glaube, wenn es ein psychisches Äquivalent zu dem tiefen Koma gibt, in welches das Gehirn fallen kann, so habe ich etwas davon erblickt. Wenn der Amöbe wehgetan wurde, widerfuhr ihr etwas wie ein Tod. So etwas hatte ich bisher nur in den geschlossenen Abteilungen psychiatrischer Kliniken gesehen. Kunderas Tamina konnte diese Hohlheit, dieses Nichts als Verfolgung und »Schwere der Leichtigkeit« empfinden, aber es muß einen Teil der Persönlichkeit geben, der durch das Gewahrsein einer andernorts existierenden Welt gestärkt ist, so daß die Schwere empfunden und gehaßt werden kann. Natürlich war das nicht alles: Es gab flüchtige Momente der Hoffnung wie in der ersten Sitzung; es gab Momente kalten, verschlagenen Hasses wie in der auf Seite 39f. beschriebenen Sitzung und Momente träumerischen Auftauchens. Aber in einem viel größeren Teil der Zeit, als ich hier deutlich machen kann, ohne Wochen, Monate und Jahre schweigsamer, leerer Sitzungen zu schildern, gab es einfach nur Leere.

Was tun die meisten von uns, wenn sie sich verfolgt fühlen? Wir gehen ins Exil, ganz real oder in der Vorstellung, wenn wir phantasievoll oder autistisch sind. Oder wir bleiben und protestieren. Aber Robbie protestierte fast nie. Es mangelte ihm auch an diesem grundlegenden Abwehrmechanismus. Es schien, als hätte er praktisch keine Fähigkeit der Projektion und projektiven Identifizierung schlechter Gefühle oder von Teilen des Selbst in dem von Melanie Klein beschriebenen Sinne. Er konnte nicht ins Exil gehen oder sich von Angst oder Schmerz distanzieren, aber ebensowenig konnte er bleiben und kämpfen. Der Mechanismus der projektiven Identifizierung ist sehr kompliziert, und man bräuchte ein ganzes Kapitel, um die vielen verschiedenen Arten zu beschreiben, die von Psychoanalytikern untersucht wurden. Eine dieser Arten jedoch erklärt, was das sich entwickelnde Kind tun kann, wenn es eine schlechte Erfahrung gemacht hat: Es kann sie ausscheiden.

Mütter tun eine ganze Menge, um ihre kleinen Babys vor Zuständen der Not zu schützen, aber inzwischen weiß man sehr viel über das enorme Ausmaß, in dem auch die Babys von Anfang an über eine Fähigkeit des Selbstschutzes verfügen und diese sehr bald weiter ausbauen. Eine dieser Fähigkeiten ist wie die mildere Version eines eingekapselten kleinen Jungen mit einer Empfangsstörung. Die Babys ziehen ihre Aufmerksamkeit zurück und wenden sie etwas Greifbarerem zu. So schauen sie etwa von einem zu hellen Licht fort zu einem milderen. Sie können in einem Raum voller sich unterhaltender Fremder ganz der Stimme ihrer Mutter lauschen. Was aber geschieht, wenn das Unvermeidliche eintritt und der ängstigende oder schmerzliche Reiz durchdringt? Das Baby stockt, dann schreit oder weint es. Erwachsene verhalten sich genauso nach einem Schock – oder sie sprechen mit Freunden darüber. Natürlich ist ein pathologischer Anteil in diesen Projektionen und Ausscheidungen enthalten. Wenn ich jemanden niedersteche, weil er auf der Straße zu aggressiv an mir vorbeigefahren ist, dann bin ich wahrscheinlich ein paranoider Schizophrener oder ein Psychopath. Wenn ich meinen Lebenspartner anschreie, weil ich mir den Zeh an einem Stuhl gestoßen habe, dann erleide ich gerade einen ganz kleinen, vorübergehenden paranoiden Zusammenbruch. Wenn ich »au« sage, weil mein Zeh wehtut, so ist das ein alltäglicher und offenbar ziemlich grundlegender projektiver Mechanismus.

Nach kleinianischer Auffassung wird hier die Projektion von einer imaginierten menschlichen Gestalt mit unterschiedlichen Stufen von Aufnahmebereitschaft, Freundschaft oder Feindseligkeit aufgenommen. Aber Robbie schrie oder weinte oder explodierte nie. Manchmal wimmerte er. Ich weiß nicht, wie stark seine Schreie gewesen sein mögen, als er ein Baby war, aber ich bezweifle, daß sie stark waren. Nichts in seinem Innern schien imstande zu sein, schlechte Erfahrungen aufzufangen, festzuhalten und wieder auszuscheiden; vielleicht hatte er das Gefühl, es sei niemand da, um sie zu empfangen. Ich meine natürlich schlechte Erfahrungen geistiger oder körperlicher Art. Und er hielt allzu besessen an körperlichen Produkten fest, wenn seine Hilfe bei den geistigen Produkten benötigt wurde. Er litt an Verstopfung und manchmal den ganzen Winter über an Erkältungsanfällen. Sich die Nase zu putzen, war ihm unerträglich. Je stärker sie lief und verstopfte, desto stärker zog er sie hoch. Er schien wirklich das Gefühl zu haben, er könne nicht loslassen, ohne sich ganz und gar selbst zu verlieren, und das war in der Tat eine Gefahr: Eine seiner Methoden, sich von gefahrenträchtigen Gefühlen zu befreien, bestand darin, daß er mit schleifenden Füßen hin- und herlief und dabei seine Hände zum Boden hin ausschüttelte. Wenn er damit aufhörte, war er nicht erleichtert, sondern einfach leer und leblos, vielleicht weniger verzweifelt, aber um so lebloser.

Bion schrieb, daß manche psychotischen Patienten in einen geistigen Raum projizieren, der so riesig ist, daß die projizierten Stücke der Erfahrung und der Patienten selbst in großer Entfernung voneinander verstreut seien (Bion, 1962). Bion selbst hat erstaunliche Arbeit mit sehr kranken erwachsenen Schizophrenen geleistet, und es gelang ihm, Stükke von Patientenmaterial miteinander zu verbinden, die manchmal in einem zeitlichen Abstand von vier Jahren aufgetaucht waren. Er wies darauf hin, daß der riesige geistige Raum sich in Form riesiger Zeitspannen ausdrücken könne. Etwas Ähnliches, so scheint mir, ereignete sich in solchen Augenblicken auch mit Robbie. Zuviel kam aus ihm heraus, und es entfernte sich zu sehr. Das Netz war immer noch zu weit. Erst Jahre später konnte er zielgerichtete Ansätze projektiver Identifizierung auf oder in ein identifizierbares und aufnahmebereites Objekt anwenden, und er konnte »Zeichen setzen«, wie er es nannte. In der Zwischenzeit gelang es ihm schließlich, die verwickelte Verbindung, die er in der ersten Sitzung mit mir geknüpft hatte, wieder herzustellen.

2

Vegetieren und Erwachen

Meine pflanzliche Liebe sollte
riesiger als Weltreiche werden – und langsamer.
Andrew Marvell

Bion, dessen Arbeit mit schizophrenen Erwachsenen ich schon erwähnt habe, traf eine interessante Unterscheidung zwischen zwei Arten der Verbindung, die Menschen zu einer äußeren lebendigen Realität herstellen. Die erste ist die artikulierte Verbindung: Sie erlaubt es aufgrund ihrer Flexibilität, Lebendigkeit zu spüren und zu erfahren. Die zweite Art, die starre Verbindung, beschränkt Erfahrung und Denken auf handhabbare, aber mechanisch ausgewählte Brocken. Bion hat die Annäherung des Babys an die Brust der Mutter oft mit der emotionalen Reaktion des Patienten auf seinen Analytiker verglichen und beide Vorgänge mit der Einstellung des menschlichen Geistes zu seinen eigenen Gedanken. Er scheint den Begriff Artikulation wegen seiner Doppelbedeutung mit Bedacht gewählt zu haben: Freiheit der Bewegung und Flexibilität des verbalen Ausdrucks. Er stellte fest, daß in den Denkprozessen seiner psychotischen Patienten die starre Verbindung sehr häufig war (Bion, 1957). Obgleich ich Robbies Denkprozesse eher schlaff als starr nennen würde, so hatten sie doch mit denen von Bions Patienten die absolute Verneinung von Handlung, Bewegung, Neuem und Veränderung gemeinsam. Dies bewirkte bei mir und anderen, die mit Robbie Kontakt aufzunehmen versuchten, Gefühle furchtbarer Verzweiflung und Ohnmacht.

Es hatte also einen kurzen Augenblick des wirklichen Kontakts und des wirklichen Lebens im Zusammenhang mit dem Brücken-Material in der ersten Sitzung gegeben; aber das Gefühl der Hoffnung wurde gleich wieder von dem unangenehmen, einschnürenden Bindfaden-Kontakt überlagert – was seine Lebensgeschichte abbildet, denn er war ein erstaunlich weiches, knochenloses Kind –, und in jenen ersten Jahren konnte durch glückliche Momente nur die Qualität, nie die Stärke seiner Reaktion verändert werden. Es dauerte lange Zeit, bis er entdeckte, daß er Knochen, Muskeln und Gelenke in seinem Körper besaß und in seinem Geist Kraft, Willen und Freiheit der Wahl. Gegenstände entfielen seiner schlaffen Hand, seine Glieder schienen lose an seinem Rumpf zu hängen, Worte und Gedanken wie ein schwaches Rinnsal von seinen hilflosen Lippen zu fließen.

Gegen Ende des Jahres, in dem er acht Jahre alt wurde, begann Robbie ein neues Bild zu malen. Vor uns lag eine Pause von zehn Monaten, da mein eigenes Kind bald zur Welt kommen sollte, und in irgendeiner Wahrnehmungsschicht muß für Robbie meine fortgeschrittene Schwangerschaft offenkundig gewesen sein. Das Thema seiner Zeichnung und dessen Variationen beschäftigten ihn noch viele Jahre lang sehr stark. Er nannte es »die Türangel«. Das Bild zeigte eine Tür, die Ähnlichkeit mit einem schmiedeeisernen Tor hatte. Es schien so etwas wie Entwicklung zu beinhalten oder, genauer gesagt, vielleicht ein Aufgreifen der hoffnungsvollen Momente der ersten Sitzung. Verglichen mit den leeren, kahlen Bäumen war das Bild in stärkerem Maß ausgearbeitet, komplex, anmutig und beherrscht. Es war umrahmt, aber mit seinen Kurven und Arabesken war es viel lebendiger, als die Bäume es je gewesen waren. Außerdem schien es, als würden mit dem neuen Bild auch seine Sitzungen ein wenig reicher und er selbst gesprächiger, und er stellte eine neue Forderung an mich. Er bestand darauf, nicht einfach seine »Türangel« zu malen, vielmehr sollte ich ihm erlauben, meine Version davon zu kopieren. Weil ich wissen wollte, nach welcher Version er in der jeweiligen Sitzung verlangte, forderte ich ihn auf, zunächst die gewünschte Version zu zeichnen, und kopierte diese dann. Nun tat er so, als hätte dieser erste Teil des Ereignisses gar nicht stattgefunden, und er beharrte darauf, daß er meine Version kopiert habe.

Auf diese Art und Weise schien er sich zu vergewissern, daß ich in den Sitzungen mit ihm verklebt und verknüpft war. Was ich damals nicht verstand, war, wie sehr mein Eingehen auf seine Forderung eine Kollusion mit seinem Unglauben an die eigene Existenz darstellte. Doch er hatte einen Weg aus seinem dunklen Brunnen des Nichts gefunden. Er hatte etwas gefunden, an dem er sich festhalten, sich festhaken konnte, so wie Russischer Wein sich um einen Pfahl oder ein Seil oder eine andere Pflanze windet und sich bei seinem Streben nach Sonnenlicht ihrer bedient. Aber dieses Sich-Festhaken half Robbie nicht, hoch zu kommen und weiter zu kommen. Er hatte kaum eine Vorstellung von einer erfüllteren, umfassenderen, lebendigeren oder tieferen Beziehung. Er blieb einfach ausdruckslos, wenn ich ihn fragte, was hinter seinem Tor liege, und ganz gewiß zog er nicht in Erwägung, daß in meinem Innern irgend etwas vorhanden sein könnte, daß ich irgendeine *Bedeutung* haben könnte. Diese Methode, sich und mich zusammenzuhalten, hinderte mich in der Tat daran, ihn in einer lebendigeren Art und Weise zu erreichen. Ich war zu sehr beschäftigt, um zu denken, während er seinerseits völlig davon in Anspruch genommen war, eine glatte, ungebrochene Linie in seiner Zeichnung zustande zu bringen, besonders dann, wenn die Linie ihre Richtung änderte. In seiner Zeichnung gab es immerhin Blätter, die jedoch ohne Verbindung zu den sich pflanzenartig windenden Zweigen blieben. Er konnte sich noch immer keine artikulierte, differenzierte Verbindung mit einem anderen Menschen vorstellen oder er konnte sie nicht ertragen. Er mußte eingerollt, versunken sein, nichts bemerkend. In der untersten Schicht, in seiner Phantasie vielleicht hatten seine kleinkindliche Zunge und sein Mund eine Art Brust gefunden, der sie sich anschmiegen konnten, aber falls dies so war, konnten sie nicht wieder loslassen, und es gab kaum eine Vorstellung davon, wem der Mund gehörte und wem die Brust. Sie hatten auch keine Ahnung, daß das übliche Verhalten von Babys darin bestand, an der Brust zu saugen. Eine Saugbewegung beinhaltet Ziehen und Lokkerlassen, Ziehen und Lockerlassen. Der Mund eines Babys arbeitet schwer: Es ist eine ungeheure Aktivität, aber verborgen in dem Festhalten und Ziehen und Zerren ist das Loslassen – der elementare Rhythmus des Lebens, aller Biologie – hin und her, vorwärts und rückwärts, Arbeit und Ruhe. Robbie besaß nichts davon oder konnte nichts davon ertragen. Unterbrechungen in der Glattheit waren Erschütterungen für ihn, und er bestand auf seinen eigenen, sehr glatten Übergängen nach außen und aufwärts. Doch die gingen unendlich langsam vonstatten. Wir waren in einem freundlichen, aber ewig reglosen Leben miteinander gefangen.

Dennoch war diese Situation etwas weniger konkret als das Bindfaden-Spiel. Außerdem fand er etwas, an dem er sich während der langen Pause festhalten konnte. Mit dem Problem der Unterbrechung verfuhr er folgendermaßen: Er hatte um die Zeit seiner Türangel-Zeichnung damit begonnen, lange, unbenutzte Busfahrscheine mit in die Sitzung zu bringen – je länger, desto besser. In der letzten Sitzung vor der Pause legte er den Fahrschein wie immer in sein Fach. Als die zehnmonatige Pause vorüber war und er im September, inzwischen neunjährig, zurückkehrte, kam er zu meinem Erstaunen ins Zimmer und sagte: »Wo ist der Fahrschein?« Und er fand ihn.

Damals war ich verblüfft von der Fähigkeit eines so kranken, verlorenen und offensichtlich geistlosen Kindes, an diesem langen Erinnerungsfahrschein festzuhalten. Diese Fähigkeit bewahrte ihn davor, mich zu vergessen, und sie muß in ihm das Gefühl genährt haben, vielleicht nicht gerade, daß ich mich an ihn erinnerte – denn es dauerte noch lange, ehe er einen Gedanken wie den verstehen konnte, daß jemand einen anderen Menschen in seinem Innern bewahren kann –, so doch wenigstens ganz konkret, daß ich seinen Fahrschein für ihn aufheben würde.

Während der nächsten drei Jahre fiel Robbie abwechselnd in Zustände von Desillusionierung und Apathie oder rettete sich aus diesen Zuständen auf jene nachahmende, anklammernde, einschnürende Art. Es gab jedoch in diesem starren, trägen Rahmen einen gewissen Fortschritt. Seine Eltern ließen ihn von der Schule für milieugeschädigte Kinder auf eine Schule für psychotische Kinder wechseln, wo ihm ein wenig mehr individuelle Aufmerksamkeit zuteil wurde, und er begann langsam lesen zu lernen. Als er zehn Jahre alt war, mußte ich die Sitzungen von einmal pro Woche auf einmal pro Monat reduzieren. Auf diese Situation reagierte er mit starker Depression und zeigte sogar Zerknirschung und Sorge. Er nahm an, der Grund für die neue Situation sei, daß er mich erschöpft habe, und zu Hause wurde er seiner Mutter gegenüber sehr viel hilfreicher. Er verfiel nicht in jene Art hilfloser Schlaffheit, wie ich sie früher bei ihm gesehen hatte.

Erwachen

Das erste Mal

Im Dezember des Jahres, in dem Robbie elf wurde, machten wir eine weitere Pause von drei Monaten, als mein zweites Kind zur Welt kam. Als Robbie aus dieser Pause zurückkehrte, war er in einem wacheren und gesünderen Zustand, als ich ihn je gesehen hatte. Seine Grammatik hatte sich verbessert, die Ausdrücke und gelegentlichen Sätze waren länger, und er fing an, gewisse Forderungen zu stellen, nicht mehr nur nach Fahrscheinen und weicher Knetmasse und Kopien, sondern nach meiner vollständigen Aufmerksamkeit. Wenn ich aufhörte zu sprechen, und sei es nur für eine Minute, verlangte er: »Frau Alvarez, sprechen Sie.« Das bedeutete nicht, daß er zuhörte – die meiste Zeit tat er es nicht –, es war eher etwas, dem er sich anschließen, in das er sich einklinken konnte und wovon er sich vielleicht in gewissem Maß umschlungen fühlen konnte. Eine neue auditive Kommunikationsbahn tat sich auf, wenn auch das, was er hörte, nur eine Art Schlaflied oder tröstliches Hintergrundsummen war. Aber es bedeutete eine etwas bessere Möglichkeit, daß meine Deutungen manchmal gehört wurden.

In dieser Zeit zeigten sich interessante Veränderungen in Robbies Türangel-Zeichnung. Die Blätter waren endlich am Baum, fest und sicher, und die Differenzierung zwischen einzelnen Teilen oder Bereichen war viel stärker ausgeprägt. Ich glaube, er hatte auf einer fundamentalen Ebene zu begreifen begonnen, daß seine Mutter und ich, obwohl wir ihn beide verlassen hatten, um unsere Kinder zur Welt zu bringen, zu ihm zurückgekehrt waren. Es gab auch für ihn einen Platz, und er konnte sogar Anspruch darauf erheben.

Robbies Eltern hatten mich eine Zeitlang gedrängt, Robbie regelmäßiger zu sehen, aber das war mir zu jener Zeit nicht möglich. Sie arrangierten eine Sprachtherapie bei einer sehr begabten Frau, die über die Behandlung berichtete, daß Robbies Schwierigkeiten nicht nur im Sprechen lägen, sondern auch im Begreifen, in der Kausalität und in seiner räumlichen Desorientierung. Er hatte keinerlei Vorstellung von zeitlichen Dimensionen, von vorher oder nachher. Die einfachen alltäglichen Grundbegriffe der Kausalität, aus denen wir den Sinn von Ereignissen gewinnen, waren ihm verschlossen. Die Tasse ist zerbrochen, weil ich sie habe fallen lassen, oder mein Knie tut weh, weil ich hingefallen bin, oder ich bin tropfnaß, weil es regnet: Solche Verknüpfungen wurden unweigerlich verdreht oder durcheinandergebracht. Ich werde später auf dieses Problem im Zusammenhang mit der Zeit zurückkommen. Zudem war Robbie als ein Selbst, das in einem räumlichen Universum lebte, noch immer relativ undifferenziert. Nun war für ihn die Wahrscheinlichkeit, in seine weit entrückten Zustände zu fallen oder davonzutreiben, ein wenig geringer geworden; statt dessen kam er Objekten zu nahe, verwickelte sich zu sehr, und die Fähigkeit, seinen Blick oder seine Aufmerksamkeit auf das zu richten, was ihn umgab, ging ihm vollkommen verloren. Aber die Zeichnung und seine Ansprüche an mich zeigten, daß wirklich Entwicklungen stattfanden, und auch seine Sprachtherapie war ihm eine enorme Hilfe.

Seine letzte Sitzung vor der Sommerpause – er war jetzt 13 Jahre alt – war sehr bewegend für mich. Ich hatte darüber gesprochen, wie schwierig es für ihn sei zu glauben, daß ich mich über die Ferien an ihn erinnern könne, und welche Schwierigkeiten es ihm bereite, sein nunmehr 13jähriges Selbst als Hilfe heranzuziehen und über mich nachzudenken. Wenn ich wußte, daß er in großer Not war – was bei größeren Pausen gewiß der Fall war –, mußte ich immer mit besonderer Betonung und Intensität sprechen. Ich war mir nie sicher, ob er mir zuhörte oder mich auch nur sprechen hörte oder ob überhaupt irgend etwas zu ihm durchdrang. Es fühlte sich immer merkwürdig an, mit ihm über Vorstellungen wie seinen Verstand oder die Zeit zu sprechen, weil er davon einfach keinen Begriff zu haben schien. Ganz sicher aber weiß ich, daß ich wegen all dieser Dinge mit einem starken Gefühl von Dringlichkeit zu ihm sprach.

Während ich sprach, schüttelte er seine Hände und verstreute seine ganze Not und seinen Zorn in jener ineffektiven, auszehrenden Weise, wie ich es schon beschrieben habe. Plötzlich hielt er inne, kam auf mich zu und prüfte zuerst mein Gesicht mit einem sehr sanften Ausdruck, dann den Bereich meiner Brust und sagte langsam: »Hallo«, fast so, als hätte er einen alten Freund wiedererkannt, den er seit Jahren nicht gesehen hatte. Damals schrieb ich auf, es sei gewesen, als wäre er auf einmal aufgetaucht, aber erst einige Monate später, als er über seinen dunklen Brunnen sprach, sah ich, daß er es genauso empfunden hatte. Es besteht kein Zweifel, daß seine einschnürenden, anklammernden Maßnahmen Ausdruck einer Art Hoffnung waren. Er war ein Stück weit aus seinem Brunnen aufgetaucht; oder besser gesagt, sein Anklammern hatte verhindert, daß er noch tiefer fiel. Aber dieses »Hallo« war ganz anders. Wir waren nicht mehr zwei freundliche Pflanzen, die sich umeinander wanden, und auch nicht zwei identische Spiegelbilder. Ich glaube, daß er mich zum ersten Mal seit der Brücke in der ersten Sitzung wirklich als ein menschliches Wesen sah, das von ihm getrennt, aber diesmal zutiefst vertraut war.

Ich hatte das Gefühl, daß etwas außerordentlich Wichtiges mit Robbie geschehen war, aber das zeitliche Zusammentreffen war furchtbar. Er sagte »hallo«, als wir im Begriff waren, uns für zwei Monate zu verabschieden (die Sitzungen fanden noch immer nur einmal monatlich statt). In späteren Jahren machte er ein kleines Spiel daraus, einen Versuch, den Kontakt hinauszuzögern und den schlimmen Tag abzuschütteln, aber zu jener Zeit war es nichts dergleichen. Ich glaube, die bevorstehende Trennung trug dazu bei, ihn aufzuwecken; das traf ebenso für die jahrelange »Bergauf«-Schinderei zu. Außerdem hatte ich das unbestimmte, aber sichere Gefühl, daß etwas in meiner Stimme anders war als sonst. Aber es geschah alles so spät – so spät in der Sitzung, spät im Behandlungsabschnitt, und es stand, ungeachtet der Hilfe seiner engagierten und mittlerweile hoffnungsvolleren Eltern, eine lange Pause von zwei Monaten bevor.

Eine Woche nach unserer letzten Begegnung erlitt Robbie zu Hause eine Art Zusammenbruch. Er lag mit einer Erkältung im Bett, als er plötzlich zu schluchzen begann und seine Mutter bat, nicht einkaufen zu gehen. Sie berichtete mir – wir blieben in telefonischem Kontakt während der Behandlungsunterbrechung –, daß sie nur 20 Minuten habe fortgehen wollen, aber sie beschloß dazubleiben, weil sie das Gefühl hatte, daß etwas Ungewöhnliches mit Robbie los sei und sie es ernst nehmen sollte. Sie und ihr Mann saßen buchstäblich eine Woche lang bei Robbie am Bett, während er schluchzte und schrie. Zuerst hatte er entsetzliche Angst, daß die Hunde, vor denen er sich schon so viele Jahre lang fürchtete, kommen und ihn töten würden. Im Lauf der Woche begann er allmählich, mit seinen Eltern über die schreckliche Zeit zu sprechen, als er eineinhalb Jahre alt gewesen und zu den Hunden fortgeschickt worden war, und über seine Überzeugung, daß sie ihn *tatsächlich* getötet hätten. Er schien den Beginn seines autistischen Zusammenbruchs zu beschreiben und zugleich dessen Ende anzukündigen. Er hatte Angst, er war entmutigt, aber er schrie, er war lebendig, und er wollte, daß die beiden Menschen, die für ihn am wichtigsten waren, sich seine Geschichte anhörten.

Als er im September wiederkam, fing er an, die Türbilder durch Kastanienbilder zu ersetzen, außen die stachelige Schale und innen ein oder zwei behaglich eingepackte Kastanien. Manchmal brachte er richtige Kastanien mit, die er auf der Straße gefunden hatte, und schien außerordentlich fasziniert von der Tatsache, daß unter einem so stacheligen Äußeren so schöne, glatte Dinge zu finden sind. Zugleich entwikkelte er ein Interesse für die Fächer anderer Kinder im Spielzimmer, und er wollte meinen Kittel aufknöpfen, war aber sehr erschrocken, als ich ihm sagte, daß er solche Dinge unterlassen solle. In jener Zeit muß ich ihm wie ein stacheliger, versagender Vater vorgekommen sein, der ihn von einem begehrten, aber verbotenen Mutter-Ort fernhielt. Die Phantasie war sehr primitiv und noch immer sehr körperlich und konkret, aber sie war zumindest dreidimensional. Er konnte echte Neugier empfinden anstelle hoffnungsloser Apathie oder reizloser, klebriger Zufriedenheit. Irgend etwas gab es schließlich doch hinter den verschlossenen Türen. Sein Bild vom Leben hinter den Türen war jedoch ein sehr idealisiertes. Seine Zeichnung zeigte zwei Kastanien in einer Schale. Aber der Umriß der einen entsprach vollkommen dem der anderen und paßte sich ihr vollkommen an. Es gab keine Beulen, keine scharfen Kanten, kein Gedränge, keine Zusammenstöße. Alle Härte war außerhalb. Jahre später, als die Sitzungen bei mir zu Hause stattfanden, ging er einmal zur Toilette, die man über einen winzigen Hof erreichte, nicht weit vom Spielzimmer. Da nahm er zum ersten Mal all seinen Mut zusammen und schaute hinauf zum Wohnzimmerfenster, von dem er schon öfter gesprochen hatte, aber er hatte noch nie einen Blick ins Innere gewagt. Er hatte die spontane Halluzination eines grünen, stacheligen Monsters, das auf ihn herabsah. Es schien, als wäre es selbst dann, als die Gestalten in seiner imaginativen Welt allmählich mehr oder weniger menschliche Formen annahmen, noch immer zu gefährlich für ihn, sich selbst als jemanden wahrzunehmen, der seinerseits scharfe Umrisse hat oder einen scharfen, durchdringenden Blick oder zubeißende Zähne oder drängende, intrusive Gefühle.

Robbies übliche Art und Weise, in begehrte Innenräume einzudringen, war immer sehr sanft und weich. Eine Methode bestand darin, auf der Couch zu liegen, eine Wange auf dem Kissen und den Blick fest in meinen Augen, als hätte er so das Gefühl, direkt in mein Inneres zu gelangen. Wenn er diesen Zustand aber nicht erreichte, ergoß sich aus ihm eine wahre Flut von Gefühlen, die seine Eltern nun nicht mehr für ihn aufnehmen und bewahren konnten. Seine Ängste, seine Not und Bedrängnis bei jeder Trennung von ihnen oder von mir, seine sexuelle Mutwilligkeit gegenüber Frauen aus dem Freundeskreis der Familie überschritten selbst die Toleranz seiner Eltern und konnten ganz sicher nicht mit einer Behandlungsstunde pro Monat aufgefangen werden. So leitete ich eine Behandlungsfrequenz von fünf Sitzungen pro Woche in die Wege.

Ein zweites Erwachen

Der Übergang zu fünf Sitzungen pro Woche brachte eine sehr viel stärkeren Halt gebende Situation mit sich. Robbies Mutter berichtete, daß er zum ersten Mal in seinem Leben nachts durchschlafe und nicht mehr bis zu zehn Bettdecken brauche. Er schien diese bemerkenswerte Veränderung in meinem Verhalten auf zweierlei Weise zu interpretieren. Zum einen sah er in der Veränderung wohl viele Ähnlichkeiten mit der alten nachahmenden »Mach-es-weich-Mutter« der Vergangenheit, d.h. eine überbordende, schuldbewußte Rettungsaktion meinerseits. Zum anderen jedoch schien er sie auch als eine wirkliche Rettungsleine zu begreifen, die man ihm zugeworfen hatte.

Ich möchte beide Situationen mit Material aus zwei Sitzungen veranschaulichen, eine vom Januar und die andere vom Februar, nach der Weihnachtspause, der ersten seit unserem neuen Arrangement.

Befreiung aus der Klemme – seine Bewegung

In seiner ersten Sitzung bei mir zu Hause hatte Robbie die Stimme seiner Mutter oder Schwester nachgeahmt: »Robbie, Liebling, verzeih' mir, es tut mir so leid, daß ich dir wehgetan habe, komm, ich will dir dein Knie verbinden.« Und er spielte vor, wie sie ihn gründlich untersuchte, während er sich zurücklehnte, er, der würdige, aber passive Empfänger dieser frenetischen, schuldbewußten Aufmerksamkeiten. In einer späteren Sitzung kurz vor Weihnachten kam dieses zudringliche Objekt noch näher, haftete noch stärker an ihm in Form einer Geschichte über einen Mann, an dessen Nase Spaghetti kleben. Der Mann wurde die Spaghetti nicht los, so wie Robbie nicht ohne Mühe defäzieren oder sich die Nase putzen oder seine Gefühle der Wut über die bevorstehende Pause herauslassen konnte. Je größer seine Not war, desto heftiger schniefte er sie in sich hinein. Loszulassen schien ihm unmöglich zu sein.

Er kehrte verbittert aus den Weihnachtsferien zurück, war aber endlich in der Lage, einen Teil seiner Gefühle mir zuzuschieben. Er begann die Sitzung, indem er das Licht im Spielzimmer mit schneller stroboskopischer Bewegung an- und ausschaltete, so daß es einem buchstäblich im Gehirn wehtat. Er stimmte mir von ganzem Herzen zu, als ich sagte, er wolle, daß ich genauso leide, wie er jeden Tag gelitten habe, seit ich ihn zu Weihnachten an- und ausgeschaltet hätte. Dann tauchte er uns in Dunkelheit, setzte sich, in seine Jacke gewickelt, auf die Couch und sagte: »j-aii« mit der Stimme eines grausamen alten Mannes, was, wie er eingestand, mir Angst machen sollte. Es sei die Stimme seines Großvaters. Ich sprach über sein Widerstreben, ans Licht zu kommen und er selbst zu sein. Er verstecke sich in der Stimme seines Großvaters ebenso wie in der Dunkelheit, aber es sei wirklich er, Robbie, der wütend auf mich sei und Angst davor habe, uns beide »er selbst« und »ich selbst« sein zu lassen. Daraufhin trennte er die beiden Laute ein wenig mehr. J-ai. Er schwieg. Ich fragte mehrmals, was er denke, und er antwortete schließlich: »Prancelot – Spaghetti.« Ich versuchte ihm zu zeigen, wie er eine Spaghetti-Mutter in mir zu schaffen versuche – gefangen mit ihm in der Dunkelheit; wie ich ihm immerzu Fragen stellen, raten, ihm Antworten aus der Nase ziehen müsse, als würde ich ihm die Nase putzen und jede Sekunde an ihn denken, fest mit ihm verklebt.

Darauf antwortete er mit viel Gefühl: »Werfen Sie die Spaghetti weg – tun Sie sie alle weg – überall klebrige Bonbons – tun Sie sie alle weg«, was er mit heftigen Gesten begleitete. Er wurde sehr lebendig, aber wie so häufig in diesen Augenblicken, in denen er zum Leben erwachte, schien er nicht zu wissen, was er mit diesem ungebündelten, diffusen Schwall von Gefühlen anfangen sollte, der da aufbrodelte. Er war teils aggressiv, teils liebevoll und teils sexuell. Er kam auf mich zu, als wollte er mich schlagen, dann tätschelte er vorsichtig meinen Kopf, dann versuchte er, mir den Kittel aufzuknöpfen. Ich hielt ihn zurück, und er versuchte, die Tür zum Garten zu öffnen, woran ich ihn wiederum hinderte. Er ließ von seinen Unternehmungen ab, fiel ein wenig in sich zusammen, starrte in die Ferne und sagte in verzweifeltem Ton: »Kisstone«, und dann: »Not much mita in the water.«

Meines Erachtens zeigt diese Sitzung zwei wesentliche Entwicklungen: erstens Robbies Fähigkeit, sein Leiden durch jene quälende Erfahrung des Ein- und Ausgeschaltet-Werdens zielgerichtet in mich zu entladen; und zweitens seine Fähigkeit, wohl zum ersten Mal in seinem Leben das anscheinend gute, weiche, aber furchtbar klebrige und erstikkende Objekt auszuscheiden, das er in meinem und seinem Innern zu erschaffen versuchte. Die Sitzung zeigt auch, welchen Preis er seinem Gefühl nach jedes Mal, wenn er das Objekt aufgibt, bezahlen muß. Er erwacht zum Leben, seine Gefühle und seine Sinnlichkeit erheben sich zu einem getrennten, lebendigen Objekt, aber jede Bewegung, die das

Objekt unternimmt, um seine Avancen einzuschränken, werden als totale Ablehnung erlebt, und Robbie ist wieder gelähmt. Ein Jahr später konnte er zeigen, wie er sich völlig »ausgelöscht – kein Robbie mehr« fühlte, wenn nur ein einziger Aspekt von ihm abgelehnt wurde.

Andererseits nahm sein Vertrauen zu, Verstopfung und Katarrh begannen sich zu bessern, und er konnte mehr und mehr realisieren, daß ein separates, lebendiges Objekt ihm dennoch auf nicht-klebrige Art und Weise die Hand reichen konnte.

Der lange Strumpf – eine Rettungsleine – meine Bewegung

In einer Sitzung im Februar offenbarte Robbie, so schien mir, seinen Glauben an die Möglichkeit, daß es Hilfe für ihn geben könnte, wenn er seine autistischen Methoden des Rückzugs aufgäbe. Er erzählte von einem Spiel, das er mit seiner Schwester gespielt hatte, wobei ein Junge und ein Mädchen in einem tiefen, dunklen Brunnen gefangen gehalten wurden. Ein ganz langer Strumpf – oder ein ganz langer Penis – wurde heruntergelassen, und beide flogen hinauf in die Luft, plappernd und rufend, und landeten auf der anderen Seite der Straße. Ebenso sprachen und riefen Robbies Familie, seine Eltern, frühere Lehrer, manche machten ihm Vorwürfe, aber alle sprachen und waren furchtbar lebendig. Als er dies alles beschrieb, stieg und fiel seine Stimme und stieg noch höher in fast musikalischen Rhythmen und Wellen. Normalerweise sprach Robbie mit flacher, leiser Stimme; seine Worte waren meistens wie kleine Rauchwölkchen oder wie ein Windhauch – man hatte beinahe das Gefühl, sie seien eigentlich von gar niemandem ausgestoßen worden, und er selbst vergaß sie innerhalb von Sekunden.

Mit großer Wahrscheinlichkeit war es Robbies wachsende adoleszente Sexualität, die ihm enorm dabei half, sich aus seinem charakteristischen leblosen Rückzug zu erheben, an den er unten in seinem Brunnen so sehr gewöhnt gewesen war. Ich glaube aber auch, daß er die neue Vereinbarung von fünf Sitzungen pro Woche als wirkliche Rettungsleine begriff.

Das Strumpf-Thema enthält noch ein drittes Element, das mir in den folgenden Jahren enorm half, das Gefühl zu verstehen, das Robbie mir so oft vermittelte: daß meine Reichweite in der Tat sehr groß sein mußte. Ich empfand manchmal eine furchtbare Dringlichkeit und Verzweiflung – und ich glaube, ich zeigte dies auch – wegen dem, was passieren würde, wenn ich ihn nicht erreichte und ihm nicht helfen könnte. Oft mußte ich meinen Kopf buchstäblich in sein Gesichtsfeld bringen, um ihn daran zu erinnern, daß ich da war. Er erschien so leblos oder bestenfalls in Gefahr eines psychischen Todes und zugleich so extrem unfähig, irgendwelche Schritte zu unternehmen, um sich selbst ins Leben zu rufen. Es ist wahrscheinlich, daß meine Dringlichkeit für ihn an einem bestimmten Punkt entscheidend war, weil er sie für sich selbst nicht spüren konnte. Im Lauf der Zeit habe ich erfahren, in welch beträchtlichem Ausmaß Robbie diese Situation leider auch für sich ausnutzte.

Robbies Unfähigkeit festzuhalten

Weiter oben habe ich geschildert, wie notwendig es für Robbie zu sein schien, daß ich die ganze Zeit redete und mich für ihn interessierte. Atempausen waren nicht erlaubt; Schweigen meinerseits schien für ihn zu bedeuten, daß ich abdriftete und auch ihn abdriften ließ. In den meisten Fällen nutzte er diesen ständigen Redefluß nicht, um etwas zu verstehen. Die für immer an ihm klebende Spaghetti-Mutter löste kein Gefühl und keine Neugier aus. Er schien nicht zu verstehen, daß er meinen Worten folgen könnte. Er schien es gar nicht erst zu versuchen, außer wenn er sehr verzweifelt war. Nun, da er mehr oder weniger hatte, was er von mir wollte, erweckte er den Eindruck, als ließe er sich zu einem lebenslangen Schlaf auf meiner Couch nieder.

Ich begann mich zu fragen, wo die normalen, vorwärtsstrebenden, lebensspendenden Willensimpulse bei ihm waren: warum es ihm zum Beispiel nie langweilig wurde und warum er den »Strumpf« so selten ergriff, wenn er da war. Warum empfand ich das Gefühl der Dringlichkeit und der verrinnenden Zeit, die Ungeduld, die Sorge über seinen Mangel an Entwicklung und manchmal unaussprechliche Langeweile? Es ist durch psychoanalytische Autoren gut dokumentiert, daß es für autistische Kinder in der Tat von elementarer Bedeutung ist, daß andere als eine Erweiterung ihres Selbst für sie handeln und Ich-Funktionen übernehmen. Dieses Vermeiden von Getrenntheit diene nicht nur omnipotenter Kontrolle (Meltzer, 1975; Tustin, 1972), was meines Erachtens auch für Robbie zutraf, aber es traf gleichfalls zu, daß er diese Situation ursprünglicher Not und ursprünglichen Defizits auch ausnutzte.

Er widerstand jeglicher Anstrengung, zum Teil, weil er Angst hatte, aber auch aufgrund einer Trägheit, die mit seiner lebenslangen Unbeweglichkeit zusammenhing. Seine Hände ließen kaum Knöchel erkennen, sie waren gespreizt und knochenlos, als ob sie noch nie zugepackt oder etwas umklammert hätten. Er war schließlich schon sehr lange Zeit autistisch gewesen. Sein Autismus war nicht nur zu einer Reaktion auf die früheren Schrecknisse geworden, sondern zu einer positiven Lebensweise. Er zog sich nicht nur zurück oder »driftete ab« – wie er es nannte –, wenn er in Not war, sondern auch, um Situationen, die nur geringfügiges Unbehagen mit sich brachten, zu vermeiden. Das nannte er den »faulen Robbie«. Es war zum Beispiel leichter für ihn, einen Gedanken oder ein Gefühl, das er vor zwei Sekunden gehabt hatte, einfach loszulassen und für immer verschwinden zu lassen, als noch einmal zurückzugehen und es wieder aufzugreifen. Es fehlte ihm an der notwendigen Kraft des Rückrufens und Sich-Erinnerns und an Methoden der Selbstintegration, aber er hatte auch einen besonderen Widerwillen, diese Fähigkeiten zu erwerben.

Zeitgefühl

Nachdem wir sehr viel an diesem Aspekt der »Faulheit« gearbeitet hatten, begann sich bei Robbie in der Tat eine gewisse Ungeduld mit sich selbst zu zeigen und dann eine zunehmende Beschäftigung mit der Zeit. Robbie hatte zunächst überhaupt keinen Zeitbegriff gehabt. Als wir anfingen, diesen Komplex zu untersuchen, nahm die Situation sehr stark die frühere flache Geschlossene-Tür-Qualität aus der Zeit der Türangel-Zeichnung an. Als Robbie dieses Problem in den Sitzungen zu dramatisieren begann, wurde deutlich, daß Sitzungen einen Anfang und ein Ende hatten, aber keinen Mittelteil. Anfang und Ende trieben ihn brutal in die Enge. Der Anfang erzeugte das beständige Gefühl, daß es ein bißchen zu früh sei, daß ich unmöglich bereit für ihn sein könne; das Ende war so erschreckend, daß es auf den Anfang zurückwirkte. Die Erregung, die ihn auch Jahre später noch ergriff, wenn ich auf die Uhr sah, war unbeschreiblich. In seiner schläfrigen Phase war es gewesen, als verginge die Zeit überhaupt nicht. Und nun war ihre flüchtige Natur für ihn ebenso quälend, wie es das zerhackte Licht für mich gewesen war. Zeit war nichts, das er hätte ausfüllen können, noch konnte die Zeit ihn mit irgend etwas von Interesse oder Wert ausfüllen. Er konnte offensichtlich keinen Zeitabschnitt festhalten, der ihm als lang genug erschienen wäre. Seine eigene Aufmerksamkeit war so flüchtig und er driftete so häufig ab, daß er tatsächlich immer nur für ein paar Minuten anwesend war. Seine Erfahrung eines substantiellen, verläßlichen, beständigen Objekts war per definitionem sehr begrenzt. Allmählich begann er, von seinem Haß und seinem Schauder in bezug auf die Zeit zu sprechen, und das schien ihm den Weg zu ebnen, so daß er aktivere Schritte unternehmen konnte, um sicherzustellen, daß er aus den Sitzungen und seinem Leben außerhalb ein Maximum an Freude und Sicherheit gewinnen würde. Er erlangte die Fähigkeit, ein wenig zu planen.

Bewegung – vor und zurück

Um die Zeit der Sommerferien, als Robbie 15 Jahre alt war, gab ich einen Großteil meiner früheren »weichen« Anpassung an bestimmte zeitraubende Zwangsrituale auf, die Robbie auf dem Weg zum Spielzimmer ausführte. Obgleich er irritiert war, schien er von einer Bemerkung, die ich machte, beeindruckt: Ich sagte, er solle, auch wenn ich ihn jetzt nicht oben an der Treppe herumtrödeln lassen würde, ins Sitzungszimmer kommen, »dort könnten wir darüber sprechen«. Er ließ mich diese Bemerkung noch Wochen später wiederholen, vor allem das »Wir«. Eines Tages im Frühherbst, als ich wieder einmal auf meinen Weigerungen beharrte, hatte er die Idee, daß ich bei einem Als-ob-Spiel mitspielen sollte. Bei dem Spiel taten wir so, als hätte ich ihm diese Rituale nicht verweigert, sondern sie alle erlaubt, und wir arbeiteten sogar mit den ganzen altbekannten Deutungen, die in diesem Zusammenhang relevant waren. Er hatte auch früher schon Phantasiespiele gespielt, aber ich war eigentlich nie darin vorgekommen, und sie waren diesmal anders aufgebaut. Diesmal verzweigten sich die Spiele und wuchsen und wurden weiter ausgearbeitet, bis sie nahezu unsere ganze gemeinsame Geschichte seit dem Beginn unserer Arbeit bei mir zu Hause umfaßten. Sie beschrieben seine Wege, seine Ankünfte, sein Weggehen, seine Bilder und sogar seine Als-ob-Spiele innerhalb des Spiels. Ein Teil dieser Geschichte wurde in unserem Spiel in Szene gesetzt, und ein anderer Teil war in einer ungeheuer langen Liste enthalten, die er von den Themen, über die wir in den Sitzungen gesprochen hatten, aufstellte.

Eine andere Art Spiel ergab sich aus der Dramatisierung der Worte seiner Eltern, die ihm gesagt hatten, daß er keine sexuellen Spiele mit seiner Schwester spielen solle und daß er sie »nicht sexuell berühren«

dürfe. Das Spiel schien auch etwas mit der auftauchenden Realisierung zu tun zu haben, daß das »Wir«, das ich ihm fortwährend als Ersatz für das alte zusammengeklebte J-ai-Paar anbot, nicht ein Versprechen für Geschlechtsverkehr bedeutete. Er handhabte dieses flüchtige Bewußtwerden von Wachstum, Frustration, Veränderung, Getrenntheit und sexuellen Unterschieden, indem er seine Schwester in alle möglichen erdachten Typen von Jungen verwandelte. Er begann sogar, Pläne für ein bis zwei Wochen im voraus zu machen, wobei es darum ging, an welchem Tag diese erstaunlichen Veränderungen (erstaunlich für seine Eltern, nicht für ihn) stattfinden sollten.

Diese Spiele beinhalteten meines Erachtens echtes Bemühen, mit Phänomenen zurechtzukommen, die ihn sehr stark umtrieben: Zeit, Veränderung, Wachstum, Trennung von seinen Objekten, äußeren wie inneren, aber auch die Trennung von seinem eigenen frühen Selbst. Sie bereiteten ihm enormes Vergnügen und halfen ihm ganz sicher, wie es bei allen Phantasiespielen der Fall ist, seine innere Welt zu bereichern. Er erinnerte mich häufig an einen Menschen, der sein Leben lang gelähmt gewesen war und nun einen verkümmerten Muskel anspannte, von dem er nicht gewußt hatte, daß er ihn besitzt. Er genoß es, seine Liste zu ergänzen, und prüfte am nächsten Tag, ob ich mich an den gesamten Inhalt der Liste erinnerte, mitsamt seinen neuesten Ergänzungen. Er war voller Entzücken, wenn ich mich an alles erinnerte, und tat immer so, als würde er es nicht bemerken, wenn ich einen Punkt ausließ. (Zu jener Zeit verstand ich noch nicht, wie wichtig es war, ihm zu zeigen, daß er meine Auslassungen tatsächlich bemerkt hatte, also die Risse in seiner idealen Welt, die er sich weiterhin erschuf.) Aber seine Freude an diesem geistigen Muskel-Anspannen, an dieser geistigen Spielerei war real genug. Es war, als hätte er nie zuvor bemerkt, daß er seine Phantasie benutzen, daß er mit seinem Verstand etwas anfangen konnte. Die langen Listen waren, anders als der lange Strumpf, seine Schöpfungen.

Ich glaube, diese Spiele zeigten eine beträchtliche Entwicklung dahingehend, daß Robbie seine äußerlichen, klebrigen Techniken zugunsten imaginativer Rekonstruktion aufgab; jedenfalls fingen sie so an. Jedes Spiel begann mit einer Bedeutung und einer Funktion; meistens ging es um gegenwärtige oder frühere Ängste. Nach einigen Tagen der Wiederholung sah er viel weniger bedrückt aus, wenn wir das Spiel spielten, und konnte manchmal sogar über den, der noch vor kurzem solche Angst gehabt hatte, lächeln. An dem Punkt jedoch, an dem ein anderes Kind zu einem neuen Spiel übergegangen wäre, trat der Prozeß in eine dritte Phase voller eisiger, abtötender, ritualartiger und furchtbar langweiliger Starrheit. Er wäre für immer in dieser unveränderlichen Form geblieben, wenn ich nicht begonnen hätte, meine Rolle in diesem Spiel aufzukündigen. Er hatte sich festgefahren, er klebte nicht nur an mir, sondern auch an seinem alten Selbst und an seiner früheren Art und Weise, Dinge zu tun. (Er hat im Lauf der Jahre immer subtilere Methoden erfunden, um nicht denken zu müssen. So tut er zum Beispiel alles, damit ich eher eine altbekannte Deutung gebe als eine neue.) Ich mußte lernen, dem Drängen zu widerstehen, das weiche, sich anpassende Objekt zu sein, das als Verlängerung seinerselbst fungiert und mit dieser bequemen, aber schläfrigen Trägheit kolludiert. Indem ich pflichtbewußt unter Beweis stellte, was für eine gute Mutterperson ich war, die sich brav erinnerte und ihre Listen oder Verse aufsagte, wurde ich daran gehindert zu denken und zu verstehen, was er an einem bestimmten Tag wirklich fühlte; und er wurde daran gehindert, sich weiterzuentwickeln.

Obwohl er dies in der einen Hinsicht schätzte und freundliche Figuren in seinem Phantasiespiel ihm zu bestätigen begannen, daß es keine Gefahr bedeute, sich vorwärts zu bewegen, sich zu verändern und sich neuen Situationen auszusetzen, daß es in Ordnung sei, »Fehler zu machen«, sich für sich selbst einzusetzen, »aus dem tiefgefrorenen Zustand aufzutauchen und laufen zu lernen«, so blieb die Schwierigkeit bestehen, daß er noch immer mit einer anderen, bedrohlichen Figur konfrontiert war, die zwar menschliche Gestalt hatte, aber außerordentlich bösartig war und ihm das enorme Risiko entgegenhielt, das er einginge, wenn er Schritte in Richtung auf Erwachsensein – beobachten, zuhören, sprechen, protestieren – unternähme. Er würde »für immer und ewig leblos, ohne Augen, Ohren, Mund und Penis auf der Strecke bleiben«.

Als Robbie sich allmählich seines eigenen Bedürfnisses und Wunsches nach Entwicklung, nach »Aufholen«, wie er es nannte, stärker gewahr wurde, stellte sich ihm diese brutale Figur nicht mehr so oft in den Weg; statt dessen trieb sie ihn von hinten an, er müsse »mit den Menschen sprechen«, »zu starren aufhören« und »sich eingliedern«. Dieses Objekt schien jeden Schritt, den er machte, zu verfolgen, aber sein Griff begann sich etwas zu lockern. Aus dem Netz mit dem Loch, in dem es unmenschliche, wirre Geräusche und Lichter und Empfindungen waren, die ihn verfolgten, begann sich ein beängstigendes, manchmal Entsetzen auslösendes Objekt herauszukristallisieren, das als menschliche Gestalt nichtsdestotrotz handhabbare Ausmaße annahm. Es hatte, so bedrohlich es auch sein mochte, einen Standort und eine Form.

Eine Komplikation – bösartiger Autismus

Es ist interessant, daß eine unglückselige Konsequenz seiner inzwischen weniger ängstlichen Einstellung die war, daß er seine autistische Rückzugsgewohnheit nunmehr *aktiv* einsetzen konnte, um mißliebige Situationen zu vermeiden. In den ersten Jahren meiner Arbeit mit ihm war es häufig unmöglich, daß irgend jemand ihn aus seinen zurückgezogenen Zuständen herausholte. Dann kam eine Zeit, da seine Eltern und ich bemerkten, daß uns dies, wenn auch mit Schwiergkeiten, gelang. Als dann sein Zeitbewußtsein zunahm und ein gewisses Maß an Ichentwicklung stattfand, konnte er sich allmählich selbst aus diesen Zuständen befreien und sogar verhindern, daß sie überhaupt eintraten. Später wurde es jedoch immer deutlicher, daß er sich andererseits zu Abwehrzwecken fast nach Belieben in diese Zustände hineinbegeben konnte. Er tat es, um jedweder Situation, die ihm nicht paßte, oder jedwedem unerfreulichen Tatbestand seines Lebens aus dem Weg zu gehen: der Wahrnehmung seiner Krankheit, was sie ihn gekostet hatte, seiner bisherigen Unfähigkeit, sich seinen Lebensunterhalt zu verdienen, seinem »Baby-Gehirn«, seiner Eifersucht auf meine anderen Patienten und meine Familie und seinem Gewahrwerden, daß die »Mach-es-weich«-Mutterfigur mit einem Ehemann und anderen Objekten in Zusammenhang gebracht werden konnte, ein Lebensfaktum, das für ihn in seinem Alter und auf seiner Stufe der sexuellen Erregung schwer zu akzeptieren war. Wenn ihm die Wendung, die eine Sitzung nahm, nicht gefiel, verkündete er einfach in drohendem Ton: »Frau Alvarez, ich drifte gleich ab« oder »Frau Alvarez, gleich werde ich Toby«, ein sehr krankes autistisches Kind, an das Robbie sich von einer früheren Schule her erinnerte. Was ursprünglich eine wirkliche Auflösung und ein Zusammenbruch gewesen war und es manchmal heute noch ist, wurde nun in den Dienst eines aktiveren und boshafteren Teils seiner Persönlichkeit gestellt. Zugleich bot er aber auch bei der Behandlungsarbeit aktivere Unterstützung, daher war es außerordentlich schwierig, für die nächsten Jahre den Lauf der Dinge vorherzusagen.

Robbie war mittlerweile 17 Jahre alt, und sein Haß auf Neues und Unbekanntes bewirkte unberechenbare Störungen für die Möglichkeiten geistigen Wachstums. Dennoch zeigte er mir deutlich die Möglichkeit, lebendig zu werden – und die damit verbundenen Schwierigkeiten. Bei einer Gelegenheit dramatisierte er eine Situation, wo ihn jemand aus einem tiefgefrorenen Zustand befreite, in welchem man ihn »zurückgelassen hatte, damit er für immer und ewig tot wäre, ohne Augen, ohne Ohren, ohne Mund und ohne Penis«. Er zeigte mir einen Menschen, der sich in dickem Eis vorwärtskämpfte, der seine Beine zu benutzen begann und sich allmählich immer freier bewegte, je weiter er herauskam. Das gab mir gewaltige Hoffnung: Offensichtlich wußte und fühlte er wirklich, daß er lebendig wurde, und es gefiel ihm mehr, als er es fürchtete.

Zwei Schwierigkeiten blieben jedoch bestehen und zerschlugen immer wieder meine Hoffnungen. Die erste war die tragische Tatsache, daß seine Sinne in ihren normalen Funktionen einfach sehr ungeübt waren (manchmal fragte ich mich, ob sie nicht verkümmert waren). Gewiß, sie waren schließlich doch noch aktiviert worden. Aber Robbie benutzte seine Augen lieber für etwas, das dem Berühren und Verschmelzen ähnelte, als dafür, etwas oder jemanden *an*zuschauen. Er mußte lernen, seine Ohren zu gebrauchen, um Worten und ganzen Sätzen zu lauschen, während er dazu neigte, sich vom Klang, von der Form und, wie ich zuweilen noch immer argwöhnte, von Geschmack und Farbe eines Wortes einnehmen zu lassen. Natürlich lauschen alle Babys der Musik von Worten, lange bevor sie auf einzelne Wörter und Grammatik achten, aber Robbie klebte an nur ganz wenigen Melodien. Die Bedeutung von Worten schien für ihn nicht relevant zu sein.

Die zweite Schwierigkeit war, daß er keine Vorstellung davon – oder kein Interesse daran – zu haben schien, wie er Veränderung *ausprobieren* könnte. Die Idee geistigen Bemühens war ihm fremd. Es hatte Jahre gedauert, bis er gelernt hatte, daß er seine eigenen Gedanken denken konnte. Außerdem hatte er einen beständigen, machtvollen Tagtraum. Er träumte immer wieder, daß er in einem Landhaus lebte, wo alle Bewohner den ganzen Tag lang immer alles gemeinsam unternahmen. Im Unterschied zu den Kastanien bewegten sie sich, aber nur in vollkommenem Gleichklang. Es war eine Art Zwischenstation zwischen Autismus und Leben – ein Treibhaus, das ein gewisses Maß an Kontakt mit anderen Menschen erlaubte, aber unter starren und peinlich genau definierten Bedingungen. So konnte er sich in London frei bewegen, öffentliche Telefone benutzen und Restaurants aufsuchen, er konnte sich darauf einstellen, wenn seine Geistesabwesenheit ihn in die falsche Bahn steigen ließ, und er konnte sogar an sportlichen Aktivitäten teilnehmen. Dennoch blieb sein Leben, was Bildung und Sozialverhalten anging, weit hinter dem eines Siebzehnjährigen zurück, und es war ausgeschlossen für ihn, genügend Initiative aufzubringen, um eine Arbeitsstelle zu behalten. Doch diese Situation begann ihm zu mißfallen, und er wurde aufmerksam für die Ungeduld und den Ärger, die seine Unbestimmtheit und sein endloses Zaudern bei normalen Menschen hervorriefen. Er zeigte endlich Anfänge – allerdings die bescheidensten Anfänge – einer wirklichen Motivation, geistig gesund zu werden. Er beharrte darauf, daß er »aufholen« wolle, aber weder er noch ich hatten die leiseste Vorstellung, wie weit der Weg für ihn noch sein könnte. Auch war mir damals nicht klar, wie mächtig sein pflanzenhafter, umschlingender Zugriff aufs Leben war. Er erschien weich, sanft und harmlos, aber in Wirklichkeit war er tödlich. Es dauerte lange, bis ich das verstand, und noch länger, bis ich eine gewisse Vorstellung davon gewann, wie ich dieses Verstehen in Robbies Sitzungen sinnvoll einsetzen konnte.

3

Ein Rückgrat bekommen

Jacques Barzun beobachtete in seinem *Stroll with William James*, daß nur William James, als er einen Oktopus in einem englischen Aquarium anstarrte, Bemerkungen über eine solch »flexible Intensität des Lebens in einer Form, die unserer Sympathie so unzugänglich ist« (1987), habe machen können. Einer von Jacques Cousteaus erstaunlichen Unterwasserfilmen endet mit einer Sequenz, in der ein Riesentintenfisch in einem großen Kasten an Deck der Yacht zu sehen ist. Der Kasten ist ohne Deckel, und die Kreatur läßt langsam und schreckenerregend zuerst ihre Fangarme und dann ihren schleimigen Körper über den Rand des Kastens, dann an dessen Seite herunter und über das Deck und schließlich an der Seite der Yacht hinunter gleiten. Unten im Wasser müssen Kameras bereit gewesen sein, denn was man nun zu sehen bekommt, erscheint wie ein Wunder. Das scheußliche, unbeholfene, obszöne Kriechwesen verwandelt sich in eine Ballerina der Tiefe. Die Tentakeln wogen und fließen hinter dem Kopf wie eine Weide im Wind. Alles ist Fließen und Anmut, als die Kreatur ihr Element zurückgewinnt. Viele psychotische Kinder geben einem das Gefühl, daß die feste Erde zu viele Hindernisse habe, daß sie zu statisch, rauh und rechtwinklig sei. Es ist inzwischen viel geschrieben worden über das Bedürfnis neugeborener Babys nach Erleichterung der Übergänge von einem Medium ins andere, zum Beispiel beim größten Medienwechsel von flüssig zu gasförmig – wir nennen den Vorgang Geburt –, dann, wenn sie ins Wasser getaucht – wir nennen es ein Bad nehmen – und wieder herausgenommen werden, wenn sie an die Brust gelegt und wieder abgelegt, angezogen und ausgezogen werden.

Jeder, der auf irgendeiner Ebene mit solchen sehr kranken Kindern gearbeitet hat, weiß, wie schwierig jeglicher Übergang für sie ist und wie wichtig es in bestimmten Phasen ihrer Behandlung ist, Übergänge zu glätten und zu erleichtern, wo immer es möglich ist. Damit meine ich nicht, daß ausgebildete Psychotherapeuten von ihren psychotischen

Patienten niemals Urlaub machen oder sie nie mit schmerzhaften Wahrheiten konfrontieren. Veränderungen werden nicht verleugnet. Was ich meine, ist, daß bevorstehende Pausen oder Veränderungen, zum Beispiel eine Terminänderung oder ein Wechsel des Behandlungszimmers oder, schlimmer, ein Therapeutenwechsel vor und nach dem Ereignis vorbereitet und besprochen werden, so daß der schmerzliche Schock absorbiert, verdaut, ertragen, also daraus gelernt werden kann, anstatt ihn zu verleugnen. Die Schwierigkeit bei Robbie war, daß er schließlich eine allzu effektive, aber geisttötende Möglichkeit gefunden hatte, den Übergang für sich zu erleichtern; er nannte es in seiner ersten Sitzung »es weich machen«. Dieses passive Festkleben an der Gleichheit und Vermeidung von Neuem oder Schwierigem war unglücklicherweise ein ebenso gravierender Teil seiner Krankheit geworden wie die ursprüngliche Panik oder Seelenqual, durch die es hervorgerufen worden war. Ich mußte eine Möglichkeit finden, für die Panik und die Qual sensibel zu bleiben, wo sie bestehen blieben – und dafür war ich sehr gut ausgebildet, glaube ich –, und zugleich eine Möglichkeit, deren widerwärtige Umklammerung zu lockern. Das war viel schwerer, zumal seine Methoden im Lauf der Jahre ausgefeilter wurden, und ich glaube, daß ich viel zu lange das Spiel mitspielte und mich zum Narren halten ließ. Ich glaube, daß ich mit meinem fehlgeleiteten pseudo-psychoanalytischen »Verständnis« viel länger, als ich es hätte tun sollen, ein allzu wässeriges Medium zur Verfügung stellte, in welchem Robbie leben konnte, aber sich nicht weiterentwickelte.

Frances Tustin prägte ein Wort für die Spielsachen und Objekte, die autistische Kinder häufig mit sich herumtragen. Sie nannte sie »autistische Objekte« und unterschied sie deutlich von Winnicotts Ausdruck des »Übergangsobjekts«, dem Teddy oder der Kuscheldecke, die normale Ein- oder Zwei- oder Dreijährige zum Schlafen mit ins Bett nehmen (Tustin, 1972; Winnicott, 1958). Winnicotts Übergangsobjekt war zur Hälfte ein richtiges Symbol, d.h. zur Hälfte eine symbolische Erinnerung an die Mutter und zur Hälfte eine Art und Weise, ihre Bedeutung zu vergessen. Daher war es etwas auf halbem Wege zu einem echten Symbol.

An dieser Stelle ist ein Stück bedeutender psychoanalytischer Theorie anzuführen; es steht mit einer zukunftsweisenden Arbeit von Hanna Segal über den Unterschied zwischen normalen und psychotischen Denkprozessen in Zusammenhang (Segal, 1957). Schizophrene sind, selbst in den am stärksten organisch ausgerichteten psychiatrischen oder behavioristischen Schriften, oft als typische konkret Denkende beschrieben worden. Hanna Segal meinte, daß die Fähigkeit der Symbolbildung für normales Denken und Sprechen charakteristisch sei, daß ein echtes Symbol als auf das Objekt bezogen und dieses repräsentierend erlebt werde und zugleich als fundamental anders als das Objekt, das es repräsentiere. Die Unersetzbarkeit und das elementare Sein des Originals werden respektiert. Eine symbolische Gleichsetzung dagegen setzt das Symbol mit dem Objekt ineins und leugnet deren Unterschiede. Segal führte das Beispiel eines psychotischen Mannes an, der nicht mehr Geige spielen konnte, weil er das Gefühl hatte, buchstäblich in der Öffentlichkeit zu masturbieren. Es ist das gleiche wie bei Freuds Beispiel von dem Baby, das am Daumen saugt und eine Zeitlang glaubt, es wäre die Brust – ein Beispiel für halluzinatorische Wunscherfüllung (Freud, 1900, S. 500). Winnicotts Übergangsobjekt liegt zwischen dem Symbol und der symbolischen Gleichsetzung. Der weiche, kuschelige Teddy oder die seidige Decke erinnern das Kind an die Wärme und den Schutz der Mutter, nehmen deren Platz ein und helfen ihm beim Einschlafen, so als wäre die Mutter noch da. In der Phase des Übergangsobjekts weiß das Kind halb, daß der Teddybär nur ein Ersatz für die Mutter ist, und halb verleugnet es dies, indem es sich sagt, der Teddy sei alles, was es brauche. Wenn diese Übergangsobjekte sich zu etwas entscheidend Wichtigem wandeln, das gerade so gut wie – oder sogar besser als – die reale menschliche Mutter ist und es dem Kind ermöglichen, diese Mutter und das Bedürfnis nach einem lebendigen Menschen unablässig zu ignorieren, dann werden sie zu symbolischen Gleichsetzungen oder autistischen Objekten. Dann werden sie benutzt, so Tustin, um menschlichen Kontakt zu vermeiden, um das lebendige, menschliche, weniger kontrollierbare Objekt nicht in sein Inneres einzulassen (Tustin, 1981).

In Robbies Kindheit gab es viele Objekte wie etwa die Busfahrscheine, die er in die Sitzung mitbrachte, oder Zwangsrituale wie das Berühren der Wand, die mit Tustins Beschreibung exakt übereinstimmten. Tustin betonte, daß autistische Objekte nicht im Sinne der Funktion, für die sie ursprünglich gedacht waren, benutzt würden. Sie zeigte, daß sie offensichtlich mit keiner Phantasie verknüpft seien und in einer außerordentlich kanalisierten und sich wiederholenden Weise benutzt würden. »Sie sind statisch und haben kein offenes Ende, was zu einer Entwicklung neuer Assoziationsnetze führen würde.« (Tustin, 1981, S. 96) Das ist eine glänzende Beschreibung der Pathologie und Dynamik des Kindes, aber um verständlich zu machen, wie es sich für Eltern, Lehrer und Therapeuten auf der Empfängerseite solch immer wiederkehrender Blind- und Taubheit menschlichen Werten gegenüber anfühlt, müssen wir wieder auf Kundera zurückgreifen. Wenn ich mich sehe, wie ich Robbies endlosen, sich wiederholenden Ritualen beiwohne, die all ihrer früheren Bedeutung beraubt sind und kein wie auch immer geartetes Ende erwarten lassen, und dabei Robbie mit seiner furchtbaren Duldsamkeit gegenüber der Zeitlosigkeit – ich glaube, da fühlte ich mich wie Kunderas Tamina, ich empfand Übelkeit und Verzweiflung, mein Magen war wie ausgehöhlt. »Es sind kleine Dinge, die überhaupt nichts wiegen, von denen Tamina übel wird. In der Tat wird das hohle Gefühl in ihrem Magen von der unerträglichen Abwesenheit jeglichen Gewichts verursacht.« (Kundera, 1981, S. 188) Genau das ist es – die unerträgliche Abwesenheit jeglichen Gewichts, die unerträgliche Abwesenheit von Sinn oder Bedeutung in dem, was er tat. Wie Tustin sagt: Nicht einmal Phantasie bleibt, nur Trümmer. Was, so dachte ich oft, hatte die Psychoanalyse mit ihrer endlosen Suche nach Bedeutung mit all dem hier zu tun?

Rückgrat in mir

Als Robbie 20 war, war seine Sprache, obgleich er viele seiner schreiend offenkundigen psychotischen Rituale aufgegeben hatte und sich verbal viel besser ausdrücken konnte, von dem heimtückischen, passiven, sinnlichen Verweilen und Simulieren in bezug auf seine Vergangenheit durchdrungen. Er berührte nicht mehr die Wände, um sich seinen Weg durchs Treppenhaus von einem Ort zum anderen zu erleichtern; er blieb einfach im Geiste stocksteif stehen und berührte und liebkoste wieder und wieder dieselben altbekannten Gedanken. Er war viele Jahre lang außerstande gewesen, in irgendeiner zusammenhängenden oder narrativen Art und Weise zu sprechen; Gedanken oder Bilder gingen langsam durch seinen Kopf, wie Fische, häufig ohne besonderen

Zusammenhang. Als er kohärenter wurde, merkte ich schließlich, daß seine lebenslange Gewohnheit, sich an dem festzuklammern, was wir gemeinsam mit der Bezeichnung »altes Zeug« belegt hatten, in sein Sprechen eingedrungen war und natürlich in die Art und Weise, wie er dem Sprechen anderer lauschte. Er war sehr stolz auf die Tatsache, daß er sich in London frei bewegen und sogar Ausflüge in andere Gegenden Englands mit öffentlichen Verkehrsmitteln unternehmen konnte. Ein wiederkehrendes Problem bestand zu Anfang nicht so sehr darin, in den richtigen Zug einzusteigen – er war meistens nervös und paßte daher in diesem Punkt sehr auf –, sondern daran zu denken, an der richtigen Haltestelle wieder *aus*zusteigen. Er setzte sich in den Zug, driftete ab in seine privaten psychotischen Präokkupationen und wachte auf, um festzustellen, daß er einige Haltestellen zu weit gefahren war. Eines Tages kam er in einem sehr erregten, aber ungewöhnlich wachen und aufmerksamen Zustand in die Sitzung und erzählte, daß er seine Mutter an der Camden Town Station hatte treffen wollen, jedoch bis Tufnell Park gefahren war. Es klang, als wäre sie ihm schließlich dorthin gefolgt, denn er gab eine lebhafte Schilderung ihrer ärgerlichen Reaktion und ihres Gesichtsausdrucks. Er erklärte, daß ihre Reaktion ganz anders sei, wenn er sie wie geplant treffe, und er beschrieb ihren freundlichen Ausdruck, einen anderen Lippenstift, andere Kleider. Das war während einer Phase, in der er sich heftig darum bemühte, Unterscheidungen zu treffen, daher war es wichtig für uns, zwischen der Art von Mutter, die ihm nachlaufen und mit ihm schimpfen mußte, um ihn zu erreichen, und derjenigen zu unterscheiden, die ihn anlächelte, wenn er sich anstrengte, um sie zu treffen. Einige Sitzungen lang benutzten Robbie und ich gemeinsam die Namen dieser beiden Haltestellen als hilfreiche Metaphern für seine wechselnden Zustände von Wachheit und zerfließender Geistesabwesenheit sowie die damit einhergehenden wechselnden Ansichten seiner inneren (d.h. phantasierten) Mutter und von mir.

Allmählich zeigte sich jedoch deutlich, daß er begonnen hatte, an dieser einst lebendigen Metapher in der gleichen widerwärtigen, starren Weise festzukleben, wie es früher mit so vielen körperlichen Objekten und Ritualen der Fall gewesen war. Er begann sie zu benutzen, nicht um voranzukommen, sondern um zu bleiben, wo er war, und um sicherzustellen, daß auch ich blieb, wo ich war. Es gelang uns einfach nicht, aus diesem Zug auszusteigen. Bion hat das klare, artikulierte Sprechen von Psychotikern als eindimensional beschrieben, als resonanzlos und geeignet, dem Zuhörer ein »Na und?« zu entlocken, weil es nicht imstande sei, einen Gedankengang auszulösen (Bion, 1962). Mein Patient hielt mich oft damit zum Narren, daß er Ideen aufgriff, die einmal dreidimensional gewesen, aber mittlerweile in der Tat mit keinerlei Bedeutung mehr behaftet waren. Er schien das Gefühl zu haben, daß, wenn er das alte, vertraute Zeug fahren ließe, er jede Möglichkeit verlieren würde, eine neue und andere Verbindung herzustellen. Erneuerung war ein Begriff, der seiner Vorstellungskraft nahezu vollständig fehlte. In bezug auf sein altes Ritual des Wand-Berührens hatte er mir Jahre später, als er es in Worten ausdrücken konnte, erklärt, daß er die Wand berührt habe, »um zu sehen, ob sie noch da ist«. Als er sich den Buckingham-Palast angeschaut hatte und ich ihn später danach fragte, war das einzige, was er sagen konnte: »Obendrauf ist eine Flagge, die anzeigt, ob sie da ist oder nicht.« Doch das Da-Sein seiner Objekte regte selten sein Interesse oder seine Neugier an; es beruhigte ihn nur. Ich wurde immer wachsamer in bezug auf die Frage, ob er eine echte Mitteilung machte oder eine unechte, und wenn ich mir sicher war, daß es sich um totes Material handelte, weigerte ich mich mitzuspielen, indem ich die Metapher nicht mehr benutzte. Ich bemühte mich, es ihm schnell anzuzeigen, wenn ich meinte, daß er sich allzu bequem in einem ausgefahrenen verbalen Gleis einzurichten begann, denn es gab eine furchtbare Abwärtsspirale, die sich dann in Bewegung zu setzen drohte; wenn ich ihn zu lange allein ließ oder eine zu milde Deutung gab, nahm das Material unterschiedliche fetischistische und perverse Qualitäten an, und Robbie wurde sehr erregt.

Ich hatte den Eindruck, daß er in jenem Jahr (er war mittlerweile 20 Jahre alt) meine Festigkeit oder mein Rückgrat nicht als abweisend erlebte, sondern eher als Versuche, ihn in meine Nähe zu ziehen und ihm eine weniger klebrige Art des Kontaktes anzubieten. Oft war er von meinen Weigerungen irritiert und verwirrt, aber es sah aus, als gelinge es ihm allmählich immer besser, zwischen diesen beiden Arten der Kommunikation zu unterscheiden. Es war harte Arbeit, und immer wieder ging ich in eine der bequemen, tröstlichen, altvertrauten Wortfallen – oder ich ertappte mich, wie ich gerade dabei war hineinzustolpern. Im Lauf der Jahre wurde ich immer wachsamer, aber auch – leider – immer gequälter durch die unglaubliche Kraft des psychotischen Prozesses. Es war, wie wenn man über Grasbüschel auf sumpfigem Boden läuft: Wenn es mir gelang, einen klaren Kopf und das Gleichgewicht zu behalten und jedesmal an unverbrauchten Worten festzuhalten, d.h. Robbies psychotische, süchtige Wörter und Sätze zu vermeiden, dann mochte uns eine winzige Bewegung nach vorn gelingen. Wenn mir aber ein Ausrutscher unterlief oder ich ihn einfach ein wenig zu lange laufen ließ, ohne mich um ihn zu bemühen, versanken wir im Sumpf. Dann übernahm das Wort die Führung, welch tröstliche und dann erregende sinnliche, strukturelle, verrückte Assoziationen es für ihn auch immer haben mochte, und es war bei weitem stärker als ich. Bei einem neurotischen oder weniger kranken Patienten läßt sich ein Fehler oder eine Verzögerung beim Deuten korrigieren oder ausgleichen, der Patient kann durch die nächste Deutung wieder eingeholt werden, ohne daß man in Gefahr gerät, im Sumpf zu versinken, man würde einfach das richtige Wort sagen und dann die Reaktion analysieren. Wenn man bei Robbie jedoch zuließ, daß diese Wörter die Herrschaft übernahmen, war es wie im Treibsand; er fiel ihn seine sumpfige Psychose, und ich hatte ihn verloren.

Rückgrat in Robbie

Eines Tages im Juli jenes Jahres, als er 21 war, kam Robbie rechtzeitig und in einem relativ konsistenten Zustand zur Sitzung. Nach einer Weile drehte er sich auf der Couch um und sah mich an. Ich fragte ihn, was er gesehen habe, und er antwortete: »Sie – wie Sie schauen – geradeaus und steif.« Aber er sagte es sanft, bewundernd und nicht angstvoll, auch schien er überhaupt nicht erregt zu sein. Einige Tage später erzählte er mir: »Ich war im naturgeschichtlichen Museum, und ich habe Knochen und Muskeln, und mit ihnen bewege ich mich.« Das alles sagte er aus eigenem Antrieb, und ich verstand es so, daß er ein Bewußtsein dafür zu entwickeln begann, daß er Knochen habe, die ihn aufrecht hielten, und Muskeln, die ihn bewegten; in der gleichen Weise hatte er die Ideen in seinem Verstand aufrecht und zusammen gehalten und mir alles über das Museum erzählt, und er war im Gespräch auf mich zugekommen, ohne darauf zu warten, daß ich ihn schob und zog und ausfragte. Es war, als entdeckte er die Knochen und Muskeln seines Verstandes. Einige

Jahre zuvor waren seine Schuhe für ihn ganz wichtig geworden, und er hatte gemeint: »Sie halten mich aufrecht.« Zu jener Zeit schien das eine bedeutsame Entwicklung zu sein, es war jedoch noch eine weite Strecke von dem Gefühl entfernt, daß er einen eigenen zentralen Kern habe, der ihn aufrechthielt. Weil er so weich war, fiel es mir immer schwer zu glauben, daß er überhaupt ein Rückgrat habe; daher war es seltsam, ihn Interesse an seinen Knochen äußern zu hören – es weckte Hoffnung.

Später in jener Woche sagte er, er wolle sich operieren lassen, um seine Knochen loszuwerden. Er hatte sich über ein paar Männer in einem überfüllten Zug geärgert, die ihm keinen Platz gemacht hatten, um ihn vorbeizulassen, und er war zu spät gekommen. Er wollte, daß seine Knochen entfernt würden, damit nichts ihm wehtäte und Vic, der Vorarbeiter bei seiner Arbeit, ihm nicht wehtun könne, wenn er ihn schlug. (Robbie hatte inzwischen eine einfache Arbeit, und seine Apathie und Verträumtheit machten seine Kollegen manchmal furchtbar gereizt, vielleicht hatte Vic ihn deshalb tatsächlich geschlagen.) Er wollte in seinem Bauch und seinen Armen und Beinen ganz und gar weich sein.

Einige Tage später wollte er geradewegs zu seinem Buch mit den Zeichnungen im Zusammenhang mit dem Camden-Town- und Tufnell-Park-Material gehen. Mittlerweile war das alles lebloses, altes Zeug, und ich gab eine entsprechende Deutung. Er kehrte zur Couch zurück, meinte dann jedoch: »Ich will nur noch eine einzige Zeichnung machen.« Aber er blieb auf der Couch liegen, als ich meine Deutungen gab, und sagte: »Ich möchte Julie (seine Schwester) schlagen – Frauen machen Fehler – Männer denken – Frauen sortieren die schmutzigen Kleidungsstücke nicht aus – sie lassen sie in der Schublade.« Ich sagte, er habe vielleicht das Gefühl, daß es ein mädchen- oder frauenhafter Teil seiner selbst sei, der die alten, muffigen, schmutzigen Gedanken, die mit dem Buch zusammenhingen, nicht aussortiere, die Gedanken, die nie gewaschen und erneuert würden. (Heute glaube ich, daß er wohl das Gefühl hatte, es sei an der Zeit, mich von dem Buch zu befreien.) Er sagte sehr bewegt: »Ich will kein Mann sein – ich will ein kleiner Junge sein – ich möchte rückwärts wachsen – von vorne anfangen. Ich möchte mich ertränken – sterben – ein kleiner Junge sein.« Ich erwiderte, daß ich glaube, er sei ein bißchen durcheinander, denn wenn er sich ertränke, könne er nicht von vorn anfangen; er würde lediglich sterben. Dann fragte ich ihn, warum er wieder ein kleiner Junge sein wolle, und anstatt mir eine beschwichtigende, mechanische Antwort zu geben, wie ich sie auf diese Art von Fragen zu erwarten gelernt hatte, gab er eine Flut von Äußerungen schmerzlichen, leidvollen Bedauerns über seine fehlende Kindheit von sich. Leidenschaftlich sagte er: »Ich möchte mit Bauklötzen spielen und ein Haus bauen. Ich möchte Kastanien sammeln und eine Puppe haben.« Ich wollte etwas sagen, aber er unterbrach mich: »Ich möchte das Haus einrichten – ein Fernseher – eine Kamera – eine Aufnahme machen – die Leinwand aufstellen.«

Ich sagte ihm, es stimme, er habe als Kind nie mit Bauklötzen oder Puppen gespielt, und auch bei mir habe er das nicht getan, aber er könne es jetzt und hier tun. Worte und Gedanken könnten wie Kastanien gesammelt und zusammengesetzt werden, um ein Gespräch daraus zu machen, so wie aus Steinen ein Haus gemacht wird. (Ich hatte seit einigen Jahren versucht, ihm zu zeigen, daß er sich seiner eigenen Fähigkeit, seine Gedanken zu sammeln, zu speichern und zu ordnen, nicht bewußt sei, aber viel wichtiger, als daß er es tun *konnte*, war meines Erachtens, daß er es heute *wirklich tat.* Oft lag er da wie auf dem Grund eines Aquariums und sah seine Gedanken vorbeischwimmen, nie dachte er, daß er sie als seine eigenen beanspruchen und etwas mit ihnen anfangen könne. Aber an diesem Tag war es anders, und ich hatte das Gefühl, es sei wichtig, es ihm zu zeigen.) Ich sagte auch, daß wir die Schubladen seines Geistes und seiner Gefühle geöffnet hätten, und sie seien nicht leer und auch nicht voll mit dem muffigen, alten, schmutzigen Zeug, sie seien mit etwas Wichtigem und Neuem gefüllt. Er sagte, noch immer sehr engagiert und wach: »Ich will einen Teddy, mit dem ich kuscheln kann.« Das führte jedoch zu einem Gespräch über eine ganz andere Art von Teddy und zu vertrauten masturbatorischen, ritualisierten Themen. Als ich ihn darauf hinwies, kehrte er zu seinem wacheren Zustand zurück und sprach über sein Verlangen nach der ersten Art Teddy. Ich deutete, daß er eine Möglichkeit suche, mich immer bei sich zu haben und mich zu knuddeln, und er meinte, noch immer sehr bewegt: »Ich möchte zum Abenteuerspielplatz gehen und irgendwo hochklettern, so hoch, wie es geht. Ich möchte einen Ball schießen.« Ich sagte: »Aber du kannst es, und du bist dabei, Worte über mich zu kicken und mit deinen Gefühlen und Ideen über mich hinaus zu klettern.« Ich hätte ihm zeigen sollen, wie frei er sich an diesem Tag offensichtlich fühlte, da er mich immer wieder unterbrach, aber es gelang mir nicht. Ich sagte ihm allerdings, daß er gerade entdecke, daß er Knochen und Muskeln in sich habe, die all dies möglich machten und ihm Kraft gaben und die Fähigkeit, sich zu bewegen und mit seinen Gefühlen und Gedanken und Worten aktiv zu werden. Er begann sich auf die Brust zu schlagen und sagte: »Ich möchte diesen Knochen schlagen – in der Mitte – ich möchte dort einbrechen – ich möchte sehen, wie ich im Innern bin.«

Diese Sitzung enthielt viele interessante Dinge. So schien alles ein Inneres zu haben: die Schubladen, das Haus, sein Körper; in der Tat schien jeder Gedanke weitere Gedanken in sich und über sich hinaus zu bergen. Ich möchte die Aufmerksamkeit jedoch vor allem auf ein Element lenken, das der Bewegung. Es ist schwierig, ohne hunderte von leblosen Sitzungen zu beschreiben, einen Eindruck dessen zu vermitteln, wie fremd diesem pflanzengleichen Geschöpf Bewegung war. Diese Sitzung aber war voll von phantasierter Bewegung – bauen, sammeln, füllen, Aufnahmen machen, kuscheln, klettern, kicken, einbrechen und, vor allem, wollen. Die Sprache war für ihn außerordentlich kraftvoll, voller Verben, voller verbaler Knochen und Muskeln. Zuerst schien es ein Bild von einem Objekt, mit dem er einiges tun, dem er etwas antun konnte, und dann ein Bild seiner selbst als Täter zu geben. Ich vermute, daß ein wichtiges Vorspiel zu dieser Entwicklung an jenem Tag stattfand, da er mich als »steif und gerade« sah, und daß dies die Anfänge eines bedeutsamen Introjektions- und Identifizierungsprozesses ankündigte. Er selbst gewann Rückgrat und Substanz.

4

Das Wachsen eines Verstandes

Die Funktion der Regeneration

Oliver Sacks' Buch *Awakenings* erzählt die Geschichte der Reaktionen von schwer an der Parkinsonschen Krankheit leidenden, postenzephalitischen Patienten, die in Zustände von tiefem »Schlaf« oder von Stillstand gesunken waren seit der Schlafkrankheitsepidemie von 1916. 1969, ein halbes Jahrhundert später, erhielten sie das Medikament L-Dopa. Sacks beschreibt die tiefgreifende und erschütternde Rückkehr zur Gesundheit, die seine Patienten erlebten, und bringt sein eigenes Erstaunen darüber zum Ausdruck, daß »das Potential für Gesundheit und Selbst *überleben* konnte, nachdem ein großer Teil des Lebens und der Persönlichkeitsstruktur dieser Menschen verlorengegangen war und sie so lange fast ausschließlich in der Krankheit versunken gelebt hatten« (S. 289). Und in einer Fußnote fügt er hinzu:

> Der Vergleich zwischen diesem »Erwachen« und den »luziden Intervallen« wird sich vielen Lesern von selbst aufdrängen. In solchen Intervallen ist der Patient trotz massiver funktioneller oder struktureller Störungen im ZNS plötzlich wieder er selbst. Dies läßt sich oft auf dem Höhepunkt toxischer, Fieber- und anderer Delirien beobachten. Zuweilen kann die Person durch Nennung ihres Namens an sich selbst erinnert werden; einen Augenblick oder einige Minuten lang *ist* sie selbst, bevor sie durch das Delirium erneut fortgetragen wird. Bei Patienten mit fortschreitender seniler oder präseniler Demenz (z.B. Alzheimer-Krankheit), über die vielfältige Befunde über alle Formen massiver Beeinträchtigung von Struktur und Funktion des ZNS vorliegen, kann man auch ein plötzliches, flüchtiges, dafür äußerst lebhaftes »Zurückrufen-ins-Gedächtnis« der früheren, inzwischen verborgenen Person wahrnehmen. (Sacks, 1973/1990, S. 289f.)

Ein Hauptmerkmal der psychoanalytischen Theorie Melanie Kleins besteht darin, daß sie eine Objektbeziehungstheorie ist und nicht – wie jedenfalls in ihren späteren Formulierungen – eine Triebtheorie. Es ist eine Zwei-Personen-, keine Ein-Personen-Theorie. Eine Psychotherapeutin, die im Bezugssystem der Objektbeziehungen arbeitet, würde es für entscheidend halten, nicht nur daß Robbie zeitweise lebendig wurde, sondern aufgrund wessen oder welcher Figur oder Landschaft oder aufgrund welchen Objekts in seiner phantasierten oder wirklichen Welt er erwachte und durch welche Figur oder Landschaft oder welches Objekt das Erwachen begünstigt wurde. Es erschien wichtig, drei Fragen zu stellen: 1. Wie konnte der winzige unentwickelte, ungeübte, nichtsdestotrotz lebendige Teil seines Geistes dem Sumpf seiner verrückten Indolenz entgehen, d.h. welche Bedingungen in Robbies Innerem hatten dies ermöglicht? 2. Welche Änderungen in meinem Innern könnten es begünstigt haben? 3. Welche Art von Beziehung bestand zwischen uns, die dazu beigetragen haben könnte, daß die Lebenssäfte wieder zu fließen begannen? Ich spekulierte oft über Ereignisse und Veränderungen in seinem äußeren Leben, von denen ich sicher war, daß sie bei den Besserungen eine Rolle spielten, aber das einzige, was ich direkt beobachten konnte, waren die fortlaufenden Ereignisse, die sich im Sprechzimmer zwischen uns beiden abspielten – d.h. in psychoanalytischen Begriffen gesprochen, seine Übertragungseinstellungen mir gegenüber und meine Gegenübertragungseinstellungen ihm gegenüber.

In der Literatur ist die bewegendste Heilung von der Verrücktheit jene Szene, in der König Lear, senil und durch die Hügel irrend, von Cordelia gerettet wird. Einige Augenblicke lang glaubt der rasende und gebrochene König, sie müsse ein Geist sein oder werde sich, sollte sie wirklich sein, über ihn lustig machen, weil er sie für seine Tochter hält. Er behauptet, sie tue ihm unrecht, ihn aus dem Grab zu holen. Sie bleibt beharrlich und bittet ihn, sie anzuschauen. Ihr Verzeihen, ihr behutsamer Respekt für seine Würde und seinen Stolz (er erinnert sich später, daß ihre Stimme stets weich und leise war), eine Art von Erlösung – all das scheint bei Lears Errettung vor der Verrücktheit eine Rolle zu spielen. Aber das ist luxuriöse Spekulation in meinen Zusammenhängen. König Lear hatte einen gesunden Geist, zu dem er zurückkehren konnte. Robbies Situation war unheilvoller, und die Cordelias in seinem Innern waren vergänglich, flüchtig, längst vorbei und längst vergessen. In den ersten Jahren wußte er die meiste Zeit nicht einmal, daß jemand mit ihm im Zimmer war. Wie konnte ich, »ein Netz mit einem Loch«, jemals hinreichend dicht und substanzhaft gestrickt oder gewebt werden, um seine Aufmerksamkeit und seine Hoffnung einzufangen und festzuhalten? Wie konnte ich jemals hoffen, Robbies eigene lebenspendende Energien zu mobilisieren? Wie konnten wir bei den seltenen Gelegenheiten, da es ihm oder mir gelang, einen Funken Leben aus der Asche zu entzünden, diesen Moment festhalten und reproduzieren?

In Kapitel 3 habe ich zum Teil schon eine Antwort auf meine drei Fragen gegeben. Ich glaube, daß meine letztendliche Festigkeit – oder Härte, wenn Sie wollen – in der Weigerung, eine allzu nachgiebige Mitspielerin bei seinen Verwicklungsmaßnahmen zu sein, wahrscheinlich ein wichtiges Element dabei war, daß er so etwas wie ein mentales Rückgrat entwickelte, eine eigenständige Kraft. Dieselben Zusammenstöße mit der Realität, die ihn in einer früheren Phase seiner Krankheit zerstört hatten, schienen später eine belebende und stützende Wirkung zu haben. In der Tat sind alle meine Gedanken an diese Zeit mit Bildern von frischer Luft erfüllt, denn in seiner mittleren und späten Adoleszenz, als er begonnen hatte, stärkere männliche Gerüche zu verströmen, aber noch nicht gelernt hatte, sich um persönliche Sauberkeit und seine äußere Erscheinung zu kümmern, war es manchmal beinahe unerträglich, mit ihm in einem Zimmer zu sitzen. Er roch wie ein alter Landstreicher. Doch der Gestank seines unbenutzten, abgestandenen und zerfallenden Geistes war noch schlimmer. Er hatte sich auf eine repetitive, sehr sinnliche, ohne Sinn und Verstand erregende Sprache eingeschossen; hätte man ihn seinen eigenen Neigungen überlassen, so hätte er jahrelang dieselben Sätze oder Geschichten wiederholt. Irrigerweise glaubte ich in den ersten Jahren, daß diese Sätze und Geschichten, da er sie ständig wiederholte, nicht verstandene Bedeutungen hätten, denen ich meine ganze Aufmerksamkeit zuwenden müsse. Allmählich nahm ich die Tatsache zur Kenntnis, daß die Leere und unglaubliche Abgestandenheit dieser Geschichten mich mit ohnmächtiger Wut, mit Abscheu, Verzweiflung und, was am schlimmsten war, mit unaussprechlicher Langeweile erfüllten. In der Tat lag die Bedeutung in der sinnlichen Eigenschaft der Worte selbst, nicht in den Geschichten. Robbie wurde nicht vom Inhalt der Geschichten erregt und gekitzelt, sondern von bestimmten Wörtern, die er sich nachhaltig immer wieder auf der Zunge zergehen ließ. Wie ich schon erwähnte, war er fasziniert von der Farbe und der Struktur menschlicher Stimmen. Jemand hatte eine dunkelgrüne, samtige Stimme, ein anderer eine strahlend orangefarbene.

Und das waren keine metaphorischen Erfahrungen: Geräusche empfand er ganz buchstäblich so, daß sie ihn berührten, ihn streichelten, kitzelten oder ihm seltsamerweise visuelle Reize verschafften.

Aber das verstand ich damals nicht. Ich begann nur zu begreifen, daß die Geschichten völlig leblos waren. Oft kam mir die Vorstellung, daß er in der geschlossenen Abteilung einer psychiatrischen Klinik enden würde – trotz aller Anstrengungen – und, was noch schlimmer war, daß er damit ganz zufrieden wäre. Vorstellungen von psychoanalytischer Neutralität oder auch nur menschlichem Mitleid schienen manchmal einen Zustand absolut verrückter Kollusion meinerseits zu implizieren. Zivilisierte Menschen vergraben ihre Fäkalien und ihre Toten, und sie gewähren Menschen Asyl, die Halluzinationen und Wahnvorstellungen der »Realität« vorziehen. Beteiligte ich mich, da ich seinem Gekicher und Gestammel so sorgsam lauschte, an einer Art nekrophiler Perversion?

Aber ich eile mir selbst voraus. Ich möchte auf die Frage zurückkommen, welche Art der Beziehung in den ersten und schlimmsten Jahren von Robbies Krankheit wohl geholfen hat, ihn lebendig zu machen.

Die psychoanalytische Haltung: Neutralität, Containment und Regeneration

Die psychoanalytische Einstellung der Neutralität hat eine lange, bemerkenswerte und erprobte Geschichte. Freud wies darauf hin, daß die Erfahrung lehre, daß es für den Prozeß der Selbsterkenntnis und Selbstverwirklichung beim Patienten hinderlich sein könnte, wenn der Analytiker repressive, anleitende oder selbst ermutigende Funktionen übernimmt (Freud, 1912). Seitdem haben Analytiker vor den Gefahren nicht nur der tatsächlichen Verführung von Patienten, sondern auch subtilerer, aber ebenso machtvoller verführerischer Einstellungen auf seiten des Analytikers gewarnt, der sich aufgrund der Abhängigkeit des Patienten und aufgrund der Macht von Übertragungsgefühlen in einer außerordentlich privilegierten und daher verantwortlichen Position befindet.

Beruhigung oder Ermutigung oder sogenannte »korrigierende emotionale Erfahrungen«, so die Auffassung vieler Analytiker, sind Störfaktoren, wenn der Patient seine wahre innere Vorstellungswelt, so grausam und verheerend sie auch sein mag, in die Übertragungsbeziehung einbringen soll, wo diese Welt wirklichen und nicht nur oberflächlichen Veränderungen unterzogen werden kann.

Bion lieferte ein etwas anderes Modell der analytischen Funktion. Sein Konzept des Containments betont ein wenig stärker, wie die Einstellung sein sollte, und weniger, wie sie nicht sein sollte. Auf den ersten Blick scheint dieses Modell in enger Verwandtschaft mit Freuds Begriff der Neutralität zu stehen, aber es ergibt sich in der Tat aus anderen theoretischen Grundlagen, nämlich denen der Objektbeziehungen. Das Konzept der Neutralität scheint von relativ statischen Verhältnissen auszugehen, während Containment ein sehr viel dynamischerer Begriff ist, der auf die Aufrechterhaltung und die Handhabung eines ausgeglichenen Kräftespiels sowie auf die Methoden Bezug nimmt, durch die eine solch ausgeglichene Aufrechterhaltung bewerkstelligt wird. Er nimmt Bezug auf die gedankenreiche Emotionalität und den emotionalen Gedankenreichtum des Analytikers, d.h. auf die Arbeit, die im Innern des Analytikers auf diese Kräfte verwendet wird. Bion hat dies mit dem Zustand mütterlicher Reverie verglichen, in welchem die Mutter den Druck und die Bestürzung spürt, die ihr bedrohtes Baby in sie hineinprojiziert, die sie bewahrt und dem Baby in veränderter Form zurückgibt. Später gab Bion dem verändernden Prozeß, der sich als Folge der Auswirkung des ursprünglichen Containments im Innern der Mutter oder des Analytikers vollzog, einen Namen: Er nannte ihn Transformation und verglich ihn mit der Aktivität des Künstlers. Er sagte: »Eine Interpretation ist eine Transformation... Eine Erfahrung, auf eine bestimmte Art und Weise empfunden und beschrieben, wird nun auf eine andere Art und Weise beschrieben.« (Bion, 1965, S. 4)

Bions Vorstellungen von Containment und Transformation scheinen mir eine viel engere Entsprechung zu dem zu enthalten, was sich im Behandlungszimmer zwischen Therapeut und Patient tatsächlich abspielt, als Freuds recht statisches Bild des neutralen Spiegels. Spiegel werden von dem, was sie reflektieren, nicht verändert, wohl aber Therapeuten. Ich glaube jedoch, da die Bereitschaft des Therapeuten, die Auswirkungen der Projektionen des Patienten zu fühlen, so offenkundig wichtig ist, daß die rezeptiven Elemente in Bions Modell manchmal überbetont wurden (auf mein Denken trifft das allemal zu; eine ausführlichere Diskussion zum Problem der Neutralität siehe: Alvarez, 1985). Was manchmal die recht passiven Implikationen der Containment-Funktion mit ihren Vorstellungen nachdenklicher Reverie zu sein schienen, ließ andererseits so etwas wie ein Verlangen, ein Bedürfnis nach etwas Wünschbarem zurück, wenn ich Woche für Woche, Monat für Monat da saß und nach Robbies Emanationen und Projektionen forschte, die keine Gestalt gewinnen konnten. Ich begann, das Bedürfnis und den Drang zu verspüren, aktiver und beweglicher zu sein als bei anderen Patienten, für die das Containment-Modell sich als nützlich erwiesen hatte, und das erfüllte mich damals mit Besorgnis. Ich hatte das Gefühl, wie es auch schon andere Therapeuten hatten, die mit pflanzengleichen psychotischen Patienten arbeiteten und manchmal der Verzweiflung nahe waren, daß die analytische Therapie für solche Kinder vielleicht wirklich nicht die richtige Behandlung sei. Robbie wünschte sich in diesem frühen Stadium der Behandlung nicht einmal Verschmelzung und Einssein mit mir; er wußte einfach nicht oder es kümmerte ihn nicht, daß ich überhaupt da war. Er wollte in der Tat fast überhaupt nichts.

Diese Situation schien eine Erweiterung der mir vertrauten Modelle der analytischen Funktion zu erfordern. Ich hatte nicht das Gefühl, daß Robbie sein Bedürfnis, gefunden zu werden, in mich projizierte, und auch nicht, daß er überhaupt darauf wartete, gefunden zu werden. Ich glaube, daß er einfach aufgegeben hatte. Ich bekam allmählich das Gefühl, daß ich als Mutter oder Vater in der Übertragung hinter ihm her hetzen mußte, nicht weil er sich versteckte, sondern weil er unendlich verloren war. Mir schien, als wäre es meine Funktion, ihn als Mitglied der menschlichen Familie zu reklamieren, da er nicht mehr wußte, wie er selbst diese Ansprüche stellen sollte. Ich konnte – und kann es immer noch nicht – vergessen, wie er immer und immer wieder darauf beharrte, daß die *Länge* des Seils so wichtig sei. Und das entsprach ganz genau meinem Gefühl, daß ich tatsächlich große Entfernungen überwinden müsse – Entfernungen, die meines Erachtens sowohl durch das Ausmaß seines Rückzugs entstanden waren wie auch durch dessen Chronizität: Er war furchtbar weit fort, und das seit sehr langer Zeit. Vorstellungen von Neutralität, von Anpassung und sogar von Reverie waren schwerfällige und unangemessene Lösungen für seine Misere. Robbies Bild des sehr, sehr langen Strumpfes, der ihn und alle seine Angehörigen aus dem dunklen Brunnen rettete, scheint zu beinhalten, daß Hilfe als etwas empfunden wurde, das von sehr weit her kommen müsse, daß die Macht zu erwecken, zu beleben, zu stimulieren und, so glaube ich, Hoffnung zu wecken, ein zentraler Punkt war und daß selbst die stärkste Cordelia-mäßige, mitfühlende Empfänglichkeit unzureichend gewesen wäre. Es reichte nicht aus, daß ich, wie die Frau des Konsuls, in einem entfernten Raum weinte. Die gewaltige psychische Distanz, durch die er fallen konnte, mußte überbrückt werden, nicht nur um ihn menschlichem Kontakt zugänglich zu machen, sondern noch dringlicher, um ihn an sich selbst zu erinnern.

Es besteht kein Zweifel, daß die Empfänglichkeit der Mutter für die sich entfaltende Bindung des Babys oder die des Therapeuten für die Übertragung des Patienten eine fundamentale mütterliche und analytische Funktion ist. Aber es gibt auch noch andere mütterliche Funktionen und vielleicht auch andere therapeutische Funktionen. Mir ist von dem Tag, an dem Robbie von der Rettung des Jungen und des Mädchens erzählt hatte, die in dem dunklen Brunnen gefangen waren, unauslöschlich im Gedächtnis geblieben, daß seine Stimme sich dramatisch veränderte, als er beschrieb, wie sie in die Höhe und auf die andere Seite der Straße flogen. Er begann, in steigenden, beinahe musikalischen Kadenzen zu sprechen, mit gewaltiger Dringlichkeit und ganz und gar flüssig. Seine Ideen hatten eine Richtung und ein Ziel. Sie wußten – wie all die geretteten Menschen, die in der Geschichte redeten und riefen –, wohin sie zu gehen hatten, zu einem Ort, den er »die andere Seite der Straße« nannte. Diese Quelle des Lebens in ihm hatte eindeutig sexuelle und Geburts- oder Wiedergeburtsbedeutungen (der lange Strumpf sei auch ein Penis, sagte er), aber der steigende Ton hatte offenbar auch eine Menge mit Bildern der Umgangssprache zu tun: das Herz, das einen Satz macht, Lebensgeister, die sich regen, Hoffnungen, die wach werden. Eine Sache jedoch verwirrte und störte mich: Robbie hatte betont, daß das Seil heruntergeworfen worden war und daß es sehr, sehr lang war. Es schien das Bild einer Rettungsleine zu sein. Er schien nicht nur ein Erwachen zu beschreiben, sondern die Erfahrung des *Erwecktwerdens*. Für mich sah es so aus, als tauchte er in seinem am stärksten kranken und zurückgezogenen Zustand auf und käme zu sich, als ich zu ihm durchdrang, als ich eine entscheidende Bewegung machte, um ihn in seinem verlorenen, erstarrten Zustand zu erreichen. Damals wählte ich das Wort Regeneration, um die Situation zu beschreiben. Ödland fordert nicht dazu auf, regeneriert zu werden, aber dennoch kann seine verborgene Potenz, sein Wachstum zum Ausbruch kommen, wenn es denn regeneriert wird. (Eleanora Fe D'Ostiani erzählt in der Beschreibung ihrer Arbeit mit einem zutiefst zurückgezogenen und zuvor unerreichbaren psychotischen Jungen, wie sie ihn völlig allein in einem dunklen Brunnen vor sich sieht. Sie stellte sich lebhaft vor, wie man sich an einem solchen Ort der Leere und Einsamkeit fühlen müsse, und während sie das tat, wurde das Kind lebendig und begann ein Lied über Blumen und den Frühling zu singen. Was sie beschreibt, ist der Beanspruchung wohl verwandt und doch anders: eine Art tiefempfundener Empathie; vgl. Fe D'Ostiani, 1980.)

Eine klassische Ansicht, die 1934 von James Strachey formuliert wurde, beinhaltet, daß der Analytiker vermittels seiner neutralen Einstellung als Hilfs-Überich agiere – d.h. als nicht-urteilende und nicht-verführerische Figur, die schließlich als etwas von den extremeren inneren Elternimagines und -stimmen Verschiedenes gesehen werden konnte. Indem er diesen neuen, neutralen Standpunkt dem Patienten zur Verfügung stelle und den Anstrengungen des Patienten widerstehe, ihn mit diesen Eltern zu identifizieren, könne der Analytiker dem Patienten helfen, aus seinen Ängsten, Schuldgefühlen und Illusionen herauszutreten und sich von ihnen zu befreien (Strachey, 1934). Doch die psychoanalytische Erfahrung und Theorie mußte über diese Vorstellung des Analytikers als Hilfs-Überich hinauswachsen. Mittlerweile versteht man, daß die Menschen nicht nur Aspekte ihrer Eltern auf die Person des Analytikers oder Therapeuten projizieren, sondern auch grundlegende und wichtige Teile ihrer selbst, sogar Ichfunktionen wie ihren gesunden Menschenverstand oder ihre Intelligenz. Bion hat über eine noch dramatischere Situation mit schwerkranken Schizophrenen geschrieben, wo die gesamte Persönlichkeit entäußert werden kann, sogar der Lebenswille (Bion, 1967). Für Robbie scheint das Wort »verloren« passender als »entäußert«, da es eher meiner Erfahrung mit Patienten wie ihm entspricht, die die Hoffnung eher aufgegeben als projiziert zu haben scheinen und für die man nicht nur ihren Lebenswillen übernehmen und weitertragen muß, sondern das bloße Wissen, daß sie existieren.

Rosenfeld, der mehrere psychotische Patienten analysiert hat, meinte, daß man Stracheys Modell erweitern müsse und daß der Analytiker manchmal als Hilfsselbst für den Patienten fungiere, indem er bestimmte

Funktionen übernehme, die der Patient nicht selbst erfüllen könne. Rosenfeld hob die Ichfunktionen hervor, die Wahrnehmungs-, Introjektions- und Verbalisierungsfunktionen, die der Patient nicht wahrnehmen kann (Rosenfeld, 1972). Aber Robbie fehlte etwas noch Grundlegenderes: das bloße Gefühl zu existieren und daher jegliches Bewußtsein dafür, wie nahe er dem psychischen Tod war. Später sprach er von der Zeit, als man ihn aufs Land geschickt hatte, als der Zeit, in der er gestorben sei, und in der Tat schien etwas in ihm gestorben oder beinahe gestorben zu sein. Für Patienten, deren Depersonalisierung zutiefst chronisch ist, die so ausgebrannt und seit langem von sich selbst vergessen sind wie Robbie, kann es notwendig sein, das Gefühl furchtbarer Dringlichkeit, das der Therapeut in der Situation empfindet, als ein ganz und gar angemessenes Gefühl absolut ernst zu nehmen. An einem solchen Punkt kann der Therapeut zeitweise fast vollständig als Selbst des Patienten fungieren – d.h. nicht nur als rationales Denken, sortierendes Ich und auch nicht einfach nur als das infantile, abhängige Selbst, sondern als etwas, das diesen sicher vorausgeht: das bloße Gefühl, lebendig zu sein.

Dringlichkeit, Entsetzen und Verzweiflung können daher angemessene Reaktionen auf bestimmte Zustände von Geisteskrankheit, von geistiger Auflösung und psychischem Beinahe-Tod sein. Vielleicht ist es so, daß die Therapeutin diese Dringlichkeit empfinden muß, ohne dabei ihr Gleichgewicht und ihre Denkfähigkeit zu verlieren, damit sie dem Patienten helfen kann, den Ernst seiner erbarmungswürdigen Lage zu erkennen. Vielleicht ist es so, daß in Fällen chronischer Geisteskrankheit oder chronischer Depression oder chronischer Apathie *auch bei Kindern* die Chronizität selbst angesprochen werden muß, lange bevor so luxuriöse Fragen wie die nach den ursprünglichen Motiven, die das Kind depressiv oder apathisch oder verrückt werden ließen, behandelt werden können. Autismus mag tatsächlich als defensive Flucht vor Schock oder psychischer Qual begonnen haben. Es gibt vieles in Robbies Geschichte wie etwa seine ziemlich freudlose Geburt und die beiden traumatischen Trennungen in seinem zweiten Lebensjahr, was dafür spricht, daß bei seiner Krankheit und seinem Rückzug diese Faktoren zumindest eine auslösende Rolle gespielt haben. Aber Jahre des Rückzugs zeitigen weitere Folgen. Unterernährung oder ein Zustand des Verhungerns ist etwas völlig anderes als Hunger. Und geistiges Verhungern kann etwas ganz anderes sein als geistige Bedürftigkeit. Es ist Unsinn, jemandem mit fortgeschrittenem Lungenkrebs nahezulegen, mit dem Rauchen aufzuhören. Prävention hat einen anderen Stellenwert als Heilung, und Deutungen, die auf das Warum des Rückzugs zielen, lassen möglicherweise die gefährlichen Fakten im Zusammenhang mit dem Ausmaß des Rückzugs außer acht. Außerdem lassen sie das ungeheure Problem des Ausmessens, Begreifens und dann Durchquerens der gewaltigen unerfaßten geistigen Räume außer acht, in die der Patient sich zurückgezogen hat.

Bisher habe ich einige der Theorien darüber, wie der Heilungsprozeß der Psychoanalyse funktionieren sollte, kurz angetippt. Frühe psychoanalytische Konzepte der Psychoanalyse als einer aufdeckenden, entlarvenden Tätigkeit schienen für Robbies Zustand ziemlich irrelevant. Konzepte von Wachstum, Lernen, Unzulänglichkeit, selbst von Defekt scheinen eine bessere Beschreibung der therapeutischen Probleme im Falle eines solchen Patienten zu ermöglichen, daher werde ich im nächsten Kapitel auf die psychoanalytischen Lerntheorien zurückgreifen.

Regeneration und projektive Identifizierung

Eine andere theoretische Frage bleibt jedoch bestehen: Kommen die mächtigen Gefühle der Beunruhigung und Bestürzung, die im Innern des Therapeuten ausgelöst werden, auf, weil der Patient sie dorthin geschickt hat? Oder werden sie jedenfalls durch Prozesse projektiver Identifizierung hervorgerufen, wie Klein und Bion sie beschrieben haben? Bion hob hervor, daß eine Art der projektiven Identifizierung, die für die Kleinkindzeit normal sei, eine sehr primitive, vielleicht die primitivste Form der Kommunikation impliziere (Bion, 1962). Ist es eine Mitteilung von Beunruhigung, wenn der zurückgezogene Patient in uns Beunruhigung auslöst, oder ist es eine Entäußerung seiner inakzeptablen Gefühle der Beunruhigung oder ist es keines von beiden? Es kommt sehr darauf an, wie man Mitteilung definiert. Gregory Bateson unterscheidet klar zwischen zwei Arten von Mitteilung: Zeichen und Signale. Er vermutete, daß eine wichtige Stufe in der Kommunikationsentwicklung erreicht sei, wenn der Organismus aufhöre, »automatisch« auf die

Stimmungszeichen anderer zu reagieren, und die Fähigkeit erlange, das Zeichen als Signal zu erkennen: d.h. zu erkennen, daß die eigenen und die Signale des anderen Individuums nur Signale seien, denen man mit Vertrauen oder Mißtrauen begegnen könne, die falsifiziert, geleugnet, verstärkt, korrigiert etc. werden könnten. Er beschreibt sein Erstaunen, als er im Fleishbacker-Zoo in San Francisco metakommunikative Zeichen (d.h. Signale) studieren wollte und zwei *spielende* Affen sah. Sie kämpften im Spiel, und er erklärt, daß dies Phänomen nur möglich sei, wenn die beteiligten Organismen in einem gewissen Maß zur Metakommunikation fähig seien, d.h. Signale austauschen können, welche die Botschaft übermitteln: »Dies ist Spiel.« Stimmungssignale werden dagegen wie Sexualgerüche verstanden – als automatische, unwillkürliche, jedoch äußerlich wahrnehmbare Ereignisse, die »Teil des physiologischen Prozesses [sind], den wir Stimmung genannt haben« (Bateson, 1955, S. 120). Wahrscheinlich geht es bei Bions projektiver Identifizierung als einer primitiven Form nonverbaler Kommunikation um etwas, das irgendwo zwischen Stimmungszeichen und Signal liegt. Ich meine, daß die Symptomatik der am stärksten psychotischen Patienten sich zum Teil auf einer noch tieferen Ebene abspielt, nämlich auf der eines Stimmungszeichens. Die Besorgnis, die man für einen zutiefst zurückgezogenen Patienten empfindet, mag zum Teil eine Reaktion auf die machtvolle Projektion der Verzweiflung sein, die der Patient selbst nicht fühlen kann. Aber die Beunruhigung kann auch eine Reaktion auf etwas noch Kränkeres im Patienten sein, etwas, das sich aufgegeben hat und unfähig geworden ist, überhaupt irgend welche Mitteilungen auszusenden. Der Patient ist zusammengebrochen; er hat aufgehört, Signale auszusenden, aber etwas bleibt dennoch, etwas, das Stimmungssignalen ähnelt. Die Reaktion des Therapeuten auf diese Situation wird möglicherweise sozusagen durch eine aktive Maßnahme der Vorstellungskraft hervorgerufen. Es ist für uns selbstverständlich, daß Menschen, die an einer akuten körperlichen Erkrankung leiden, eine Notfallbehandlung und intensive Pflege erhalten. Doch zunächst muß der Zustand als gravierend erkannt werden. Ich vermute, daß die emotionale Wahrnehmung, die erforderlich ist, um die Notwendigkeit einer intensiven Notfallbehandlung festzustellen, wie sie bei schweren psychischen Erkrankungen von Kindern angemessen ist, manchmal dem rezeptiven Gehör- und Gesichtssinn der Menschen ähnelt; bei anderen, die nur unzureichendes Licht aus Kommunikationsprozessen erhalten, ist es vielleicht eher wie eine Echoorientierung, das Aussenden von Ultraschallwellen wie bei den Fledermäusen, um im Dunkeln »sehen« zu können. Vielleicht kommt es einem projektiven Prozeß näher als einem introjektiven. Manchmal kann durch solche Methoden ein Schattenriß des Kindes im Innern ausgemacht werden, bei anderen müssen möglicherweise zuerst die regenerierenden Bewegungen stattfinden und jeglicher Evidenz, daß es dort drinnen wirklich einen zu regenerierenden menschlichen Geist gibt, vorausgehen.

5

Regeneration und lebendige Begleitung

Normale Antagonismen in der Beziehung zwischen Kind und Betreuungsperson

Haydn überrascht uns mit dem Unerwarteten;
Mozart überrascht uns mit dem Erwarteten.
Alfred Brendel

In diesem Kapitel möchte ich die Frage stellen, ob es normale, gewöhnliche mütterliche Funktionen gibt, die den im letzten Kapitel beschriebenen Reaktionen des Therapeuten entsprechen. Haben die »regenerierenden« Aktivitäten im Zusammenhang mit Beunruhigung, Dringlichkeit, intensiver Pflege, Echoorientierung und Einfühlung, die in den verzweifelten Situationen mit hoffnungslos kranken Patienten zum Tragen kommen, etwas mit den normaleren »regenerierenden« Aktivitäten gewöhnlicher Mütter von gewöhnlichen Babys zu tun? Ich werde zunächst einige recht unmittelbare Beispiele untersuchen, in denen es um meines Erachtens alltägliche Regeneration geht, und dann über Aktivitäten sprechen, die eher »Beanspruchungen« oder etwas diesen sehr Ähnliches implizieren.

Bions Konzept des mütterlichen Containments sieht folgendermaßen aus: Er beschreibt, wie die Mutter durch ihre Reverie eine Art geistiger Verdauung vornimmt, die es ihr dank ihrer reiferen geistigen Verdauungsmodi ermöglicht, den Kummer, die Wut oder die Angst des Babys in einer erträglichen Form zu erleben (Bion, 1962). So kann sie das Baby ohne panisches Überengagement, aber auch ohne zu große Distanz trösten und beruhigen. Bion betrachtet dieses Verhalten als eine normale, alltägliche mütterliche Funktion. Es ist jedoch wichtig, noch etwas anderes zu berücksichtigen: Das, was gewöhnliche Mütter tun, wenn ihre gewöhnlichen Babys leicht deprimiert sind – d.h. nicht wenn sie ihre Not zum Ausdruck bringen, sondern wenn sie eben dies nicht tun können, weil sie für den Augenblick Interesse oder Hoffnung verloren und sich zurückgezogen haben. Ich meine, Müttern ist auch die Funktion eigen, ihr Baby wach zu machen, aufzumuntern und zu beleben.

Die Untersuchungen von Säuglingsforschern zu den Interaktionen zwischen Mutter und Kind zeigen, daß der Interaktionskontakt rhythmisch und zyklisch stattfindet, daß die Hochs ebenso wichtig sind und beim anderen gesucht werden wie die Tiefs und daß ermunternde und erregende Funktionen ebenso bedeutsam sind wie beruhigende (obgleich die ersteren bei einem sehr jungen oder besonders empfindlichen Baby gedämpft und mit großer Sensibilität eingesetzt werden). Die Forschung zieht Begriffe heran wie Intensitätskurven, eine Art Wellenfunktion, Konturierung, Rhythmus, Phasen der Intensität, denen solche der Ruhe folgen, intensive beidseitige Interaktion und dann Rückzug, friedliche Zurückgezogenheit und Isolation. Offensichtlich erlaubt und respektiert die normale Mutter ein gewisses Maß an Zurückgezogenheit bei ihrem Baby, aber ebenso übernimmt sie es aktiv, wie sanft auch immer, das Baby für eine erneute Interaktion zu gewinnen. Zu großer Kummer ruft eine Reaktion hervor, die Ähnlichkeit mit Reverie und Containment hat (Bion, 1962), zu starker Rückzug bewirkt behutsames Kontaktaufnehmen (Brazelton et al., 1974; Trevarthen, 1984, Stern, 1985).

Ich hatte noch nichts über die Forschungen zur Säuglingsentwicklung gelesen, als ich zum erstenmal über den Begriff der Regeneration nachzudenken begann, aber zwei Beobachtungen bei normalen Kleinkindern gaben mir das Gefühl, daß Robbies langer, langer Strumpf einige ganz normale Konnotationen hatte. In dem einen Fall war ein kleines Baby namens Lucy vorzeitig abgestillt worden und hatte sich im Gegensatz zu ihrem sonst sonnigen Wesen ein wenig niedergeschlagen und zurückgezogen gezeigt. Während der Beobachtung kniete sich die Mutter vor das Baby, war unermüdlich besorgt und voller Mitgefühl und bot an jenem Tag viel mehr von ihrem Gesicht und ihrer Stimme als bei früheren Gelegenheiten, da ihre Brust noch zur Verfügung gestanden hatte. Dieses »Aufmuntern« muß von jener Art manischer Beruhigung und Depressionsverleugnung unterschieden werden, welche die Entwicklung eines »falschen Selbst« bei einem Kind begünstigen könnte, das sich selbst aufmuntern muß, um wiederum die Mutter aufzumuntern. Mir schien jedoch, daß die Mutter in diesem Beispiel ihrem Kind gegenüber etwas anderes demonstrierte, nämlich ihr mitfühlendes Verständnis, daß zwar auch etwas verloren gegangen war – die Brust –, daß aber nicht alles verloren sei und daß immer noch Fülle und Reife herrschten, wo alles leer erschienen war. Das andere Beispiel wird von Sheila Miller angeführt, ein gewöhnliches, alltägliches Ereignis im Leben eines Kleinkindes: Das Kind spielte in der Nähe seiner Mutter glücklich und zufrieden und sehr angeregt mit seinem Teddy, aber dann schien sein Spiel allmählich automatisch und unlebendig zu werden. Die Mutter ging zu ihrem Kind, spielte eine Weile mit dem Teddy, und Kind und Spiel wurden wieder lebhaft. Diese Beispiele, wo das Zutun der Mutter das Baby aus einem deprimierten Zustand zu holen scheint, lassen einen an andere gewöhnliche Situationen denken, wo Zutun oder – um einen höchst unzureichenden, der Psychologie entlehnten Ausdruck zu benutzen – Stimulierung zwar nicht einem deprimierten Kind in einen normalen Zustand verhilft, wohl aber ein Kind, das sich in einem *normalen Zustand* befindet, in Entzücken, Überraschung, Verwunderung oder Freude versetzt. Die Ausdrücke »Zutun« und »Stimulierung« sind ungeeignet; sie beruhen auf einem behavioristischen Automatenmodell der Persönlichkeit, das außer acht läßt, was die Erforschung von Intersubjektivität und Interaktion für die Objektbeziehungen impliziert. Sie sind jedoch für meine momentanen Absichten brauchbare Gegengewichte zum »Containment«. »Aufmuntern« ist ein Ausdruck der Objektbeziehung, »Stimulierung« nicht. »Entzücken«, »unterhalten«, »mit etwas oder jemandem spielen« sind sämtlich Objektbeziehungsausdrücke. Ebenso »für jemanden singen«. Manche Gedanken der psychoanalytischen Theorie, besonders diejenigen, die von Freuds anfänglichem Vertrauen auf ein doch eher reduktionistisches Modell abgeleitet sind, beinhalten, daß Interventionen seitens der Mutter nur dazu dienen, die Bedürfnisse des Babys zu befriedigen, sich an sie anzupassen. In diesem Modell scheint es kein Konzept eines *konstruktiven Beitrags* zur Bereicherung des Babys zu geben.

Es folgen zwei weitere mütterliche Interventionen, die ich selbst beobachtet habe; sie wurden von den Babys als Anreiz zu Neugier, Interesse und Aufmerksamkeit und nicht als intrusive Störungen erlebt. Sie stammen aus Beobachtungen normaler Säuglinge, die nach den von Esther Bick an der Tavistock Clinic entwickelten Methoden durchgeführt wurden (Bick, 1966; Miller et al., 1989). Im ersten Beispiel hatte ein drei Tage alter Säugling namens Cathy gerade eine offensichtlich befriedigende Brustmahlzeit beendet und war noch wach. Die Mutter hielt das Baby vor ihr Gesicht und begann sanft, aber lebhaft mit ihm zu sprechen. Man konnte deutlich sehen, wie das Baby seinen Kopf hierhin und dorthin drehte, um die Quelle dieses überraschenden Geräuschs zu erfassen. Es schien zu versuchen, den Vorgang zu begreifen oder ihm irgendwie auf die Spur zu kommen. Es sah nicht aus, als würde dieses Neue ihm Pein verursachen (Untersuchungen lassen annehmen, daß der Säugling die Stimme der Mutter erkennt, weil er deren typische prosodische Merkmale schon im Uterus erfahren hat; vgl. Trevarthen, 1986); aber Cathy machte in der Tat einen sehr interessierten, vielleicht sogar faszinierten Eindruck. Etwa zur gleichen Zeit schilderte eine andere Mutter mir ihre Beobachtung, daß ihr sehr junger Säugling ein solches Erlebnis *nach* einer Mahlzeit wohl faszinierend fand, vorher jedoch schien der Reiz zu stark zu sein. Im zweiten Beispiel geht es um Martin, ein fünf Monate altes Baby, das meistens seinem Bedarf entsprechend gefüttert worden war. Er war es gewöhnt, morgens aufzuwachen und eine Weile zu schreien oder zu quengeln, bis seine Mutter ihn hörte und in sein Zimmer kam, um ihn zu stillen. Das heißt, er war es gewöhnt, die Mutter mit seiner Stimme zu sich zu holen – ein gutes Beispiel für mütterliche »Anpassung« und nicht unvereinbar mit hydrostatischen Theorien von der Mutter als derjenigen Person, die Bedürfnisse befriedigt, Spannung mindert etc. Einmal jedoch hörte die Mutter die Bewegungen des Kindes, bevor es richtig wach war, und wartete an seinem Bett, bis es aufwachte. Als es die Augen öffnete, sah es das Gesicht der Mutter, und langsam erschien ein Ausdruck totalen, erstaunten Entzückens. Diese Beispiele mögen vereinfachend erscheinen, aber sie sind vielleicht geeignet, uns daran zu erinnern, daß Bemuttern mehr ist als das, was die passiven und mechanistischen Konzepte von Anpassung und Empfänglichkeit zulassen würden. Ganz sicher spielen in der Entwicklung des Kindes Neuheit, Überraschung, Freude und Entzücken – in handhabbaren Maßen – eine ebenso fundamentale Rolle wie ihre ruhigeren Gegenstücke: Struktur, Routine, Vertrautheit, in den Schlaf wiegen. Die Mutter von Lucy, dem Baby, das gerade abgestillt worden war und niedergeschlagen aussah, setzte eine ziemlich alltägliche Art »regenerierender« Aktivität ein, würde ich sagen; die Mütter von Cathy und Martin hielten Interesse und Überraschung bereit, als sie in einer Weise aktiv wurden, die man »beanspruchend« nennen könnte. Sie *suchten* die

Aufmerksamkeit ihrer Babys, nicht weil diese niedergeschlagen waren, und auch nicht, weil sie irgendein Bedürfnis äußerten; die Mütter machten von sich aus den ersten Schritt, und den Babys schien diese Gelegenheit zur Kommunikation Spaß zu machen.

Die psychoanalytischen Lerntheorien: Eine Revision des Lustprinzips

Was mir zu jener Zeit bei Cathy und Martin auffiel, war das Element der Freude in ihrer Wachheit – oder besser das Element von Aufgemuntert-Werden in ihrer Freude. Viele psychoanalytische Theorien implizieren, daß die negativen Erfahrungen die großen Lehren und Anregungen bereithielten, daß die Lust besänftige und Illusionen nähre und die Unlust uns für die große Außenwelt der »Realität« mobilisiere. Der deutlichste Ausdruck dieser Idee ist in Freuds Arbeit *Formulierungen über die zwei Prinzipien des psychischen Geschehens* (1911) zu finden. Obgleich die Identifizierung der wesentlichen Anregungen zum Denken weitgehend verfeinert wurde, seit Freud die Frustration sexueller Begierden so nachdrücklich hervorhob, wird die lehrende Kraft häufig noch immer ziemlich negativ benannt: Desillusionierung bei Winnicott, Frustration und Getrennheit bei Bion. (Balint, der die Bedeutung primärer Liebe und die Notwendigkeit eines nicht allzu scharf umrissenen frühen Objekts betonte, ist eine Ausnahme.) Die Realität, die verdaut werden muß, sei schmerzlich, so sehr man auch das Gefühl haben mag, daß sie durch Liebe und glücklichere Gefühlen ausgeglichen werde (Freud, 1911b; Winnicott, 1971; Klein, 1940; Segal, 1957; Bion, 1962; Balint, 1968, S. 167). (Eine ausführlichere Diskussion zu diesem Thema siehe in Kapitel 13.)

In einer interessanten Arbeit von O'Shaughnessy wird ein Aspekt der frustrierenden Eigenschaft des Objektes hervorgehoben: seine Abwesenheit. Sie verweist darauf, daß das erste Bindungsobjekt, die nährende Brust, auf den ersten Blick ein gutes Objekt sei, weil es das Leben erhalte – was immer es auch an Schwierigkeiten bergen mag. Sie betont, daß der sich nährende Säugling eine Beziehung, nicht Verbindung, zur

Brust habe – eine Beziehung, die Anwesenheit und Abwesenheit umfasse. Die Erfahrung der Abwesenheit, also des frustrierenden Objekts, sei ein Ansporn für die Entwicklung. Und sie fügt hinzu, daß dies kein zufälliges Zusammentreffen sei, da es eine logische Verknüpfung zwischen Denken und Abwesenheit gebe. »Man kann Sie auffordern, an etwas zu denken, das abwesend ist, ein Gemälde in einer Galerie zum Beispiel, aber man kann Sie nicht auffordern, an etwas zu denken, das Sie gerade anschauen. Sie können über alles nachdenken – im Sinne von Reflexion über etwas –, sowohl über anwesende wie abwesende Dinge, aber bevor man über etwas *nach*denken kann, muß man die vorhergehende Fähigkeit entwickeln, *an* etwas zu denken.« (O'Shaughnessy, 1964) Dann legt sie dar, daß die Fähigkeit, »an etwas zu denken«, wesentlich mit abwesenden Dingen verknüpft sei, im Entwicklungskontext gesehen mit der abwesenden Brust. In ihren späteren Schriften betont sie eher das Element der Getrenntheit als Trennung und Abwesenheit, was mir eine viel subtilere Sichtweise zu sein scheint (O'Shaughnessy, 1989). In späteren Kapiteln werde ich zu zeigen versuchen, daß, während bestimmte Patienten Hilfe brauchen, um etwas über Getrenntheit und die Unterschiede zwischen sich und ihrem Objekt zu lernen, um sich seiner Lebendigkeit bewußt zu werden, andere möglicherweise etwas über die Verfügbarkeit, Vertrautheit und Ähnlichkeit des Objekts lernen müssen. Ankunft und Wiederkehr können ebenso stimulierend und gedanken-anregend sein wie Fortgehen, besonders wenn der Patient eher an Fortgehen als an Wiederkehr gewöhnt ist. Ganz sicher wird das Denken durch die *Bemerkbarkeit* des Objekts angeregt. Abwesenheit wäre bemerkbar, wenn das Objekt normalerweise anwesend ist; wenn aber das Objekt normalerweise eher abwesend ist, wäre Anwesenheit der Wirkfaktor.

Ankunft und Wiederkehr

Ich schlage also als nützliche Ergänzung zu den Begriffen der Abwesenheit und Getrenntheit den der Perspektive vor. (Für eine ausführlichere Diskussion des Begriffs Perspektive siehe Kapitel 6.) Getrenntheit trägt der Distanz zwischen Selbst und Objekt, welche das Denken zum Funktionieren braucht, Rechnung, nicht aber solchen Situationen wie der Robbies in den frühen Jahren, da das Objekt einfach zu weit fort, zu sehr getrennt zu sein schien, als daß es hätte gedacht werden können. Ein Konzept der Perspektive umfaßt auch Situationen, in denen der Patient für Gefühle von Nähe und geteilter Erfahrung, so flüchtig sie sein mögen, vielleicht erst mobilisiert werden muß. Vielleicht ist auch das Brust-Mund-Modell zu eng für all die Interaktionen, die in den ersten Lebenswochen zwischen Mutter und Baby stattfinden. Es bietet sich allzu leicht für Bilder von Passen, Anpassen, Anwesenheit und Abwesenheit an. Dennoch kann man nicht sagen, daß die Stimme der Mutter sich genau dem Bedürfnis des Babys nach Klang anpasse. Es gibt in der Tat hunderte verschiedener Sprachen und Dialekte, in denen Mütter zu ihren Babys sprechen. Die sprechende Stimme der Mutter ist meines Erachtens eine Ursache positiver Verwunderung oder gar Verblüffung; und das gleiche gilt für ihr unerwartetes Erscheinen unter nicht allzu plötzlichen oder intrusiven Bedingungen. Babys schauen gern nach Licht und Farbe und Mustern und lauschen gern bestimmten Geräuschen, nicht nur weil diese »Stimuli« ihre Aufmerksamkeit in beruhigender Weise bündeln und festhalten, sondern weil sie zuerst einmal stark genug waren, um ihr Interesse zu wecken und auf sich zu ziehen. Tustin schreibt über die Säuglingszeit mancher psychotischen Kinder:

> Es hat mich immer verwirrt, daß über manche psychogen psychotischen Kinder berichtet wurde, sie seien von Geburt an zurückgezogen gewesen. Während ich diese Arbeit schreibe, ist mir eingefallen, daß diese Kinder vielleicht sehr früh im Leben unversehens auf autistische Objekte gestoßen sind und so davon abgelenkt wurden, sich der stillenden Mutter zuzuwenden. Eine depressive oder unsichere Mutter kann nicht genügend Festigkeit oder Spannkraft aufbringen, um ihren Säugling fort von den illusorischen Freuden seiner Sensationsobjekte hin zu dem realen Genuß ihrer Brust zu leiten. (Tustin, 1980, S. 102)

Und, so könnte man hinzufügen, eine solche Mutter ist vielleicht nicht in der Lage, genügend Lebhaftigkeit oder besser Lebendigkeit aufzubieten, *um ihren Säugling für den realen Genuß ihres Gesichts und ihrer Stimme zu gewinnen.*

Zu der Zeit, als ich Robbie kennenlernte, war, was immer die Gründe für seinen Rückzug waren, bestärkende mütterliche Präsenz dieser Situation bei weitem nicht angemessen. Doch die Rettungsleine, die in jener dramatischen Woche seines Zusammenbruchs zunächst von seinen Eltern und dann im nachfolgenden September von mir bereitgehalten wurde, schien in einem bestimmten Maß hilfreich zu sein. Es besteht kein Zweifel, daß meine offenkundigste regenerierende Bewegung – die Anhebung der Sitzungsfrequenz auf fünfmal pro Woche – eine erhebliche Rolle im Prozeß des Erwachens spielte. Das Problem war, daß, als die machtvollen Gefühle ihn schließlich durchfluteten, er nicht zu wissen schien, was er mit ihnen anfangen sollte. Es bestand immer die Gefahr, daß sie verdunsten und sich in etwas so Undifferenziertes auflösen würden, daß sie keine erhaltende, kohärente Verbindung zu seiner Welt würden darstellen können. Später jedoch, als er die Fähigkeit erlangte, seine Gefühle zu organisieren und zu ordnen, und er in hinreichendem Maß den Kontakt zu anderen Menschen schätzen konnte, war es klar, daß Festigkeit in seinem Objekt, etwas, das eine Art Zusammenstoß provozierte (etwas, das Freuds und Bions Begriff von »Realität« näher kam), eine viel entscheidendere Rolle spielte, wenn es darum ging, ihn wach zu halten. Ich möchte sehr nachdrücklich hervorheben, daß die verschiedenen Situationen auf verschiedenen Ebenen seiner Krankheit in Erscheinung traten. Es besteht kein Zweifel, daß Festigkeit meinerseits in früheren Zeiten nicht angemessen war, um bei Robbie Neugier oder Interesse oder Aufmerksamkeit zu wecken. Damals war seine Reaktion, daß er das Gefühl hatte, »einen Stein zu küssen«. Damals gab es an mir keine interessante »Steifheit und Geradheit«, nur Lieblosigkeit und Härte, ein unbewegtes, nichts bewegendes Objekt.

Das Problem mit der Triebtheorie und die Notwendigkeit von Bions »K«: einige Forschungsergebnisse

Meine Arbeit mit Robbie hat dazu geführt, daß ich über die Enge der alten Dualismen von Lust—Schmerz, Illusion—Desillusionierung, Anwesenheit—Abwesenheit nachdachte. Den Sinn dessen, Lust mit Symbiose und Illusion gleichzusetzen, hat Melanie Klein in Frage gestellt; ich habe darüber hinaus die Auffassung, die negativen, frustrierenden Erfahrungen seien die wesentlichen lehrenden und stimulierenden Elemente des Denkens, in Frage gestellt. In der Erforschung der Säuglingsentwicklung ist man diesen beiden Fragen in experimentellen Situationen nachgegangen. Ein besonders faszinierendes und geniales Experiment, das von Wolff konzipiert wurde, greift beide Fragen in einem auf. Es läßt Zweifel aufkommen an den frühen psychologischen Lehren und psychoanalytischen Ideen, die davon ausgingen, daß nur unter dem Druck vorenthaltener Triebbefriedigung Interesse an der äußeren Welt geweckt werden könne. Und es scheint mir Bions »K«-Konzept zu stützen, wobei »K« das angeborene Bedürfnis, die Welt kennenzulernen, bedeutet. Wolff hat mit sorgfältigen physiologischen Meßmethoden Zustände »wacher Inaktivität« definiert, in denen die Augen des Kindes »einen strahlenden, glänzenden Ausdruck« zeigten. Das Kind macht konjugierte Augenbewegungen sowie visuelle und auditive Verfolgungsbewegungen hin zu entsprechenden Objekten. Ein anderer Forscher nannte es den »Was-ist-das«-Blick (Eisenberg, 1970). Diese Zustände, meint Wolff, seien die Äquivalente dessen, was Kleitmann, wiederum ein anderer Forscher, als »Wachheit aufgrund von Wahlmöglichkeit« bezeichnete. Vor seinen Untersuchungen hatte Kleitmann angenommen, diese zeige sich erst einige Wochen nach der Geburt, nach einer langen Zeit, in der die einzige Wachheit die Wachheit aus Notwendigkeit gewesen sei, nämlich unter dem Druck körperlichen Unbehagens. Wolff meint, daß diese Zustände wacher Inaktivität, Wachheit aufgrund von Wahlmöglichkeit, *nach* einer Fütterung oder *nach* dem Defäzieren auftreten, d.h. wenn das körperliche Unbehagen minimal ist, und daß sie sich deutlich von Notzuständen unterscheiden. Er sagt auch, daß sie in den ersten Wochen nicht länger als eine halbe Stunde pro Tag dauerten, was vielleicht ein Grund dafür sei, daß sie nicht schon früher wissenschaftlich erforscht wurden (Wolff, 1965; Kleitmann, 1963). Meines Erachtens bedeutet dies auch, daß das Baby in diesen Situationen nicht aufgrund eines äußeren Dranges lernt, sondern aufgrund einer Befreiung. Ich sollte an dieser Stelle klarstellen, daß ich nicht der Meinung bin, Frustration könne das Denken nicht anregen, ich versuche nur zu belegen, daß Frustration nicht die einzige Anregung darstellt. Lust sollte aber in ihrer Fähigkeit aufzustören, wach zu machen und zu beleben nicht als dem Schmerz unterlegen angesehen werden.

Forschungsbelege zu beanspruchenden und ermunternden Funktionen der Mutter

O'Shaughnessy hat dargelegt, daß das erste Objekt des Säuglings ein psychisches Objekt ist, d.h. nicht einfach eine Brust, sondern etwas, das geistige und psychische Eigenschaften besitzt (persönliche Mitteilung). Die Forschungsergebnisse zur Beschaffenheit der Objektwelt, für die das Baby sensibel und aufmerksam ist, sind von großer Bedeutung für das Argument, daß die Lust selbst in der frühesten Säuglingszeit keineswegs dem Realitätsprinzip entgegensteht, sondern möglicherweise bei dessen Entwicklung eine wesentliche Rolle spielt.

Wolffs Untersuchung legt nahe, daß die Befriedigung körperlicher Bedürfnisse möglicherweise eine Vorbedingung dafür ist, daß der Zustand wacher Inaktivität eintreten kann, *ganz sicher aber nicht dessen Ursache* ist. Eine andere Reihe von Voraussetzungen findet sich in der Untersuchung von Brazelton et al. zu den Ursprüngen der Gegenseitigkeit, eine Untersuchung, in der diese Voraussetzungen ausgezeichnet beobachtet und beschrieben werden (Brazelton et al., 1974). Sie schildern in anrührenden und erhellenden Einzelheiten (von denen weitere in Anhang 1 zu finden sind), wie die Mütter selbst die Funktionen der Organisation und des Fokussierens zur Verfügung zu stellen scheinen, welche die Babys brauchen, um zu lernen, ihre Aufmerksamkeit auf die Mutter zu richten. Brazelton meint, daß dann, wenn die Mütter diese Funktion gut erfüllen, die Babys die für kognitive Erwerbungen notwendige Selbstorganisation erlernen können. Kinderpsychotherapeuten und Lehrer im Förderunterricht wissen, daß es nichts nützt, einem Kind, das eine geringe oder diffuse Aufmerksamkeitsspanne hat, Wissen oder Verständnis einbleuen zu wollen. Die Arbeit muß bei dem Problem der Aufmerksamkeitsspanne und den Konzentrationsschwierigkeiten des Kindes einsetzen. »Organisieren« scheint in der Tat ein allzu kognitives Wort zu sein, um dem gerecht zu werden, was Brazelton und seine Mitarbeiter beschreiben: Ich ziehe es vor, mir die Mutter als jemanden vorzustellen, die ihr Baby als ihr eigenes beansprucht, die seine Aufmerksamkeit beansprucht, die es in eine Beziehung zu sich, der Mutter, und in gewisser Weise ins psychische Dasein ruft.

In diesem besonderen Bereich der ermunternden und verstärkenden

Aktivitäten, den Brazelton beschreibt, müssen unsere psychoanalytischen Theorien meines Erachtens erweitert werden, wenn sie für die Behandlung der kränkesten unter den psychotischen Kindern relevant sein sollen. So viele seiner Beobachtungen beschreiben Improvisation, Ermuntern, Verstärkung, absichtliche Wechsel, Bewegung, Veränderung, Variationen eines Themas – Aktivitäten, die per definitionem nur von einem lebendigen Objekt ausgehen. Diese Begriffe scheinen notwendig zu sein, um dem Bild der Mutter Leben einzuhauchen und sie als jemanden sehen zu können, der mehr ist als nur eine fütternde, betreuende und bewahrende Person, so wichtig und grundlegend diese Funktionen auch sein mögen. Brazelton beschreibt zum Beispiel, wie die Mutter oft eine Aktivität gegen die andere *austauscht*, indem sie manchmal beruhigt, wenn die anregende Aktivität dazu beigetragen hat, das Kind in Unruhe zu versetzen, und manchmal anregt, wenn das Interesse des Kindes erlahmt.

> Ihre Stimmlage ist hoch, sie benutzt muntermachende Konsonanten, einfache Rhythmen, sie spricht schneller, wenn es notwendig ist, ihre Augen strahlen oder blicken träge, je nach dem Zustand des Kindes, und das alles, um seine Aufmerksamkeit zu erhöhen und auf ihr Gesicht und die gemeinsame Interaktion zu lenken ... Wenn sie das Kind tätschelt oder streichelt, tut sie dies mit einem Rhythmus oder einer Intensität, die ebenso aufmuntern wie beruhigen sollen (so benutzten die meisten Mütter einen Rhythmus von zwei Schlägen pro Sekunde zum Beruhigen UND Aufmuntern und einen langsameren Rhythmus, wenn sie nur beruhigen wollten).

Brazelton weist außerdem darauf hin, daß der Teil des Körpers, den die Mutter beim Baby berührt, dem doppelten Zweck von Beruhigung und Anregung dient. »Wird das Baby zum Beispiel ruhig, wenn die Mutter seine Beine und seinen Bauch streichelt, dann bewegt sie ihre Hand weiter zur Brust und zur Wange, um seine Aufmerksamkeit zu wecken und auf sich zu ziehen.« Er meint, daß die Mutter dem Baby beizubringen scheine, wie es sein Verhalten kontrollieren und in ein Kommunikationssystem kanalisieren könne (Brazelton et al., 1974, S. 65).

Was bei diesen Beschreibungen auffällt, ist, daß die aufmunternden Aktivitäten ebenso zentral für das Fokussieren der Aufmerksamkeit des Babys sind wie die beruhigenden Aktivitäten. Offensichtlich bewirkt gerade auch der Wechsel zwischen beiden, das Spiel der einen Aktivität gegen die andere, eine Fokussierung. Zudem fällt auf, wie sehr ein großer Teil der Bilder und der Sprache an musikalische Phänomene erinnert. Die Babys scheinen nicht nur durch ihre eigenen körperlichen und emotionalen Bedürfnisse zu einem Kontakt mit einem anderen menschlichen Wesen aufgefordert zu werden und nicht nur durch ihr eigenes Interesse an einem solchen Kontakt, sondern sehr stark auch durch Anleitung, aktive Hilfe und offenkundiges Verlangen auf seiten der Mutter. Das Wort, das ich ursprünglich gewählt hatte, um die Funktion von Robbies Rettungsleine zu beschreiben, war Reklamation, Regeneration, aber vielleicht muß man zunächst das vorher stattfindende Beanspruchen betrachten, das nachdrückliche Beziehung-Aufnehmen, das aktive, aber sensible Aufmuntern und Benennen, das jeder Regeneration vorausgehen muß und das gleich zu Anfang des Lebens stattfindet, wenn die Mütter ihre neuen Babys kennenlernen und sie als ihr Eigenes beanspruchen. Brazeltons Beschreibung, wie Mütter mit ihren allerjüngsten Babys, den Neugeborenen, in deren am wenigsten responsiven Zustand umgehen, ist noch aufschlußreicher.

> Die Mutter zeigt einen Gesichtsausdruck voller Bewunderung, sie bewegt ihr Gesicht mit großer Begeisterung vor dem des Kindes vor und zurück; oder sie setzt, wenn ihr Säugling keine Bewegung zeigt, einen überraschten Gesichtsausdruck auf und weicht in gespieltem Erstaunen zurück; oder sie begrüßt das Kind in übertriebener Weise, inszeniert einen lebhaften, ausgedehnten Begrüßungsaustausch, indem sie überschwenglich mit dem Kopf nickt und wackelt, ganz so, als ob ihre Begrüßung tatsächlich erwidert würde.

Brazelton fügt hinzu: »Es ist interessant, daß Überraschung, Begrüßung und Bewunderung gleichermaßen von den schon erwähnten Elementen begleitet sind; gerunzelte Stirn, weit aufgerissene Augen und in zwei Fällen sogar ein leicht gespitzter Mund ... [Die Mütter] wollen sich unbedingt selbst an der allerkleinsten Möglichkeit interaktiven Verhaltens beteiligen und sich darüber auslassen – durch Imitation.« (S. 68)

Auch die Arbeit von Klaus und Kennell über Eltern-Kleinkind-Bindungen ist relevant für das, was ich als das Phänomen des Benennens oder Beanspruchens bezeichne (1982). Klaus und Kennell haben das Verhalten von Müttern und Babys im Entbindungszimmer zehn Minuten lang bei ihrem ersten Kontakt gefilmt. Mit Macfarlanes Worten:

> Die Ergebnisse dieser Beobachtungen zeigten bei jeder Mutter ein »geordnetes und vorhersagbares« Verhaltensmuster auf, das wirksam wurde, wenn sie ihr Neugeborenes das erste Mal untersuchte. Mit den Fingerspitzen zögernd beginnend, berührte sie es zunächst an Händen und Füßen. Nach vier oder fünf Minuten fing sie dann an, es am Körper mit den Handflächen zu streicheln, was sie in immer stärkere freudige Erregung versetzte. Diese Untersuchung dauerte mehrere Minuten und ging zu Ende, sobald die Mutter mit dem nackten Kinde neben sich einschlummerte. Im Laufe der zehn Filmminuten steigerte sich auch merklich die Zeitspanne, für die die Mutter sich und das Baby dergestalt in Position brachte, daß sie einander in die Augen blicken konnten (so das Baby die seinen offen hatte). Zugleich zeigte sie ein starkes Interesse daran, ihr Kleines aufzuwecken, damit es die Augen aufschlage. Fast drei Viertel der Mütter sagten dabei: »Mach doch die Augen auf, mein Kleines, nun mach die Augen auf.« Oder: »Wenn du die Augen öffnest, weiß ich doch, daß du lebst.« Mehrere Mütter erwähnten überdies, daß sie sich ihrem Kinde viel näher fühlten, sobald es sie anschaute. (Macfarlane, 1977, S. 55 f.)

Auch Macfarlane filmte die ersten Augenblicke nach der Geburt, und das Transkript gibt wieder, wie sich die Mutter in ihrer ausführlichen ersten Untersuchung des Kindes äußert: »Mrs. C prüft es ausführlich, berührt es da und dort mit den Fingerspitzen und bemerkt zu ihrem Mann: ›Sieh doch, der kleine Mund. Sieh das kleine Gesichtchen. Seine kleinen Nägel. Oh, die kleine Stupsnase, genau wie deine. Sieh doch, der kleine Kopf... Sieh dir sein Haar an.‹« Macfarlane kommentiert: »Eine frohgemute, verwunderte Bestandsaufnahme und zugleich eine ernsthafte Kontrolle, um sich zu vergewissern, daß alles seine Richtigkeit hat.« (ebd., S. 58) Macfarlane bemerkte wie Klaus und Kennell das »starke Interesse der Mütter an den Augen ihrer Babys. ... Mrs. C begrüßte ihr Baby erst direkt, als es seine Augen aufschlug, und sagte hierauf in weniger als eineinhalb Minuten siebenmal ›Hallo‹ zu ihm. Kurz zuvor hatte sie ihr Baby gebeten, doch die Augen zu öffnen.« (ebd.) Das Baby kann kaum Zweifel an ihrem Dasein oder seinem eigenen gehabt haben nach einer so anhaltenden und entschiedenen Einladung und einer so freudigen Begrüßung.

Wissenschaftliche Untersuchungen zu den sozialen Fähigkeiten des Säuglings

Heute weiß man, daß Babys »bei der Geburt sozial hoch entwickelt« sind (Newson, 1980; S. 49). Newson zitiert Ergebnisse aus den Untersuchungen von Trevarthen und anderen, aus denen hervorgeht, daß der menschliche Säugling »biologisch dafür präpariert oder vorprogrammiert ist, mit anderen Menschen zu kommunizieren. Er besitzt die ganze Grundausstattung, die er braucht, um sich von Geburt an auf die zwischenmenschliche Kommunikation – zu Anfang nonverbaler Art – von Angesicht zu Angesicht einlassen zu können.« Trevarthen hat in der Tat den Dialog und den gesprächsähnlichen Austausch im Sinne einer »Vorsprachlichkeit« und später »Vormusikalität« dieser Dialoge untersucht. »Mutterisch« wird offenbar in einer hohen Stimmlage gesprochen, zuerst in einem Adagio- und dann in einem Andante-Rhythmus, und der Dialog hat bestimmte Rhythmen, die in jeder Sprache auftauchen (Trevarthen und Marvick, 1986, und ein Vortrag an der Tavistock Clinic im Juli 1991). Newson hebt hervor, daß bei einer genaueren Untersuchung dieses gesprächsähnlichen Austauschs sofort klar wird, daß das Baby selbst keineswegs ein passiver oder unbeteiligter Beobachter ist. Auch Papoušek und Papoušek (1976) und andere (Bower, 1974) haben gezeigt, daß das Baby visuelle Strukturen besitzt, die hochempfindlich für jene Aspekte der Stimulation sind, die von den Gesichtern anderer Menschen ausgehen, sowie eine auditive Ausstattung, die ganz selektiv auf die menschliche Stimme eingestellt ist. Der Säugling beachtet diese von Menschen ausgehenden Reize sehr viel stärker als unbelebte oder statische Objekte. Insbesondere, so betont Bentovim, habe man festgestellt, daß der Säugling den Augen der Mutter Aufmerksamkeit schenke (Bentovim, 1979). Robson (1967) sprach vom »Stimulusreichtum der Augen, ihrem bemerkenswerten Aufgebot an interessanten Eigenschaften wie Glanz, Beweglichkeit, Veränderlichkeit der Pupillengröße, Größe der Lidspalte«. Schaffer meint, es sei zunehmend schwerer, nicht zu dem Schluß zu kommen, daß der Säugling in gewissem Sinne für das soziale Miteinander präpariert sei, was uns freilich nicht überraschen sollte (Schaffer, 1977). Trevarthen fragt in dem diesem Buch vorangestellten Zitat, wie die kleinkindlichen Sinne wohl

Personen identifizieren können. Seine Antwort (1978) lautet, daß zielgerichtetes Verhalten sich durch seine sich selbst erzeugende, vitale rhythmische Bewegung offenbare; dementsprechend hebt er die angeborene Fähigkeit des Säuglings zu kommunikativem und emotionalem Austausch mit einem anderen menschlichen Geist und zur Entwicklung kultureller Intelligenz hervor (Trevarthen und Logotheti, 1989).

Schaffer (1977) sagt: »Wenn ein Säugling mit einem Verdauungssystem auf die Welt kommt, das mit Nahrung fertig wird, und mit einem Atmungsapparat, der auf die Luft um ihn herum eingestellt ist, warum sollte er nicht ebenso dafür präpariert sein, mit jener anderen wesentlichen Beigabe seiner Umwelt umzugehen, nämlich mit Menschen?« Schaffer weist darauf hin, daß die Untersuchungsmethode, mit welcher im Lauf der Zeit zusammengestellte Gesamtbeträge des Verhaltens gemessen werden, für die Erforschung sozialer Interaktion ungeeignet sei. Diese erfordere Techniken der sequentiellen Analyse (das Baby tut etwas, die Mutter reagiert, das Baby reagiert auf ihre Reaktion, sie reagiert auf seine Reaktion etc.). Mittlerweile begegnet uns diese Art der wissenschaftlichen Untersuchung in der Literatur immer häufiger.

Was geschieht jedoch, wenn die Benennungs- und Beanspruchungsaktivitäten der Mutter nicht mit dem richtigen Gespür auf die nach außen gerichteten Bewegungen des Babys abgestimmt oder aufgrund von Depression, Sorge oder Rückzug stark reduziert sind? Brazeltons Arbeit ist für den erstgenannten Fall sehr aufschlußreich; es ist belegt, daß sich die Babys dann in der Tat bis zu einem gewissen Grad zurückziehen. Murray und Trevarthen haben bei acht Wochen alten Babys festgestellt, daß ein Scheitern der Kommunikation aufgrund fehlender oder paradoxer Reaktion seitens der Mutter zum Ausdruck von Verwirrung, Not und Weinen, hartnäckiger Niedergeschlagenheit oder Rückzug in sich selbst führen kann. Murray setzte bei seinen Experimenten auch willkürliche Bewegungslosigkeit des Gesichtes der Mutter ein, um bei Säuglingen im Alter von sieben bis zwölf Wochen stereotype Ausdrucksformen zu beobachten, die zeigten, daß sie unglücklich waren. »Das Baby wird unglücklich, sieht verwirrt aus, starrt auf seine Faust, meidet die Augen der Mutter, wirft aber kurze, schnelle Blicke auf sie und verzieht das Gesicht zu Grimassen.« (Murray und Trevarthen, 1985) Später hat Murray, daran anknüpfend, die gewaltigen Auswirkungen realer mütterlicher Depression auf die kognitive Entwicklung von Säuglingen aufgezeigt (Murray, 1991).

Aufgrund des Belegmaterials und der Argumente für eine interaktionale Objektbeziehungstheorie sollte klar geworden sein, daß die »Ursache« kognitiver Defizite oder eines emotionalen Rückzugs des Babys oder von beidem niemals nur bei der Mutter liegen kann: Die Säuglingsforschung selbst war darauf bedacht zu zeigen, daß soziale und kulturelle Unterstützung (ein Gefährte, vorzugsweise der Ehemann, der bei der Geburt zugegen ist, danach Unterstützung zu Hause, eine gute Ehe, sozioökonomischer Rahmen) eine Rolle dabei spielt, ob ein gutartiger oder ein bösartiger Entwicklungskreislauf einsetzt. Jahrzehntelange Beobachtungen zum Beispiel an der Tavistock Clinic und der Universität von Turin, die über einen Zeitraum von zwei Jahren an Säuglingen in ihrer häuslichen Umgebung mit ihren Eltern vorgenommen wurden, haben gezeigt, wie komplex die Frage der Kausalität ist, wie einer deprimierten Mutter durch ein lebendiges, responsives Baby geholfen werden kann, aus ihrer Depression herauszufinden, und wie eine deprimierte Mutter mit einem nicht responsiven, nicht entschädigenden Baby noch deprimierter werden kann – und daß deprimierte Mütter sich häufig zur rechten Zeit erholen, um einem gefährlichen Teufelskreis eine andere Wendung zu geben. Wir können die neuen Entdeckungen über die Bedeutung der intrauterinen Umgebung (Piontelli, 1987; Liley, 1972) und auch die genetischen Faktoren in der konstitutionellen Struktur des Babys nicht unbeachtet lassen. Hilfe kommt häufig von seiten befähigter Pfleger und anderer Fachkräfte – Physiotherapeuten, Kinderpsychotherapeuten und manchmal hilfreicher Kindermädchen, Großmütter und Freunde –, wenn man sich der Situation früh genug annimmt. Oft steht auch die Zeit der Gesundheit zur Seite, und Mutter und Baby finden schließlich zueinander. Wenn nicht, kann die Psychotherapie dort einsetzen, wo keine Prävention möglich war.

Um auf die theoretischen Fragen der mütterlichen Funktion des Benennens/Beanspruchens/Begrüßens und den Zusammenhang mit Robbies langer Rettungsleine zurückzukommen: Ich meine, daß jene Babys, die rundherum versorgt werden, die angesprochen und angeschaut werden, nicht nur in die bewußte Wahrnehmung der menschlichen Welt außerhalb ihrerselbst gerufen werden, sondern auch in die bewußte Wahrnehmung, daß sie selbst existieren. Die Forschungsergebnisse scheinen mich zu bestätigen, erstens in meinem Gefühl, daß meine Reichweite groß sein müsse und, zweitens hinsichtlich der Notwendigkeit in der ersten Zeit unserer gemeinsamen Sitzungen, meinen Kopf in

Robbies Gesichtsfeld zu bringen und oft auch ihn bei seinem Namen zu rufen sowie hinsichtlich Robbies früh geäußerter Bitte, ich solle die Knetrolle sehr *lang* machen, möglicherweise, um gegen seine eigene kurze, winzige Aufmerksamkeitsspanne und sein Gefühl der Zerbrechlichkeit und Brüchigkeit der Welt anzugehen. Robbies Mutter war bei seiner Geburt schwer depressiv, aber es ist wahrscheinlich, daß er als ein Kind zur Welt kam, das nur schwer zufriedenzustellen und aufzuziehen war. Es ist häufig so, daß ein kraftvolles, responsives Baby dazu beiträgt, die deprimierte Mutter aus ihrer Depression herauszuholen. Die Rettungsleine kann in beide Richtungen funktionieren, aber bei Zuständen tiefer Zurückgezogenheit scheint sie der betreffenden Person nicht nur den Kontakt zu einem menschlichen Objekt zu ermöglichen, sondern auch den Kontakt zu sich selbst. Das Verblüffende bei autistischen Kindern ist, daß sie ebensowenig Gefühl für sich selbst, für die eigene Existenz haben wie für andere Menschen.

Stern und Bion

Daniel Stern hat die Art und Weise untersucht, in der Mütter sich auf die Gefühlszustände ihrer Babys »einstimmen«. Mit der englischen Objektbeziehungsschule (Klein, Winnicott und anderen) und dem amerikanischen Analytiker und Psychiater Harry Stack Sullivan teilt er die Auffassung, daß Säuglinge ein sehr aktives subjektives Leben haben, das voller wechselnder Leidenschaften und Verwirrungen ist. Er betont, daß das Baby mit einem außerordentlich hohen Standard subtiler sozialer Fähigkeiten zur Welt kommt. In vielerlei Hinsicht stehen seine Auffassungen der Überzeugung Kleins nahe, daß das Neugeborene mit einem rudimentären Ich ausgestattet sei, und Bions Theorie des angeborenen menschlichen Verlangens, mit Psychischem (»K«) in Berührung zu kommen. Stern zitiert umfangreiches Material aus der experimentellen Forschung, die relativ neu und im Wachsen begriffen ist, Material, das die Grundannahmen der Assoziationspsychologie, des Reiz-Reaktions-Modells, der klassichen freudianischen Triebtheorie und selbst Piaget herausfordert und in Frage stellt. Diesem Material zufolge scheinen Säuglinge nicht nur auf Formen und Abstraktionen besonders eingestimmt zu sein, die ihre Interaktion mit lebendigen Menschen fördern, sondern sie scheinen diese nachgerade zu *suchen*; sie erkennen innerhalb weniger Tage nach der Geburt den Geruch der Muttermilch; sie sind nicht nur auf das menschliche Gesicht, sondern auch auf die Veränderung von dessen Ausdruck eingestellt; sie wissen, bevor sie es erfahren haben, daß der Gegenstand, den sie berühren, derselbe ist wie der, den sie sehen. Stern zitiert Entwicklungspsychologen wie Bower und Meltzoff, die postulieren, daß der Säugling vom ersten Tag an abstrakte Repräsentationen von Wahrnehmungsqualitäten bildet und auf diese einwirkt. Diese abstrakten Repräsentationen, die der Säugling erlebt, sind keine Anblicke oder Geräusche oder Berührungen oder benennbare Objekte, sondern Formen, Intensitätsgrade und Zeitmuster – die »globaleren« Eigenschaften von Erfahrung. Stern schreibt: »... das Bedürfnis sowie die Fähigkeit, abstrakte Repräsentationen von primären Wahrnehmungseigenschaften zu entwickeln und nach ihnen zu handeln, sind bereits mit dem Beginn des psychischen Lebens vorhanden; sie markieren also keinen Höhe- oder Wendepunkt, der erst mit der Entwicklung des zweiten Lebensjahres erreicht würde.« (Stern, 1985, S. 80)

Ein dritter Punkt betrifft nicht nur die Fähigkeit des Babys zur Abstraktion, sondern seine Fähigkeit, in einer Zeitdimension sich abspielende abstrakte Muster wahrzunehmen und sich auf sie einzustellen. Die Assoziationspsychologen und viele psychoanalytische Theoretiker nahmen an, daß Ereignisse, die in einer dichten zeitlichen Abfolge stattfinden, aufgrund eines Assoziationsprozesses als zusammengehörig erfahren werden. Stern schreibt jedoch: »Ich meine, daß er den Prozeß ebensowohl wie das Resultat zu erleben vermag, und bezeichne das Wahrnehmen einer auftauchenden Organisation als das auftauchende Selbstempfinden. Der Säugling erlebt sowohl einen Prozeß als auch sein Resultat.« (Stern, 1985, S. 72) Sterns Interesse gilt dem Auftauchen des Selbst, aber er hätte ebensogut noch das auftauchende Objektempfinden hinzufügen können – denn auch das ist sicherlich ebenso das Erleben eines Prozesses wie eines Resultats insofern, als die aufmerksame, fürsorgliche, ernährende, haltende, sprechende, murmelnde Mutter ein lebendiges Objekt ist. Bei vielem von dem, was er anführt, geht es in der Tat um Prozesse im Objekt, er konzentriert sich jedoch in seinen Zusammenfassungen auf die Entwicklung des Selbstempfindens. Er hätte ebensogut beides aufgreifen können. Was den Begriff des Prozesses angeht, so habe ich immer das Verschwinden von Freuds Idee der »Gedankengänge« bedauert, von der er in seinem großen Werk *Die Traumdeutung* so häufig Gebrauch macht. Freilich kann eine Abfolge lebendiger Prozesse sehr aufschlußreich sein, aber sie sind immer nur Teile eines Ganzen. Zustände der Befriedigung und der Frustration sind gewiß eine wichtige Dimension des Seelenlebens, wie es auch die Balance zwischen Liebe und Haß ist, aber Gestalt und Form, in der diese Erfahrungen auftauchen, sowie ihr Gestaltet- und Geformt-Werden in der Zeit scheinen verlorenzugehen, wenn die dynamischen Elemente der psychoanalytischen Theorie zugunsten eher statischer Modelle des menschlichen Geistes vernachlässigt werden. Die Arbeiten von Betty Joseph bringen uns diese Lebendigkeit zurück; sie verleihen ein Gefühl vom dynamischen Spiel der Kräfte und von momentanen Veränderungen in diesem flüssigen Medium. Wir gehen nie zweimal durch denselben Fluß, und, wie der Philosoph bemerkte, wir gehen tatsächlich niemals durch denselben Fluß!

Ein großer Teil der bei Stern zitierten Forschungen untersucht eben diese lebendigen Prozesse. So gibt es zum Beispiel Beweise für die angeborene Fähigkeit der »amodalen Wahrnehmung«, d.h. einer Wahrnehmung, die nicht von einer bestimmten sensorischen Modalität abhängig oder an diese gebunden ist; diese Evidenz läuft allen Formen der assoziativen Reiz-Reaktions-Psychologie absolut zuwider. Das Baby kann einen Rhythmus als den gleichen erkennen unabhängig davon, ob es ihn hört, sieht oder durch eine Reihe von Klapsen spürt. Es erkennt die charakteristischen Formen unabhängig von der sensorischen Modalität, in der sie auftauchen. Leben wird offensichtlich selbst von einem Neugeborenen nicht als eine Reihe von Augenblicken in der Zeit erlebt – Nadelstichen vergleichbar –, die durch Erfahrung allmählich zusammengefügt werden müssen, sondern eher in sehr viel längeren Zeitwellen oder -konturen oder -ausformungen.

Stern fügt hinzu, daß die Experimente, die aufzeigen, daß Babys eine Fähigkeit zu globalen inneren Repräsentationen besitzen, auch bedeuten, daß wir die affektive, gefühlvolle Art und Weise, in welcher der Säugling die Welt um sich herum erlebt, um eine zweite Gruppe von Eigenschaften ergänzen sollten. Die erste Gruppe besteht in den traditionellen Darwinschen (und psychoanalytischen) »kategorialen« Affekten: Zorn, Freude, Traurigkeit etc. Die Gruppe von Affekten, die Stern im weiteren postuliert, nennt er »Vitalitätsaffekte«. (»Affekt« ist ein alter psychologischer und psychiatrischer Terminus für das, was Laien als Emotion oder Gefühl bezeichnen würden, wie etwa Liebe, Haß, Zorn, Gier, Lust, Abscheu, Glücksempfinden, Freude.) Vitalitätsaffekte, behauptet Stern, beziehen sich auf die *Form* der Erfahrung, und sie entstehen *unmittelbar aus Begegnungen mit anderen Menschen.* Er meint, daß sie sich vielleicht durch dynamische, kinetische Ausdrücke charakterisieren ließen wie »aufwallend«, »verblassend«, »flüchtig«, »explosionsartig«, »anschwellend«, »abklingend«, »berstend«, »sich hinziehend« usw. (Stern, 1985, S. 83).

Stern benutzt seine Argumente und Belege, um seine Vorstellung eines auftauchenden Selbstempfindens gegen eher statische Definitionen des Selbstempfindens und gewiß gegen jene Theorien zu verteidigen, die davon ausgehen, daß Selbstempfinden in einer so frühen Lebensphase nicht möglich sei. Sie untermauern natürlich gleichermaßen das, was man »auftauchendes Objektempfinden« nennen könnte. Sterns Ideen und Belege scheinen für Bions Begriff der Alpha-Funktion, einer Funktion des menschlichen Geistes, die Gedanken denkbar macht, von größter Bedeutung zu sein. Sterns Vitalitätsaktivierungskonturen sind unglaublich gut geeignet für die Bereitstellung der Form, in die glückliche, traurige, ärgerliche Erfahrungen gegossen werden, und müssen gewiß eine wichtige Rolle spielen, wenn es darum geht, eine bestimmte Erfahrung erfahrbar, erkennbar, verdaulich zu machen und die Möglichkeit zu schaffen, über sie nachzudenken. Der Inhalt der Erfahrung, ob gut oder schlecht, ist nur eine bedeutsame Dimension. Die andere Dimension scheint die formalen Eigenschaften und Ausformungen zu beinhalten, welche die Erfahrung annimmt, und die sind, wenn sie gute Erfahrungen umfassen, möglicherweise ebenso aufmunternd, interessant, erregend oder bemerkenswert, wie wenn sie schlechte Erfahrungen umfassen. Also wären es das *Niveau* der Aktivierung und der Intensität sowie die *Form* der Kontur (zu explosionsartig oder zu flach und flau), die *ebensosehr* wie ihr tatsächlicher positiver oder negativer Inhalt bestimmen, ob die Erfahrung geistig verdaut und ob über sie nachgedacht werden kann. Forschungen zum Trauma haben die Schockwirkungen bei schlimmen Erfahrungen untersucht, aber vielleicht müßte im psychoanalytischen Denken dem Anreiz zum Lernen, der sich aus der selbstverständlichen, alltäglichen Bereitstellung freudiger Überraschungen durch die Mutter ergibt, ebensoviel Aufmerksamkeit zuteil werden. Tatsächlich scheint Bion selbst an manchen Punkten Raum dafür zu lassen, daß die Alpha-Funktion jede Art von Gedanken denkbar macht, nicht nur schlechte, dort jedoch, wo er in seiner Arbeit den Schwerpunkt auf Containment und Transformation im praktischen klinischen Umfeld und in der Mutter-Säugling-Situation legt, geht es vor allem um das Containment von Angst und Frustration. Das Containment von Hoffnung, Überschwang, Entzücken und Freude erscheint mir für die Entwicklung und das Denken jedoch ebenso wichtig. (Sterns Arbeit zeigt, daß in der Psychotherapie die zeitliche Abstimmung von Deutungen und das Schrittempo nicht nur schmückendes Beiwerk der klassischen Grundstruktur analytischer Arbeit sind, sondern deren wesentlicher Bestandteil. Wenn wir ein Duett für zwei Klaviere schreiben und nicht ein Stilleben komponieren, dann ist die zeitliche Abstimmung ebenso wichtig, wie Klang und Thema und Harmonie es sind; siehe Malcolm, 1986.)

Indem sie die Sensibilität des Säuglings für Form und Eigenschaft der Erfahrung aufzeigten, haben Beobachtung und Forschung das herkömmliche Bild des Säuglings verändert. Er ist nicht mehr nur ein sinnliches, zielstrebiges kleines Tier, das nach Befriedigung strebt, und ein leidenschaftlich liebendes und destruktives Geschöpf, das Liebe und Hege findet und verliert. Er ist auch, wenn die entsprechenden Bedingungen gegeben sind, ein kleiner Musikschüler, der darauf hört, wie sich seine auditive Erfahrung zu einem Muster fügt, ein kleiner Kunstschüler, der Spiel und Muster von Licht und Schatten und deren Veränderungen studiert, ein kleiner Tanzschüler, der die beruhigenden Bewegungen oder spielerischen belebenden Aktivitäten seiner Mutter beobachtet und spürt, ein kleiner Unterhalter, der sich in den ersten Wochen seines Lebens an den vorsprachlichen Dialogen mit seiner Mutter beteiligt, ein kleiner Wissenschaftler, der daran arbeitet, seine Erfahrungen miteinander zu verknüpfen und sie zu verstehen.

6

Gedanken denkbar machen

Ein perspektivischer Blick auf Introjektion und Projektion

In diesem Kapitel werde ich versuchen, die Erkenntnisse der Psychoanalyse mit dem zu verknüpfen, was die Forschung über die Wahrnehmung bei Säuglingen herausgefunden hat, und ich hoffe, daß sich daraus etwas ergibt, das für Fragen der psychotherapeutischen Technik bei der Behandlung psychotischer Kinder relevant ist. Auf die wichtigste dieser Erkenntnisse hat die Psychoanalyse seit langem verwiesen, und mittlerweile ist sie durch die Forschung zur Säuglingsentwicklung bestätigt worden: Für seine emotionale und kognitive Entwicklung braucht das Baby Erfahrung und Interaktion mit einer beständigen menschlichen Betreuungsperson, einem »belebten Objekt«, oder es braucht – mit Trevarthen gesprochen – »lebendige Begleitung« (Spitz, 1946; Trevarthen, 1978). Für den Therapeuten besteht ein größeres technisches Problem darin, wie solche Erfahrungen Kindern zur Verfügung gestellt werden können, für die es generell ein Problem bedeutet, Erfahrungen zu assimlieren, und ganz besonders ein Problem, die Erfahrung eines lebendigen menschlichen Objektes zu assimilieren. Diese technische Frage wird möglicherweise eine Erweiterung des psychoanalytischen Modells erfordern, welche der zentralen Stellung der Mechanismen von Introjektion und Projektion beim Lernen einen besonderen Platz einräumt.

Eine solche Erweiterung kann meines Erachtens mit Hilfe von Konzepten geleistet werden, die der Perspektive, unter der Erfahrungen gemacht oder betrachtet werden, Rechnung tragen: Konzepte wie die Verfügbarkeit des Objekts, seine Zugänglichkeit, Greifbarkeit, Nähe und perzeptive Nachvollziehbarkeit. Bions Konzept des »Behälters« weist einige der Bedingungen auf, unter denen Lernen und Introjektion stattfinden, aber dieses Konzept verweist metaphorisch selbst in seinen am stärksten mentalen Aspekten tendenziell auf etwas Konkaves, einen schoßartigen Geist vielleicht (siehe Grotstein, 1981a). Manchmal jedoch ist der »Behälter« beruhigend und tröstlich, und manchmal wird er als etwas sehr viel Festeres gesehen. Ich habe schon darauf hingewiesen, daß das mütterliche Objekt auch als eine Kraft begriffen werden muß, die *das Kind zieht oder lockt oder fesselt oder sein Interesse weckt.* Jetzt aber möchte ich ein anderes Element hervorheben, bei dem es um eine Metapher geht, die stärker visuell und im taktilen Sinne ganz anders ist – eine ganz andere Metapher als die des Schoßes oder der umschlingenden Arme. Es folgt aus dem, was man heute über das Bedürfnis des Babys nach Objekten wie dem Gesicht oder der Brust der Mutter weiß, die – vor allem in den ersten Lebenstagen – *genau in der richtigen Entfernung* dargeboten werden, so daß das Baby in befriedigender Weise das Gesicht sehen und aus der Brust trinken kann. Die Bedingungen, unter denen Säuglinge Objekte in einem dreidimensionalen Raum erreichen und begreifen können, sind möglicherweise auch relevant für jene Bedingungen, unter denen eine *Idee* begreifbar wird. Vielleicht haben die Entwicklungsprozesse und -zustände, die am Funktionieren der Augen und Hände des Säuglings und sogar an der eigentlichen Anatomie seines Saugens beteiligt sind, in der Psychoanalyse weniger Aufmerksamkeit erhalten, als sie verdienen.

Introjektion und Projektion

Melanie Klein vertrat die Auffassung, daß Prozesse der Introjektion und Projektion vom Beginn des Lebens an wirksam seien (Spillius, 1988b, S. xiv). Mit Paula Heimanns Worten: »Ein Organismus erhält sich am Leben, indem er fremde, aber nützliche Stoffe aufnimmt und seine eigenen, aber schädlichen Stoffe ausscheidet. Aufnahme und Ausscheidung sind die fundamentalen Prozesse für jeden lebendigen Organismus.« (Heimann, 1952) Sie stimmte mit Klein darin überein, daß der menschliche Geist keine Ausnahme von dieser Regel darstelle, und obgleich frühere Psychoanalytiker akzeptiert hatten, daß das Überich durch Introjektion aufgebaut werde, brauchte es Melanie Klein, um aufzuzeigen, daß dies auch für das Ich gilt. Klein meinte, daß Babys von Anfang an fähig seien, aus Erfahrung zu lernen, Erfahrungen zu absorbieren, daß sie aber auch in bestimmtem Maß die Fähigkeit hätten, sich durch Ausscheidungsaktivitäten vor Erfahrungen zu schützen. Modell und Metapher waren einem Verdauungssystem entlehnt, aber es war kein reduktives Modell, und Klein hielt daran fest, daß das Baby an der Brust Liebe und Verständnis in sich aufnehme, nicht einfach nur Milch und sinnliche Befriedigung; viele der Erfahrungen, die als aufgenommen oder ausgeschieden beschrieben wurden, wurden als geistige und emotionale Erfahrungen verstanden.

Bion nahm Kleins Analogie des menschlichen Geistes als eines Verdauungssystems auf und ergänzte sie dahingehend, daß die Mutter durch ihre Funktion des Containments und der Umwandlung einen großen Teil des psychischen Verdauungsvorgangs für das Baby übernehme. In der Folge wurde in beträchtlichem Umfang klinische psychoanalytische Arbeit zu den unterschiedlichen Arten und Weisen geleistet, wie der Säugling geistige und emotionale Erfahrungen in sich aufnimmt oder eben nicht aufnimmt, zum Beispiel zu schnell, so daß die Erfahrungen nur zum Teil verdaut werden. Meltzer hat die Eigenschaft des »Zum einen Ohr rein, zum anderen raus« von Müttern autistischer Kinder beschrieben, eine Art von auditivem und geistigem Verdauungsproblem (Meltzer, 1975). Der moderne Gebrauch von Übertragung und Gegenübertragung beinhaltet, daß der Analytiker weniger auf die Frage eingestellt ist, ob er die »richtige« Deutung gegeben hat, als vielmehr darauf, ob er dem Patienten sein Verständnis in einer Weise vermittelt hat, die annehmbar ist (siehe Spillius, 1988b). Der Analytiker würde auch überprüfen, ob der Patient sich durch die Deutung tatsächlich verstanden fühlte, wie er sie hörte, ob er sie hörte und was er mit ihr anfing. Ihre Richtigkeit wäre daher ebensosehr eine Frage ihrer Hörbarkeit wie ihrer Wahrheit in einem etwas psychodynamischeren oder allgemeineren Sinne. Hat der Patient sie in sich aufgenommen, sie übernommen, hat er sich ihrer sofort entledigt oder fühlte er sich durch sie so verletzt, daß er sie überhaupt nicht in sich aufnehmen konnte? Oder hat er sie einfach nicht verstanden?

Das Ernährungsmodell bot eine reiche Quelle von Metaphern für die Art und Weise, wie Erfahrung assimiliert wird, nichtsdestoweniger braucht es nicht mehr das einzige Modell zu sein. Wenn das Problem etwas mit den Schwierigkeiten des Patienten beim Zuhören zu tun hat, dann mag das Brust-Mund-Modell in der Tat ungeeignet sein. Die Art und Weise, in der Erfahrung durch die visuelle Modalität und auch durch andere taktile Modi als die oralen assimiliert wird (zum Beispiel wie Babys ihre Fähigkeit steigern, Objekte im dreidimensionalen Raum zu erreichen und zu greifen), kann ebenfalls eine ergiebige Quelle sowohl für die Theorie wie für die Technik der Behandlung psychotischer Kinder darstellen. Die Tatsache etwa, daß eine Erfahrung nur assimiliert werden kann, wenn sie in einer anderen Person zu lokalisieren ist, hat möglicherweise mehr mit Fragen der Perspektive zu tun als mit Fragen der Projektion. Die Art und Weise, wie ein Patient dem Gedankengang seines Therapeuten folgen kann oder nicht oder wie er eigenen Gedanken nachgehen kann oder nicht, mag der Aufgabe, die Bahn eines sich bewegenden Objekts mit den Augen zu verfolgen, ebenso entsprechen wie der Reaktion auf das Fließen der Milch in seiner Kehle.

Aber ich möchte noch ein wenig bei der Nahrungsmetapher verweilen, denn selbst hier sind Begriffe wie Perspektive, Nähe, Greifbarkeit, Zugänglichkeit wichtig. So muß der Säugling, bevor er überhaupt anfangen kann, an der Brust zu saugen, die Brust richtig zu fassen bekommen. Der Saugreflex wird durch die Stimulation (taktil/chemisch) des Gaumens durch die Brustwarze ausgelöst. Woolridge zufolge lassen sich beim Stillen für die Mutter viel Schmerz und für das Baby viele Schwierigkeiten vermeiden, nicht nur, indem sichergestellt wird, daß ein möglichst großer Teil des Brustwarzenhofes in den Mund des Babys gelangt, sondern auch, indem sichergestellt wird, daß Zunge und Unterkiefer des Babys richtig positioniert sind (Woolridge, 1986). In der Tat beschreiben viele neugebackene Mütter mit Neugeborenen den erstaunlichen Augenblick, wenn die beiderseitige Versuchsphase für sie und für das Baby durch das Eingreifen einer hilfreichen Hebamme überwunden wird, welche die beiden beinahe aufeinander zu stößt, und das Baby reagiert, als würde es empfinden: »Ach, da ist es!« und nie zurückschaut. So spielt das Element der Position, der Nähe und der Perspektive vielleicht sogar bei der am stärksten körperlichen von allen introjektiven Aktivitäten eine Rolle.

Offensichtlich spielt es auch eine Rolle bei dem gegenseitigen Anschauen zwischen Mutter und Kind. Papoušek und Papoušek (1976, S. 77) zufolge führt die Mutter des Säuglings in den ersten Lebensmonaten »regelmäßig [...] viele Bewegungen [aus], die ihr weitgehend unbewußt sein mögen und die sich als Versuche deuten lassen, Blickkontakt mit ihrem Säugling herzustellen ... Sie bewegt fortwährend den Kopf, um im

Gesichtsfeld des Babys zu bleiben, die Augen auf der gleichen Höhe. Sie versucht auch, die optimale Distanz einzuhalten (20-25 cm in den ersten drei Wochen), als würde sie die begrenzten Fähigkeiten des Säuglings zu Fokussierung und Konvergenz respektieren.« Die Forschungen der Papoušeks zeigen, wie wichtig die Variable der Nähe ist und wie sie sich verändert, während das Baby heranwächst. Bowers Arbeit über die Entwicklung der Fähigkeit, nach etwas zu greifen und es festzuhalten, über das mit den Augen Verfolgen und die Objektkonstanz bei beweglichen Objekten, also die Schwierigkeit von Bewegungsabläufen, gibt auch in interessanter Weise Aufschluß über den Begriff der Nähe, der Position und der Vorstellung des Babys von einem dreidimensionalen Raum (Bower, 1975). Es ist klinisch gut dokumentiert, in welch geringem Maß autistische Kinder einen Begriff von der Dreidimensionalität zu haben scheinen, und auch, welche Schwierigkeiten es ihnen zu bereiten scheint, ihre Gedanken zu denken, sie zu sammeln und Gedankengängen zu folgen. Ihre Denkprozesse sind oft gelähmt und werden unnachgiebig kontrolliert. Bei schwer zwangskranken Patienten kann es sein, daß sie einen Gedanken nicht loslassen und ihm also nicht folgen können.

Zu diesen Überlegungen über die Bedeutsamkeit der Perspektive hat mich die Beobachtung geführt, daß manche sehr zurückgezogenen Patienten zu einer neuen Erfahrung angeregt werden können – und zwar zum erstenmal, wie es den Anschein hat – nicht, wenn es in ihrem eigenen Innern geschieht, sondern wenn sie sehen, daß es im Innern eines anderen geschieht. Früher hätte ich dies als Folge eines projektiven Mechanismus angesehen, heute glaube ich dagegen, daß dies eine falsche Formulierung ist, weil nämlich das Konzept der Projektion, selbst das subtilere kleinianische der projektiven Identifizierung, in der Vergangenheit tendenziell implizierte, daß die Erfahrung zwar außerhalb des Selbst stattfinde, *ihren Ursprung aber im Selbst haben müsse*. Das bedeutet, daß die projizierte Erfahrung ursprünglich dem Selbst entstammt und in der Folge verstoßen worden ist. Spillius und Joseph haben jedoch die Aufmerksamkeit auf die Tatsache gelenkt, daß der Terminus projektive Identifizierung häufig benutzt wird, um Situationen zu erfassen, in denen das, was projiziert wird, nicht Teil des Selbst des Patienten ist, sondern ein Aspekt oder ein Teil seines inneren Objekts, das also erforscht werden muß. So wird ein Teil seiner inneren Welt nach außen projiziert, nicht aber notwendigerweise ein Teil seines

Selbst (Spillius, 1988a; Joseph, 1978, S. 112). Grotstein (1981b) wie auch Sandler (1988) ziehen den Terminus Externalisierung vor, und ich weiß nicht, ob es sinnvoll ist, die Bedeutung der projektiven Identifizierung so weit auszudehnen außer in bezug auf Situationen, in denen der Patient den Analytiker tatsächlich zwingt, die Rolle des früheren Objekts zu spielen. Joseph beschreibt den auf den Analytiker ausgeübten Druck, sich hoffnungslos zu fühlen und/oder falsche Beruhigung genau in der gleichen Weise zu bieten, wie es frühere Gestalten im Leben – oder im phantasierten Leben – des Patienten taten (Joseph, 1982). Wo aber der Patient einfach erwartet, daß äußere Objekte so sein mögen wie sein inneres Objekt, und dann etwas beobachtet, das *anders und neu ist oder auch nur erneut, aber unerwartet auftaucht,* und dieses Etwas seine Aufmerksamkeit erringt, dort kann der Begriff der Projektion meines Erachtens zu verfrüht gestellten Fragen führen wie etwa, ob der Patient die Erfahrung selbst machen sollte, d.h. ob er den verlorenen Teil reintrojizieren sollte, wo es doch Betty Joseph zufolge am vordringlichsten wäre, die Erfahrung aus einer Perspektive oder von einem Ort aus zu explorieren und zu untersuchen, von dem aus sie überhaupt erst sichtbar und untersuchbar wird. Dann wird der Patient vielleicht in der Lage sein, aus einer hinreichend sicheren Distanz und aus einer kognitiv angemessenen Perspektive den Gedanken zu erfassen und ihn »denkbar« zu finden (siehe auch Byng-Hall und Campbell, 1981, zum Problem der Distanzregulierung in Familien).

Aus den Forschungsergebnissen zur Bedeutung lebendiger Interaktion mit einer beständigen menschlichen Betreuungsperson für die emotionale und kognitive Entwicklung des Säuglings ergeben sich, wie schon erwähnt, für Therapeuten, die stark zurückgezogene oder autistische Kinder behandeln, bedeutende technische Probleme. Denn eben dieses gezielte Suchen nach beseelter, lebendiger Begleitung und zwischenmenschlichem Kontakt, die offenkundige Responsivität darauf, können bei autistischen Kindern nicht als selbstverständlich vorausgesetzt werden. Sorgfältige Beobachtung mag indirekte Beweise für solch eine Sensibilität – oft in der Tat eine übermäßige Sensibilität – in bezug auf andere Menschen erbringen, aber die Reaktionen des Kindes sind häufig verzögert, verschleiert, verwirrt und daher unmöglich zu entschlüsseln ohne ein langwieriges, aufmerksames Studium der für jedes Kind spezifischen Anhaltspunkte. Ein weiteres Problem besteht darin, daß die Schutzmanöver des Kindes möglicherweise so eingeschliffen und habituell geworden sind, daß es tatsächlich in hohem Maß unsensibel und daher unfähig geworden ist, einen großen Teil des angebotenen normalen menschlichen Kontakts und der angebotenen Hilfe zu nutzen und zu assimilieren.

Lebendige Begleitung: Die Notwendigkeit eines intelligenten beseelten Objekts

Inzwischen sind seit doch schon geraumer Zeit die Entdeckungen von Spitz und Bowlby – mit einigen Verfeinerungen (Rutter, 1981) – anerkannt, daß mütterliche Deprivation in einem sehr jungen Alter des Kindes sich negativ auf sein emotionales und (jüngeren Erkenntissen zufolge) intellektuelles Gedeihen auswirkt. In diesen Untersuchungen wurden die Auswirkungen mütterlicher Deprivation im Sinne mütterlicher Abwesenheit erforscht. Bis vor kurzem gab es nur wenige wissenschaftliche Untersuchungen über die Auswirkungen chronischer Geistesabwesenheit oder chronischer Depression der Mutter. Wie schon erwähnt, haben Murray und Trevarthen die Auswirkungen erforscht, die eine temporäre Bewegungslosigkeit im Gesichtsausdruck der Mutter auf die temporäre Stimmung ihres Babys hat, und sie haben dabei autismusähnliche Reaktionen festgestellt (1985); Murray hat daran anschließend die verheerenden Auswirkungen postnataler mütterlicher Depression auf die emotionale und kognitive Entwicklung des Kindes aufgezeigt (Murray, 1991). Natürlich kann keine dieser Untersuchungen über die Bedeutung der Intersubjektivität Licht in die *Ätiologie* von Robbies Zustand bringen. Gewiß war Robbies Mutter in den ersten Wochen nach seiner Geburt schwer depressiv, aber es waren noch viele andere Faktoren in dieser frühen Situation wirksam, und es besteht immer die Möglichkeit einer unbekannten organischen Ätiologie (siehe Kapitel 15 zu einer ausführlicheren Diskussion über ätiologische Fragen beim Autismus). Es wäre möglich gewesen, wenn Robbie eine leichtere Geburt erlebt hätte und seine Mutter während ihrer langanhaltenden Wehen im Krankenhaus weniger allein gelassen worden wäre und wenn die Familie nicht gerade den verstörenden Umzug in ein anderes Land hätte bewältigen müssen und wenn Robbie bei seiner Geburt eine weniger matte und etwas schwungvollere Persönlichkeit gehabt hätte, daß es ihm dann gelungen wäre, seine Mutter aus der Depression herauszuholen. Manche lebhaften Babys tun das (DiCagno et al., 1984). Was immer die genauen Gründe gewesen sein mögen – Robbie hatte einen wackligen Start gehabt und war nicht in der entsprechenden Verfassung, um die beiden Trennungen gut zu überstehen, die sich in seinem zweiten Lebensjahr offensichtlich so traumatisch ausgewirkt hatten.

Wenn also die Ergebnisse der Säuglingsforschung auch keine retrospektive Hilfe für Spekulationen über die Ätiologie von Robbies Erkrankung bieten, so können sie dennoch Implikationen für seine Behandlung und die Behandlung anderer stark zurückgezogener Patienten haben. Um für einen Augenblick auf Trevarthens Feststellung zurückzukommen: »Das unbeseelte Objekt wallt nicht in sich selbst erzeugenden Impulsen auf ... diese rhythmische Vitalität der Bewegung ist das erste Kennzeichen für die Anwesenheit lebendiger Gesellschaft.« Es ist bekannt, daß autistische Kinder sich stark mit unbeseelten Objekten beschäftigen. Außerdem neigen sie dazu, Menschen wie unbeseelte Objekte zu behandeln. Einen sehr großen Teil der Zeit war Robbie völlig von seinem »langen Fahrschein« in Anspruch genommen, davon, die Wand zu berühren, von seinen endlosen, lähmenden Sätzen, und nur gelegentlich und schrittweise ließ er sich auf die Gesichter von Menschen ein oder auf die lebendige *Bedeutung* ihrer Worte. Ich habe beschrieben, daß eines der auffälligsten Merkmale jenes Augenblicks, da er zum erstenmal auf so dramatische Weise aus seinem dunklen Brunnen aufzutauchen schien, die Musikalität seiner Rede war. Sie stieg und fiel in Wellen und Kadenzen und *floß in einem fort.* Vorher war sie innerhalb von Sekunden bergab gestürzt, genau wie Trevarthens unbeseelte Objekte. Es ist interessant, daß die Sprache der Autoren, die sich mit der Intersubjektivität bei ganz kleinen Säuglingen beschäftigen, eine quasi-musikalische ist. Sie sprechen von Rhythmus, Synchronizität, Dialog, Aufwallen, eine Wendung Nehmen, gesprächsartigem Austausch, Verstärkung. Trevarthen nennt das, was er untersucht hat, Vor-Musik (Trevarthen und Marwick, 1986), und Stern benennt eines der Kapitel in *Mutter und Kind* »Fehlschritte im gemeinsamen Tanz« (Stern, 1977). Diese neue Ebene der Konzeptualisierung, die so viel komplexer ist als die Reiz-Reaktions-Modelle der Behavioristen, konnte genau deswegen entstehen, weil das, was untersucht wird, *zwischenmenschliches* Verhalten ist, *sequentiell und in der Zeit verlaufend.* Diese Bildung von Mustern im Lauf der Zeit kann nur im Lauf der Zeit gemessen werden, und ihre Komplexität scheint für den Begriff der »lebendigen Begleitung« absolut zentral zu sein. Diese Forscher untersuchen wie die Psychoanalytiker nicht Reaktionen auf Reize (zwei Momente in der Zeit, ein Zwei-Ereignisse-Modell), sondern eher so etwas wie Antworten auf Antworten auf Antworten auf Fragen.

Wenn ein zwei Monate altes Baby beseelte Objekte erkennen und suchen kann, welche Bedingungen mögen es dann sein, die eine solche Entwicklung ermöglichen? Trevarthen formuliert es so: »Das normale Reaktionsmuster eines zwei Monate alten Säuglings ... läßt sich in eine Phase der Orientierung, gleichsam ein Zeichen des Erkennens, dann eine expressive Phase und einen Schluß oder eine Beendigung unterteilen, die die Form eines Rückzugs oder einer Rückkehr zu Orientierung und Wiedererkennen annehmen kann.« (Trevarthen, 1977, S. 249) Aber es ist genau diese erste Phase der Orientierung, die bei autistischen oder anderen psychotischen oder stark schizoiden Kindern nicht als selbstverständlich angenommen werden kann. Untersuchungen der Säuglingsforschung (DiCagno et al., 1984; Miller et al., 1989) zeigen, daß manche Babys Kontakt und Lebendigkeit sehr viel aktiver zu suchen scheinen als andere, aber die Fähigkeit, diese Unterscheidungen zu treffen, ist in einem bestimmten Maß bei allen Neugeborenen von Anfang an vorhanden. Man weiß zum Beispiel, daß das Neugeborene Blickkontakt mit seiner Mutter oder der ersten Betreuungsperson sucht, wie flüchtig auch immer, und daß es die Stimme und den Geruch der Mutter innerhalb weniger Tage nach der Geburt erkennt (Macfarlane, 1977). Aber man weiß auch, daß in den ersten Tagen der Blick der Mutter länger auf dem Baby ruht als der Blick des Babys auf der Mutter. Das Baby schaut weg, doch der Blick der Mutter ist immer noch da, wenn der Blick des Babys zurückkehrt (Fogel, 1976). Brazeltons Beobachtungen zum Ausmaß der Hilfe, die Babys von ihren Müttern erhalten, wenn sie lernen, wie Aufmerksamkeit und Konzentration in einem menschlichen Dialog aufrechterhalten werden, erscheinen in diesem Zusammenhang besonders relevant (Brazelton et al., 1974).

Obgleich Brazelton beobachtete, daß der Blick der Mutter von Tätscheln und Streicheln begleitet war, meine ich nicht, daß Therapeuten sich bei ihren autistischen und psychotischen Patienten auf Tätscheln und Streicheln einlassen sollten (wenn einige es auch nützlich fanden, die flatternden Hände eines Kindes in bestimmten Augenblicken festzuhalten, um es von autistischen Aktivitäten fort- und zu stärkerem Kontakt hinzulenken). Eines möchte ich jedoch besonders hervorheben: daß nämlich diese Aktivitäten der Mütter, die einem normalen Baby helfen, sich nicht nur auf einen Flecken Sonnenlicht oder einen Geruch, sondern auf ein menschliches Gesicht oder eine Stimme zu konzentrieren, keineswegs einfach nur befriedigend oder beruhigend sind. Sie sind, so sanft und behutsam ihre Ausführung auch sein mag, anregend und offensichtlich *interessant*.

In den sechziger Jahren jedoch war ich besorgt über das Ausmaß an Mobilität und Aktivität, das Robbies Zustand in mir auslöste, als er ein Höchstmaß an Verlorenheit und Auflösung erreicht hatte. Wohlerprobte analytische Technik hat gezeigt, daß, wenn der Therapeut auf exzessive Projektionen überreagiert, dies den Patienten daran hindern kann, mit seinen eigenen, auf ihn selbst bezogenen Gefühlen der Dringlichkeit in Berührung zu kommen. Dagegen ist ein zu geringes Maß an Reaktion als technisches Problem vielleicht zu wenig untersucht worden – mit einigen Ausnahmen (Tustin, 1981; Coltart, 1986; Carpy, 1989; Symington, 1986). Ich hatte oft das Gefühl, ich müsse Robbie bei seinem Namen rufen, meinen Kopf in sein Gesichtsfeld bringen, und wenn er auf seinem äußersten Tiefstand zu sein schien, empfand ich eine extreme Dringlichkeit und Besorgnis und sprach mit ihm in einer Weise, die das zum Ausdruck brachte. Es geschah bei einer dieser Gelegenheiten vor einer langen Sommerpause im Juli, daß er aufzutauchen und mich zu begrüßen schien wie einen lange verlorenen Freund. Und unmittelbar danach fand sein Zusammenbruch statt oder eher sein Ausbruch aus dem Autismus, der jedem das Gefühl gab, daß er lebendig werde und eine intensivere Behandlung brauche und diese auch nutzen könne. Im Oktober begann ich ihn fünfmal pro Woche zu sehen, und einige Monate später nach der Weihnachtspause beschrieb er sein Auftauchen aus dem Brunnen. Ich glaube, daß die Stärke der Empfindung, die ich an jenem Tag im Juli spürte und vermittelte, wie melodramatisch, unausgewogen, nicht-bewahrt und nicht-bewahrend sie auch gewesen sein mag, in der Tat etwas mit einer Reichweite zu tun hatte, die einmal wenigstens groß genug oder laut oder aufrüttelnd oder menschlich genug war, um seine Aufmerksamkeit zu erlangen.

Natürlich wurde Robbie, als die Jahre vergingen und er mit anderen

Menschen auch über längere Zeitspannen in Kontakt bleiben konnte, häufig angeschrien, weil er inzwischen doch eher ohne Not innerlich abzuschweifen schien. Dieses Schreien war meistens kontraproduktiv, weil es seiner selbstzufriedenen Passivität und seiner Neigung zuarbeitete, sein Ich und seine Initiative und sein Zeitgefühl in andere zu projizieren. Daher kann ich Schreien oder auch dramatische Rettungsarbeit als reguläre Techniken nicht empfehlen. Moderne kleinianische Arbeit in der Übertragung und Gegenübertragung zeigt uns, wie es die beispielhafte Arbeit von Joseph, Rosenfeld und anderen tut, wie wir aus einem solchen dramatischen Moment lernen können, damit wir ihn in den alltäglichen, fortlaufenden Gebrauch eines wachsameren Ansatzes konvertieren können, mit dessen Hilfe wir uns dem Verlust von Aufmerksamkeit oder Glauben oder Hoffnung beim Patienten und ebenso bei uns selbst zuwenden (Rosenfeld, 1987; siehe auch Brenman Picks Aufsatz »Working through in the counter-transference«, 1985). Ich fürchte, daß meine Aufmerksamkeit in jenen ersten Jahren manchmal ebenso lasch und nachgiebig war wie die Robbies, da es doch einen Großteil der Zeit so schwer zu glauben war, daß dort in seinem Schädel tatsächlich jemand existierte. Coltart und auch Symington haben den Effekt ähnlicher dramatischer Momente für ihre Patienten beschrieben. Ich würde zustimmen, was den machtvollen Effekt für den Patienten in jenem besonderen Augenblick betrifft, möchte aber betonen, daß es die Aufgabe der Therapeutin ist, diese Erfahrung in ein fortbestehendes Bewußtsein bei sich selbst zu überführen; ein Bewußtsein dessen, wie weit ein sehr zurückgezogener Patient gefallen oder abgedriftet sein kann und welches sein *konstantes und wiederkehrendes* Bedürfnis ist, so daß seine Aufmerksamkeit für die Gefahr, in der er sich befindet, und für die menschlichen Möglichkeiten, die für ihn und seine Erfahrung bestehen, geweckt werde, wenn es ihm gelingt zu entdecken, daß er in lebendiger Begleitung ist. Wiederbelebungsmaßnahmen sind vielleicht nicht notwendig, wenn adäquate Intensivpflege zur Stelle ist.

Ich habe in Kapitel 4 dargelegt, daß es Situationen gibt, in denen die gesamte Persönlichkeit des Patienten verloren sein kann, *sogar das bloße Wissen, daß er lebt.* Manche Patienten, die aufgegeben haben, haben die Hoffnung ganz und gar verloren oder aufgegeben, sie haben sie nicht projiziert. Hier muß man, um Strachey und Rosenfeld zu paraphrasieren, möglicherweise als Hilfs-Ich fungieren oder, in kleinianischen Begriffen, den Teil des Selbst, der sich lebendig fühlt, für den

Patienten übernehmen. Und das kann bedeuten, daß man eine beinahe konstante Besorgnis und Wachsamkeit empfindet, die nicht nur angemessen, sondern für die Behandlung wirklich notwendig ist. Dr. R. hat ein ähnliches Phänomen bei ihrer Arbeit an der Universitätsklinik in Turin mit einem sehr zurückgezogenen autistischen Jungen, Alessandro, beschrieben. Zuerst fühlte sie sich häufig niedergeschlagen und bedrückt durch das bloße Ausmaß seiner Zurückgezogenheit, doch allmählich sammelte sie mehr und mehr ihre Kräfte, zum einen, um seine bösartigen, grausamen Zurückweisungen zu überstehen, und zum anderen, um *für* ihn zu kämpfen im Sinne eines Durchbrechens seiner verheerenden Verzweiflung. Sie beschrieb ihr Gefühl, daß es einen dünnen Kontaktfaden zwischen ihnen gegeben habe, den sie »festzuhalten und so bald wie möglich zu nutzen« versuchte, weil, so meinte sie, »ich das Gefühl habe, daß, wenn ich ihn nicht gleich ergreifen kann, A in eine ferne Welt zurückfällt, in der er immer aktiver versucht, mich fern zu halten. Ich habe das Gefühl, daß ich große Anstrengungen unternehme, um auf irgendeine Weise mit ihm in Berührung zu kommen.« Dieses Gefühl, das Dr. R. beschrieb, entspricht genau dem, was ich empfand, daß nämlich der psychotische Zustand selbst – mit seiner abtötenden und entmenschlichenden Auswirkung für das Selbst und das Erleben –, wenn er erst einmal eingesetzt hat, einen eigenen Sog und Zwang ausübt, gegen den der Therapeut dann möglicherweise recht machtlos ist. Daher mögen »große Anstrengungen« notwendig sein, um die Angriffe zu überstehen, aber es kann auch notwendig sein, den Patienten einzufangen und zu halten, wenn er sich in einem für kurze Zeit zugänglicheren Zustand befindet. Das Gefühl einer über dem Abgrund schwebenden Dringlichkeit mag in bestimmten Augenblicken mit bestimmten Patienten etwas damit zu tun haben, daß man etwas, das der Patient selbst noch nicht tragen kann, für ihn trägt.

Durch Bion und Rosenfeld, die beide umfassend mit psychotischen Patienten gearbeitet haben, wurde unser Verständnis für die enorme Kraft, die den Prozessen der projektiven Identifizierung bei psychotischen Patienten innewohnt, außerordentlich erweitert. Es ist jedoch wichtig festzuhalten, daß die Patienten bei Bion und Rosenfeld Erwachsene waren und daß, wenn sie vom Analytiker sprechen, der projizierte Teile des Selbst zu tragen habe, wohl davon auszugehen ist, daß dieses Selbst vor der Projektion einmal zur Persönlichkeit gehört haben muß. Die Arbeit mit sehr jungen psychotischen Kindern läßt uns jedoch vermuten, daß dieser »projizierte« Teil vielleicht nie zur Persönlichkeit gehört hat, zumindest nicht im Sinne eines festen Bestandteils. Er muß erst wachsen, und dieses Gefühl, lebendig und menschlich zu sein, muß erst in Erinnerung gerufen oder bei den kränkesten Kindern gar erst ins Leben gerufen werden (Reid, 1990). Dieses Bedürfnis des Patienten, daß der Therapeut etwas einbringe, damit der Patient sich selbst in Erinnerung gerufen werde, muß immer sorgfältig von dem Teil seiner Persönlichkeit unterschieden werden, der sozusagen nicht damit behelligt werden kann, daß er kämpfen soll, um zu leben; die Grenze zwischen Apathie infolge von Verzweiflung und Apathie infolge von feindseliger Gleichgültigkeit oder selbstzufriedener Passivität ist nicht leicht zu ziehen.

Ein Beispiel aus der Arbeit mit einer Patientin, die zwar nicht manifest psychotisch war, aber doch deutlich schizoid, zurückgezogen und von ihren Gefühlen abgeschnitten, mag das Problem des Balancehaltens veranschaulichen zwischen der Vorstellung eines projektiven Prozesses, der exzessiv ist, und der eines projektiven Prozesses, der zu schwach und unzureichend ist, vielleicht weil die Erfahrung bis dahin noch nie irgendwo angesiedelt werden konnte. Vielleicht war der Gedanke bis dahin noch nicht denkbar.

Eine sehr zurückgezogene jugendliche Patientin von mir, Harriet, wurde nach einigen Jahren Behandlung in einen schweren Verkehrsunfall verwickelt. Obgleich sie im Koma und dem Tode nahe war, wurde ihr Leben durch eine Operation gerettet, bei der ein Teil ihres Schädels – ein Teil der Stirn – für eine Zeit entfernt wurde, damit der Druck im Gehirn nachließ. Sie kehrte mit diesem entstellenden Loch in der Stirn zur Therapie zurück und wartete mit beträchtlicher Angst und Ungeduld, daß die Operation, die das fehlende Knochenstück ersetzen sollte, stattfinden würde. Nach einigen Monaten wurde der Termin, an dem der Eingriff in der örtlichen Klinik vorgenommen werden sollte, endlich festgelegt. Das hieß, daß der Knochen von dem Krankenhaus in jener anderen Stadt, wo die ursprüngliche Operation stattgefunden hatte, hierher geschickt werden mußte. Sie (und auch ich) hatte angenommen, daß solch ein wertvolles Stück eines Menschen von der Ambulanz oder einem Kurier oder etwas ähnlichem gebracht würde. Oder daß vielleicht der erste Chirurg, der ebenso hervorragend wie fürsorglich war und schließlich Harriets Leben gerettet hatte, ihn persönlich bringen würde! Harriet kam eines Tages herein und sagte mit der flachsten Stimme, die man sich vorstellen kann, sie habe gerade gehört, daß der Knochen per Post komme. Zu der Zeit gab es in unserer Gegend Probleme mit der Post, was wir beide wußten, und einen Augenblick lang empfand ich Entsetzen, als ich die Nachricht vernahm. Harriet war, wie ich schon sagte, nicht psychotisch, und obwohl sie zeitweise von ihren Gefühlen weitgehend abgeschnitten war aufgrund von Depersonalisierung und aufgrund der Schwierigkeit, zu ihnen zu finden, so gab es andere Momente, in denen sie sie mit außerordentlichem Geschick projizierte. Ich wußte aus langer Erfahrung mit ihr, daß, wenn ich in einem solchen Augenblick überreagierte, wenn ich etwa meine eigene Sorge um das Schicksal des Knochens offenbart hätte, sie dann kalt und verächtlich fragen würde, wofür ich so viel Aufhebens mache. Ich wußte auch, daß, wenn ich allzu neutral darauf zu beharren versuchte, daß sie Entsetzen oder Angst wegen des Knochens empfinde, sie es leugnen und nichts fühlen würde, und so würde mein Versuch, sie mit sich selbst in Berührung zu bringen, ebenfalls scheitern. Betty Joseph hat betont, wie wichtig es sei, Teile des Selbst des Patienten ihm nicht zu vorzeitig oder zu unbearbeitet zurückzuschieben; sie verweist darauf, daß der Analytiker unassimilierbare Teile möglicherweise eine Zeitlang bewahren und daß der Patient diese vielleicht im Analytiker erforschen müsse (Joseph, 1978). Ich würde noch hinzufügen, daß im Falle stark zurückgezogener Patienten diese zunächst einmal, damit der Prozeß von Containment, Exploration und schließlicher Reintrojektion überhaupt stattfinden kann, registrieren müssen, daß es wirklich einen emotionalen Zustand gibt, den zu explorieren der Mühe wert ist. Ich glaube, daß es mir damals gelang, die richtige Balance zu finden. Ich wies Harriet darauf hin, daß sie mir diese Mitteilung ohne jede Gefühlsregung mache, zuvor sei sie jedoch sehr besorgt um die Ankunft des Knochens gewesen. Ich versuchte ihr zu zeigen, wie sie mit wirklich furchtbarer Beiläufigkeit einen sehr wertvollen Teil ihrerselbst in mich zu plazieren schien, nämlich ihr Gefühl der Angst um ihren Knochen. Ich denke, ich habe diese Deutung wirklich mit Gefühl geäußert: Wenn ich zu heftig zu ihr gesprochen hätte, dann hätte sie sich, glaube ich, noch mehr verschlossen und die gesamte Erfahrung in mich projiziert; hätte ich andererseits zu neutral oder zu schlaff oder nicht mit genügendem Ernst gesprochen, dann hätte sie mich und das Gefühl einfach als zu weit entfernt erlebt. Später rief sie den Spezialisten an und erfuhr, daß der Knochen sicher vor ihm auf seinem Schreibtisch liege und daß er ihn per Boten schicken werde, und die Operation wurde schließlich erfolgreich durchgeführt.

Das ist, so scheint mir, die Kehrseite der Medaille des Neutralitätsprinzips. Es ist ein gravierender Fehler, im Falles eines projizierenden Patienten zuviel von der Projektion zu übernehmen. Für einen stark depersonalisierten Patienten jedoch dürfen wir, auch wenn die Depersonalisierung eine Folge vorheriger massiver Projektionen ist, nicht zu wenig übernehmen. Manche Patienten können mit ihren eigenen Gefühlen vielleicht nicht in Berührung kommen, wenn sie nicht zuvor überhaupt mit *einem* Gefühl in Berührung waren. An diesem Punkt spielt es fast keine Rolle, wer das Gefühl zuerst empfindet. Harriet war in der Tat ganz überrascht, als sie sagte, es sei komisch, daß oft jemand anderer an ihrer Stelle zuerst etwas fühlen müsse, bevor sie es dann selbst fühlen könne. Ich glaube nicht, daß sie in solchen Momenten andere Menschen als Mittel benutzte, um sich von unerwünschten Teilen ihrerselbst zu befreien. Ich glaube vielmehr, daß sie sie als Orte der Exploration benutzte, um herauszufinden, ob es ungefährlich sei oder nicht, überhaupt gefühlvolle innere Zustände zu haben.

Matte-Blanco meinte, es gebe zwei deutlich zu unterscheidende Prozesse im Lauf einer Therapie. Der eine bestehe in der Aufhebung der Verdrängung und dem Abbau von Abwehr, der andere in einer »Entfaltungs- oder Übersetzungsfunktion«. Rayner zufolge bedeutet dies, »dem Patienten dabei zu helfen, neue oder tiefere Bedeutungen in Vorstellungen zu erkennen, die nicht verdrängt, sondern ganz bewußt sind«. Rayner hat darauf hingewiesen, daß der Patient diese Art Prozeß im allgemeinen als etwas Erhebendes still genieße (Rayner, 1981, S. 410). Natürlich sind nicht alle Steigerungen angenehm, aber selbst die unangenehmen scheinen für isolierte Patienten etwas Lebensspendendes zu haben. Ich glaube, Bions Konzept der Alpha-Funktion beinhaltet, daß der Gedanke möglicherweise denkbar sein muß, lange bevor der Therapeut sich um so luxuriöse Fragen kümmern sollte, wem der Gedanke denn nun gekommen sei. Das könnte in der Reihenfolge der Priorität bedeuten, daß er zuerst benannt und bewahrt werden muß (implizit in den Entdeckungen der Säuglingsforschung und bei Bion und Joseph), daß er erst danach im Selbst oder Objekt angesiedelt werden kann (wie Klein betonte) und daß dann erst die luxuriösere Frage erwogen werden kann, warum der Patient diesen Gedanken hat (Freud). Ich fürchte, daß ich bei meiner Arbeit mit Robbie diese Lektion in der umgekehrten Reihenfolge gelernt habe.

Die Beispiele von Robbie, Alessandro und Harriet beschreiben alle Situationen, in denen es zur psychotherapeutischen Technik gehörte, den Patienten einer Erfahrung näher zu bringen. In anderen Situationen, in denen der psychotische oder der borderline-psychotische Patient in einer psychotischen Episode sich von zuviel Gefühl überwältigt fühlt, ist das Problem ein ganz anderes. In diesem Fall braucht der Patient Hilfe, um eine Distanz zu der Erfahrung herzustellen. Wenn der Gedanke zu weit entfernt ist, muß er möglicherweise verstärkt werden; wenn er zu nahe ist, als daß Perspektive, binokulares Sehen und Alpha-Funktion möglich wären, dann muß er vielleicht bewahrt und auf Distanz gebracht werden. Ein solcher Patient hat keine Zweifel in bezug auf sein Lebendigsein; sein Problem ist, daß er sich von Todesangst überwältigt fühlt. Dr. U. behandelte einen neunjährigen autistischen Borderline-Patienten in regelmäßigen, viermal wöchentlich stattfindenden Sitzungen. Einmal mußte sie ihn in einem anderen Zimmer empfangen, weil das übliche Sprechzimmer von einer Gruppe lärmender Kinder besetzt war. Autistische Kinder mit ihrer rigiden Persönlichkeit sind durch zeitliche oder örtliche Veränderungen ohnehin besonders leicht zu stören, aber hier kam leider noch das Problem hinzu, daß der Lärm sich am Ende desselben Korridors abspielte, auf dem sich auch das ersatzweise Sitzungszimmer befand. Obgleich die anderen Kinder am anderen Ende des Flurs waren, begann der Patient panisch zu werden. Die Therapeutin hatte das Gefühl, daß er nicht in der Lage war, sich Deutungen darüber anzuhören, warum er so bestürzt war, d.h. daß er eifersüchtig oder durch den Zimmerwechsel verstört sei. Sie sah, daß seine panische Angst unkontrollierbar anstieg, und sagte mit fester, ruhiger Stimme: »Julian, der Lärm ist *draußen.*« Zu einem weniger kranken neurotischen Kind oder auch zu Julian unter weniger bedrohlichen Bedingungen (er war nur borderline-autistisch und hatte durch die Behandlung eine erhebliche Besserung erfahren) hätte sie sagen können: »Julian, du scheinst das Gefühl zu haben, daß der Lärm direkt in deinem Kopf ist.» Oder: »Julian, es sieht aus, als könntest du den Lärm nicht dort am Ende des Korridors lassen, wo er hingehört.« Es schien jedoch, daß Julian in jenem Augenblick nicht genügend Ichstärke besaß, um klare Schlüsse zu ziehen. Psychotischen Kindern und Borderline-Kindern in ihren stärksten psychotischen Momenten fällt es oft schwer, die Implikationen dessen, was man ihnen sagt, zu erkennen. Der Gedanke ist möglicherweise erst dann denkbar, wenn er eben als solcher erkannt worden ist: ein Gedanke und nur ein Gedanke oder ein Geräusch und nur ein Geräusch. Robbie verkroch sich häufig vor Entsetzen bei irgendeinem lauten Geräusch, etwa bei dem Geräusch eines Staubsaugers oder dem Motorengeräusch eines Taxis. Er kauerte sich zusammen, verbarg seinen Kopf und sagte: »Das Geräusch tut mir im Gehirn weh.« Tustin (9181) meinte, daß autistischen Kindern ein Filtermechanismus für ihre sensorischen Erfahrungen fehle. Es scheine, daß wir, bevor wir das Kind auf diesen Mangel hinweisen können, wir ihm die Filterfunktion möglicherweise zur Verfügung stellen müssen, da das Kind andernfalls in einen Zustand derartiger Erschütterung gerate, daß es nicht zuhören könne. Ich weiß, daß in den Zeiten, da Robbie niedergeschmettert und verzweifelt war und kurz vor wirklichen Gewaltausbrüchen stand, weil er in der U-Bahn aufgehalten worden war und deshalb zu spät zur Sitzung kam (da war er schon viel weniger zurückgezogen, aber wie besessen und ganz verrückt danach, rechtzeitig zu seinen Sitzungen zu kommen), es Zeitverschwendung war, darüber zu sprechen, *warum* er so zerstreut und wütend war. Es war notwendig für ihn zu sehen, daß ich einfach verstand, *wie* erschüttert er war. Das »Was« muß dem »Warum« vorausgehen, wenn der Patient nicht denken kann.

Das gilt anscheinend unabhängig davon, ob das, was die schreckliche Angst oder Verzweiflung ausgelöst hat, real, teilweise real oder ein Produkt der Phantasie ist. So kann zum Beispiel Patienten mit beängstigenden oder grausam tyrannischen und verzehrenden Halluzinationen offenbar nicht durch verfrühte Deutungen geholfen werden, welche nahelegen, daß die Stimmen oder Gestalten in Wirklichkeit entweder Teile ihrerselbst oder Aspekte des Therapeuten als eines Objektes in der Übertragung seien. Manchmal scheint es nützlicher zu sein, zuerst einmal einfach die Macht, die diese Stimmen haben, zu erforschen, bevor man sich bemüht, ihnen einen anderen Platz zuzuweisen. Später kann allmählich und vorsichtig die Macht exploriert werden, die der Patient den Stimmen *einräumt*, und dann, wenn ein winziges Stück Ich erreichbar wird, noch vorsichtiger die Macht, die der Patient in die Stimmen zu *investieren* scheint. Beides scheint die Macht der Stimmen zu verringern und dem Patienten ein wenig Geisteskraft zu verleihen. Er wird fähig, über die Stimmen nachzudenken, statt sich einfach damit abzufinden, daß er sie hört. Im Anfangsstadium scheint es ein Fehler zu sein, einen relativ ichlosen Patienten aufzufordern, über die Reintrojektion verlorener Teile seines Ichs nachzudenken, wenn er nur eine unzureichende introjektive Ausrüstung hat, um dies zu bewerkstelligen. Vielleicht muß der Geist künstlich ernährt werden, bis er lernt, wie zuvor ungedachte Gedanken verdaut werden können.

Ein anorektisches Mädchen litt unter auditiven Halluzinationen, sie hörte Stimmen, die ihr zu essen verboten außer zu bestimmten Zeiten und dann nur für ein oder zwei Minuten. Wenn sie sich den Stimmen widersetzte, bedrohten sie sie mit dem Tode, und manchmal hungerte sie, bis es kritisch wurde, um die Stimmen zu beschwichtigen. Zwar zeigte sich nach einigen Jahren Psychotherapie eine Besserung, aber es war interessant, daß die erste Besserung nicht darin bestand, daß sie ein viel stärkeres Ich erlangte und dann den Stimmen die Stirn bieten konnte, obgleich auch Entwicklungen in diese Richtung zu keimen begannen. Die wichtigste neue Entwicklung war, daß sie sich einen Satz neuer Stimmen zulegte, die »erstaunt waren, daß das Essen gut und nicht schrecklich schmeckte«. Diese Stimmen waren »stark und sagten ihr, daß sie essen könne und es auch tun werde«. Was mich an diesen neuen Objekten interessierte, war nicht nur ihre ermutigende Qualität, sondern auch ihr Erstaunen. In gewisser Weise befanden sie sich irgendwo zwischen einem Überich und einem Ich. Natürlich waren sie noch immer weit davon entfernt, als ein Teil ihrerselbst erkannt zu werden, der das Genießen von Essen und Leben akzeptieren konnte, doch schienen sie ein Objekt zu repräsentieren, das sich für ihr Erleben von Freude interessierte und es bewußt wahrnahm. Es war ein Objekt, das ihrem Selbst gegenüber respektvoll und auf es eingestimmt war und das wahrscheinlich auftauchte, als sie eine neuartige Gestalt in der Person der Therapeutin zu introjizieren begann.

Ich glaube nicht, daß man Patienten in einer Weise helfen kann, verlorene Teile ihrerselbst zu reintrojizieren, als handelte es sich um einen operativen Eingriff. Wir können den verlorenen Teil nicht wieder annähen. Noch wichtiger ist, daß das Bild vom abgetrennten Körperteil bei manchen Kindern, die ihr Leben lang psychotisch waren, nicht zutrifft. Es kann vielmehr so sein, daß etwas zum erstenmal überhaupt wachsen muß. Das ist ein langsamer, sensibler Prozeß, der möglicherweise eher dem entspricht, wie Mütter ihren Babys durch Abstimmung und gemeinsam geteilte innere Zustände Alpha-Funktionen zur Verfügung stellen, als jenen älteren psychoanalytischen Denkmodellen, bei denen es um die Zurückgewinnung verlorengegangener Abspaltungen und Projektionen geht. Die Unterstützung solchen Wachstums hängt möglicherweise von der Distanz ab, die der Therapeut zu dem verlorengegangenen Teil hält, und von der Distanz, aus der dann dieser Teil vom Patienten wahrgenommen werden kann.

7

Das Problem der neuen Idee

Denk- und Verhaltensstörungen als Formen kognitiver Defizite

Unter amerikanischen Psychoanalytikern wurde in den letzten Jahrzehnten viel darüber diskutiert, ob die Psychoanalyse und ihre Theorie der Heilung oder, genauer gesagt, der Veränderung eine Theorie von Konflikt und Abwehr und deren Auflösung sei (klassische Psychoanalyse) oder eine Theorie von Defizit und Wiederherstellung (Kohut und seine Anhänger). Klassische Psychoanalytiker vertreten die Auffassung, daß eine Theorie des Defizits zu oberflächlich umweltbezogen sei und die Bedeutsamkeit der machtvollen Gegebenheiten – und der machtvollen Kämpfe zwischen diesen unterschiedlichen Gegebenheiten – bestreite, die Freud zufolge den Kern menschlicher Neurose und menschlichen Leidens ausmachen. In dieser Auffassung ist impliziert, daß Kohut der menschlichen Natur gegenüber zu weich sei und nur unterstützende Psychotherapie anstelle wirklicher Psychoanalyse anbiete. Kohut wiederum kritisierte die klassische Psychoanalyse wegen ihrer »moralistischen Konfrontationshaltung« und meinte, daß viele sogenannte »Abwehrformen« wie etwa Größenwahn und Narzißmus bei einem sehr unsicheren Menschen ein echtes Entwicklungsbedürfnis erfüllen könnten (1985).

Wallerstein, ein klassischer Autor, meinte, daß hier eine falsche Dichotomie vorliege (1983). Dem würde ich zustimmen, jedoch aus dem Blickwinkel der Objektbeziehungen: Wie ernst auch immer eine solche Perspektive die emotionalen Gegebenheiten – die Potentiale für Liebe und Haß – sowie die Unausweichlichkeit des Konflikts zwischen diesen Gegebenheiten nimmt, so muß sie doch per definitionem auch die Möglichkeit des Defizits anerkennen. In einer Zwei-Personen-Psychologie ist das »Objekt« nicht mehr einfach das passive Objekt der frühfreudianisch konzipierten Triebe des Säuglings und auch nicht das Objekt der früh-kleinianisch konzipierten Leidenschaften des Säuglings. Später betonte Klein die Bedeutung von Liebe und Verständnis (1937), und die kleinianische Erforschung von Säuglingen und ihren Müttern führte zusammen mit der Arbeit Winnicotts (1965) und Bions (1962), die die Bedeutung der mütterlichen Funktionen des Haltens und des Containments hervorhoben, zu einem zunehmenden Interesse für die Qualitäten des mütterlichen Objekts selbst und für dessen geistig-psychische Qualitäten. Bion meinte, daß die Mutter dem Baby helfe, seine Erfahrungen zu verarbeiten: Sie gibt seiner Erfahrung Sinn, indem sie seine »Gedanken denkbar« macht. Säuglingsbeobachtung und Säuglingsforschung legen den Schluß nahe, daß, wenn auf seiten des Babys oder der Mutter die Fähigkeit zu einer solchen Verarbeitung aus welchen Gründen auch immer schwach ist, ein negatives Feedbacksystem beim Kind am Ende ein psychisches Defizit hervorbringen kann, das mit seiner ursprünglichen, möglicherweise durchaus adäquaten konstitutionellen Begabung relativ wenig zu tun hat (Murray, 1991; Miller et al., 1989).

Defizit als etwas Kognitives

Eine Möglichkeit, sich mit dem Defizit bei psychotischen und deprivierten Kindern auseinanderzusetzen, ist die, es sowohl kognitiv wie emotional zu verstehen. Dennoch ist diese Unterscheidung als solche möglicherweise falsch. Jerome Bruner verweist darauf, daß David Krech eindringlich vor Augen führte, daß die Menschen »wahrfühldenken« – zur gleichen Zeit wahrnehmen, fühlen und denken (Bruner, 1986). Spensley hat Rutters (1983) Standpunkt, daß die kognitive Beeinträchtigung beim Autismus organisch bedingt sei und der Beeinträchtigung des Affekts vorausgehe, in Frage gestellt: Er hatte beobachtet, daß die kognitive Schwäche bei einem autistischen Mädchen offensichtlich unentwirrbar mit dem Zustand eines tiefgehenden Zusammenbruchs in psychotischer Depression verknüpft war (Spensley, 1985). Urwin hat die Kognitionsforscher für ihre Auffassung kritisiert, Emotion verlangsame oder beschleunige die Kognition, gehe jedoch nicht in die Struktur der Kognition ein (Urwin, 1987). Aber es ist auch zutreffend, daß diejenigen, die als erste psychodynamische Überlegungen zum Autismus anstellten, vielleicht allzu bereitwillig überall Abwehr- und Widerstandsprozesse sahen: Die Weigerung, sich bestimmte Möglichkeiten vorzustellen, ist etwas ganz anderes als die Unfähigkeit, dies zu tun, nicht weil das Kind ohne die notwendigen Präkonzeptionen geboren wurde, sondern weil die Präkonzeptionen möglicherweise nicht mit den notwendigen Realisierungen zusammentrafen (Bion, 1962). Ich meine, daß eine Behebung des Defizits in bestimmten Fällen dazu führen kann, daß das Kind eine neue Erfahrung macht, und diese neue Erfahrung umfaßt vielleicht nicht nur ein neues Gefühl oder eine neue Idee, sondern auch die Anfänge einer neuen Art und Weise, Gedanken zu denken. Viele psychotische Kinder, vor allem diejenigen, die ihr ganzes Leben lang oder die meiste Zeit ihres Lebens psychotisch waren, haben praktisch keinen Begriff von Narration oder Raum oder Zeit. Und möglicherweise haben sie unzureichende oder verworrene Vorstellungen von Kausalität oder Intentionalität. Sie können kaum – auf der einfachsten Ebene – jemandem erzählen, daß »etwas geschehen« sei: Das Kind mag mit blauen Flecken übersät sein und ist doch außerstande zu sagen, daß es hingefallen ist und sein Bein wehtut; es mag vor Angst zittern und ist doch außerstande zu sagen, was ihm Angst macht. Die Fähigkeit zu erzählen scheint die kompliziertesten Fortschritte in der inneren emotionalen Welt der Objektbeziehungen vorauszusetzen. Die Qualität emotionaler Erfahrung ist entscheidend für eine gesunde Entwicklung, aber das gilt auch für die Art und Weise, wie der Säugling die Fähigkeit erlangt, über seine Erfahrung nachzudenken und diese zu verarbeiten oder, mit Bions Worten, seine Gedanken zu denken. Wenn also die Unterscheidung zwischen emotionalem und kognitivem Defizit auch ein wenig künstlich zu sein scheint, so können kognitive Überlegungen nicht einfach übergangen werden.

Das muß nicht heißen, daß der Therapeut eine Ersatzmutter oder ein Ersatzlehrer darstellen soll. Es ist möglich, eine analytische Haltung auch dann beizubehalten, wenn dieses bedeutende und im Falle psychotischer, deprivierter oder mißbrauchter Kinder sehr häufige klinische Problem angesprochen wird. Es ist möglich – und notwendig –, dem Patienten neue Erfahrungen und neue Ideen zu ermöglichen, ohne daß man auf seine Wachsamkeit für die Art und Weise verzichtet, in der ein

Kind seinen Mangel defensiv oder destruktiv einsetzt. Hinter einem »kann nicht« oder »weiß nicht« kann sich in der Tat ein »will nicht« oder, subtiler, ein »kann nicht behelligt werden« verbergen; aber es ist auch richtig, daß sich hinter einem »will nicht« leicht ein »kann nicht« oder wenigstens die Überzeugung des Patienten, er könne nicht, verbergen kann. Analytiker und Therapeuten müssen für beide Situationen gleichermaßen sensibel sein.

Viele Autoren, psychoanalytische wie auch psychiatrische, haben die Zustände der Fragmentierung und Dissoziation beschrieben, wie sie bei Psychosen anzutreffen sind. Kleinianische Psychoanalytiker haben mit Hilfe einer sorgfältigen Analyse solcher Zustände zu zeigen versucht, daß diese scheinbare Zufälligkeit das Resultat bedeutsamer Prozesse sein kann, die auch geistige Aktivität und aktive, emotional motivierte Geistestätigkeit umfassen: dynamische Prozesse wie Spaltung, Desintegration, pathologische projektive Identifizierung, Demontage, Angriffe auf Verbindungen – all dies sind Prozesse, die als aktiv gestaltet betrachtet werden, d.h. defensiv, destruktiv oder als Schutz, um einen bestimmten inneren Zustand aufrechtzuerhalten oder einen anderen zu vermeiden (Rosenfeld, 1965; Joseph, 1987; Meltzer, 1975; Bion, 1959). Solche Ideen mögen von einer Theorie des Defizits Lichtjahre entfernt erscheinen, da sie Abwehraktivitäten implizieren, die möglichen Integrationen in Form von Widerstand entgegenstehen. Geistige Verarmung jedoch, die bei einem kleinen Kind, das sich entwickeln sollte, chronisch geworden ist, kann, was immer die ursprünglichen Motive gewesen sein mögen, ganz sicher zu einem Defizit führen. Winnicott (1960), Klein (1946) und Bick (1968) betonten, daß Zustände der Nicht-Integration nicht mit Desintegration verwechselt werden sollten. Ich würde ergänzen, daß jeder, der lange Zeit mit der beschriebenen Art von Kindern gearbeitet hat, nicht unbedingt den Beweis für früher erworbene Integrationen findet. Es ist möglicherweise erforderlich, sich geistig-psychische Bedingungen vorzustellen, bei denen Gedanken nicht demontiert, sondern unaufgedeckt; nicht projiziert, sondern noch nie introjiziert; nicht dissoziiert, sondern noch unverbunden; nicht defensiv abgespalten, sondern noch nicht integriert sind – und wo Gedanken unverbunden bleiben, nicht weil die Verbindung angegriffen, sondern vor allem, weil die Verbindung noch nie geschaffen wurde. Die lebendige klinische Situation wird dadurch kompliziert, daß diese Situationen selten unverfälscht als solche auftreten und daß die Abwehrmotive und die Defekte sich unweigerlich vermischen. Aber die Unterscheidung ist gleichwohl unerläßlich für den praktizierenden Kliniker, der psychotische Kinder behandelt: Einem bereits verwirrten Kind verfrühte Integrationen aufzubürden, bedeutet möglicherweise, es nur noch mehr zu verwirren.

Stadien in der Entwicklung von Spaltung: Auffassungen eines Kognitionspsychologen

Klein und Bion haben uns gelehrt, daß der Prozeß, durch den normale Säuglinge Gedanken zusammenzusetzen beginnen, von Emotionen durchtränkt und umschlossen ist. Bruner, ein Kognitionspsychologe, der sich weniger für emotionale Betrachtungen interessiert, hat nichtsdestoweniger einige faszinierende Dinge über die Reihenfolge zu sagen, in der bestimmte kognitive Zusammentreffen, die er Koordination nennt, in der normalen Säuglingsentwicklung auftreten, und über die Abfolge von Stadien notwendiger Differenzierung, die den letztendlichen Integrationen offensichtlich vorausgehen müssen. Bruner benutzt keine psychoanalytischen Ausdrücke wie zum Beispiel Spaltung, aber er betont, daß das, was er »Einspurigkeit des Verhaltens« nennt, fest etabliert sein müsse, erst dann bewege sich das Baby über eine Reihe vorsichtiger Schritte hin zur Zweispurigkeit. Bruner beschreibt, wie Babys in den ersten Lebenswochen lernen, die Aktivität des Saugens und die des Schauens zu koordinieren, wie sie später lernen, das Ausstrecken der Hand und das Ergreifen eines Objekts zu koordinieren, und wie sie schließlich die Fähigkeit erlangen, die Intentionalität durch eine sequentielle Reihe von Handlungen aufrechtzuerhalten.

Bruner zufolge durchläuft die Beziehung zwischen Saugen und Schauen in ihrer Entwicklung drei Phasen: 1. Die *Verdrängung* des einen durch das andere. Meistens ist es das Schauen, welches das Saugen verdrängt; d.h. der Säugling kann nicht zur gleichen Zeit saugen und ein interessantes Objekt anschauen. Meistens schließt er die Augen, wenn er saugt. Nach drei bis fünf Wochen läßt er die Augen vielleicht auf, wenn er trinkt, aber er fixiert oder verfolgt etwas mit seinem Blick, wenn er eine Trinkpause macht. 2. Nach neun bis dreizehn Wochen zeigt sich eine neue Entwicklung, ein einfaches Nacheinander von Trinken und Schauen, *Organisation durch Abwechslung*. Jetzt trinkt das Kind in Schüben und schaut während der Pausen. 3. In der dritten Phase, die Bruner *Platzhalten* nennt, werden die beiden Handlungen fortgesetzt, wobei die eine reduziert und leicht wieder aufzunehmen ist, während die andere mit voller Kraft betrieben wird. Normalerweise scheine der Säugling mit etwa vier Monaten in der Lage zu sein, gleichzeitig zu trinken und zu schauen. Bruner erklärt jedoch, daß es zwar so aussehe, als würde das Baby weiter trinken, während es schaut, doch sauge es nicht wirklich – es behalte die Brust im Mund, sauge aber keine Milch. »Indem ein Merkmal einer laufenden Handlung aufrechterhalten wird, während man zwischendurch eine andere Handlung ausführt, wird man daran erinnert, daß die ursprüngliche Handlung wieder aufgenommen werden muß.« (1968, S. 18f.) So wird dem Baby »über die Ablenkung hinweggeholfen«, bis es wieder zum nährenden Saugen zurückkehren kann (S. 42). Es ist ein wenig so, wie wenn man den Finger auf eine Zeile im Buch legt, während man sich kurz unterhält.

Bruner vergleicht dieses Platzhalten mit der Fähigkeit, »in Parenthese zu denken«. Bruner und auch Bower haben Untersuchungen über die Entwicklung der Koordination von Hand-Ausstrecken und Ergreifen durchgeführt, die, so Brunner, ein weiteres interessantes Modell ist für das Verständnis dessen, wie Babys lernen, Intentionalität aufrechtzuerhalten. Bower hat gezeigt, daß das Hand-Ausstrecken sich vom Stadium eines einheitlichen Musters von Hand-Ausstrecken und Ergreifen, welches visuell ausgelöst wird, zu einem Stadium entwickelt, in dem es zwei separate, wieder miteinander kombinierbare Handlungen gibt – Hand-Ausstrecken und Ergreifen –, die visuell ausgelöst, aber auch, was sehr bedeutsam ist, visuell geleitet werden. Wenn er das Alter von 20 Wochen erreicht hat, kann der Säugling »Korrekturen im Flug« vornehmen, das heißt, »bei älteren Säuglingen ... kann sich die Hand in eine falsche Richtung bewegen, wird aber auf den richtigen Weg gebracht, sobald sie im Gesichtsfeld auftaucht. Die Hand wird nicht zurückgezogen, um noch einmal von vorn anzufangen, sondern ändert ihre Bewegungsbahn ›im Flug‹. Es findet eine Korrektur während der Handlung statt, nicht zwischen den Handlungen.« (Bower, 1974, S. 175) Bruner meint, daß in der ersten Zeit die offene Hand beim Hinlangen – wie das nicht-trinkende Saugen in dem früheren Beispiel – eine Art Platzhalter sei, denn »sie hält das Ziel der Handlung vor Augen, während deren einzelne Bestandteile ablaufen«. In einem späteren Stadium, so fährt er fort, sei die starr geöffnete Hand eine »Taktik, um durch eine übertriebene Aktion eine Intention aufrechtzuerhalten, deren Ausführung verzögert wurde« (S. 43). Dies könnte in der Tat ein sehr hilfreiches Modell für die Methoden sein, durch die bestimmte psychotische Patienten, die fortwährend den Faden verlieren – oder die, noch schlimmer, überhaupt nicht wußten, daß es so etwas wie einen Faden gibt –, schließlich lernen, ihre Gedanken zu »sammeln«, um sie denken zu können.

Bruners und Bowers Beschreibungen lassen eine große Zahl emotionaler Faktoren – beim Baby, bei der Mutter, im gesamten Kontext – unbeachtet. Es wäre zum Beispiel wichtig zu wissen, ob das Baby den Kopf gedreht hat, um das responsive Gesicht der Mutter, ihr nichtresponsives Gesicht oder das Gesicht einer anderen Person anzuschauen, oder ob es abgelenkt wurde, bevor es eine annehmbare Erfahrung dessen hat machen können, daß Saugen überhaupt funktioniert usw. Aber Bruners Auffassung, daß Verdrängung der Abwechslung vorausgehe und daß erst, nachdem Abwechslung etabliert sei, das Platzhalten möglich sei und daß erst mit dem Platzhalten eine wirkliche Koordination stattfinden könne, sagt uns etwas Wichtiges über einige der Bedingungen, unter denen Menschen sich auf ständig größer werdende Erfahrungsbereiche konzentrieren können. Diese Ausführungen erhellen einige meiner eigenen klinischen Erfahrungen, die auf der Arbeit mit Kindern mit Ichdefiziten und Denkstörungen oder besser mit Denkdefekten beruhen. Sie erinnern mich an meine eigene späte Erkenntnis, wie wichtig es für Robbie war, daß er lernte, übermäßig erregende Ideen zu vergessen und übermäßig stimulierende Anblicke zu ignorieren. Er wurde zum Beispiel leicht in einen psychotischen Zustand versetzt, in welchem er in Ekstase fast zu ertrinken schien, einfach indem er jemandem in die Augen sah. Als er sich schließlich eine andere Art des Kontaktes wünschte, eine aufmerksamere, aber nüchterne Art, bestand eine seiner ersten Lösungen dieses Problems darin, daß er die Augen schloß – genau wie Bruners Babys –, wenn er es kommen spürte. Später beschrieb er es so, daß er seinen Blick habe »losreißen« müssen. Viel später lernte er, die Art, wie er dem Blick anderer Menschen begegnete, zu ändern. Zu dem Zeitpunkt konnte er seine geistige Distanz aufrechterhalten und spüren, daß das Objekt, das er anschaute, dies seinerseits tat.

Ich glaube, in den mittleren Jahren von Robbies sehr langer Behandlung versuchte ich oft, verfrühte Integrationen herzustellen in dem Sinne, daß ich deutete, er wolle sich vor machtvollen, überwältigenden Gefühlen von Verschmelzung schützen. Später verstand ich schließlich, daß die bloße Erwähnung des Verschmelzens ausreichte, um ihn eben dorthin zurückschicken, und daß es vielmehr notwendig war, den Kampf anzuerkennen, den er auf sich nahm, um ein normales Gespräch mit mir zu führen. Wenn ich zu sehr auf das Bezug nahm, wogegen der Kampf sich richtete, erlebte er es so, als würde ich mit dem machtvollen Sog, den die Verrücktheit auf ihn ausübte, gemeinsame Sache machen. In einem späteren Stadium der Behandlung, als sein Wunsch nach gesundem Kontakt und sein Wille, diesen aufrechtzuerhalten, stärker geworden waren, konnte man anders mit ihm arbeiten und Abwehr und Konflikte deuten. In der Zeit davor jedoch, so glaube ich, mußte ich die »Einspurigkeit« und die Verdrängung machtvoller Ablenkungen unterstützen, um zu ermöglichen, daß jeweils ein Gedanke denkbar wurde; dann erst konnte er es sich erlauben, die Alternativen Verrücktheit und Gesundheit gegeneinander abzuwägen.

Es ist gut dokumentiert, daß Vorstellungen von Raum, Zeit und Kausalität autistischen Kindern Probleme bereiten und sie sich ihnen widersetzen. Ich würde analytischen Autoren wie Tustin und Meltzer zustimmen, die diese Probleme auf die unzureichende Entwicklung einer Beziehung auf seiten des Kindes zwischen seinem infantilen Selbst und zunächst seinem mütterlichen und dann seinem väterlichen Objekt zurückführen. Zu einem adäquaten Sinn für Raum, Zeit und Kausalität gehört die Vorstellung von mindestens zwei festen Bezugspunkten, und diese scheinen sich aus jenen zwei großen Organisationsprinzipien zu ergeben, dem »wahrfühldenkenden« Selbst in Relation zum »wahrfühldenkenden« elterlichen Objekt. Aber dieses Gefühl von Zweiheit (und gewiß das sich daraus ergebende ödipale Gefühl der Dreiheit) läßt sich nicht forcieren. Wenn das Kind Zweiheit nicht verstehen kann, dann kann es nicht deshalb sein, weil es Widerstand leistet. Es kann möglicherweise selbst ganz einfache Deutungen, die etwa eine Erklärung darstellen, nicht verstehen, weil es bedeuten würde, zwei Gedanken gleichzeitig im Sinn zu behalten. »Warum-« und »Weil«-Deutungen setzen ein Verständnis von Kausalität voraus, also muß vielleicht das »Was« einer Erfahrung dem »Warum« vorausgehen. Um eine Erklärung als solche zu verstehen, muß man zuerst das verstehen, was sie erklärt. Wenn Robbie voll wilder Aufregung zu einer Sitzung kam, weil er sich verspätet hatte, verschwendete ich meine Zeit mit Äußerungen wie: »Du bist außer dir und wütend, weil du das Gefühl hast, ich hätte dafür sorgen sollen, daß die Züge rechtzeitig losfahren«, denn Robbie war viel zu überwältigt, um kausal zu denken. Als erstes mußte ich ihm zeigen, wie *außer sich* er war, und dann, *wie* außer sich er war. Später konnte er eher linear, kausal und narrativ denken. Er konnte anfangen, unserer beider Identitäten zu unterscheiden. Als er zu einem weniger verzweifelten und fragmentierten »Ich« wurde und »Ich« weniger mit »Du« durcheinander geriet, wurde auch »dies« von »jenem« getrennt, und am Ende konnte er »jetzt« und »damals« trennen. Er verstand allmählich, daß »dies jetzt geschieht, weil jenes damals geschah«.

Fortschritte zu einer Entwicklung von Intentionalität

Cindy war ein kleines Mädchen mit autistischen Zügen, bei dem sich das Problem, »Intentionalität« aufrechtzuerhalten, besonders ausgeprägt zeigte. Ihre Geburt war sehr schwierig gewesen, und ihre Eltern begannen, sich um ihre Entwicklung zu sorgen, als sie 15 Monate alt und so ungewöhnlich langsam und so wenig responsiv war. Als sie mit vier Jahren zur Behandlung bei Frau N in die Tavistock Clinic kam, sprach sie praktisch überhaupt nicht. Sie ist mit Fäzes bedeckt geboren worden, zu einer Zeit, als ihre Eltern in einem fremden Land lebten und beide sehr deprimiert waren. Sie scheint am Anfang ihres Lebens vor allem Verzweiflung und Abscheu bei ihnen ausgelöst zu haben. Als ihre Eltern sich von ihrer Depression zu erholen begannen und selbst wieder lebendig wurden, begannen sie auch, Sorge und Liebe für Cindy zu empfinden. Es gab keine Hinweise für eine Schädigung des Gehirns.

Cindy schien in vielerlei Hinsicht als Person kaum zu exisitieren. Sie schien durch ihr Leben zu treiben mit wenigen Wünschen und Ansprüchen, ihr Blick war immer verloren, ihr Körper und ihre Bewegungen wirkten formlos. Sie sah viel jünger aus, als sie wirklich war. Objekte und Menschen schienen keine allzu große Anziehung auf sie auszuüben. So stand sie apathisch an der Tür zum Spielzimmer ohne ein offenkundiges Verlangen nach irgend etwas. Frau N hielt es für wichtig, sehr sorgfältig auf die allerkleinsten Bewegungen von Cindys Körper oder Augen zu achten. Wenn sie sah, daß Cindys Blick kurz auf den Schrank fiel, so kommentierte sie, daß Cindy sich für die Spielsachen zu interessieren scheine. Manchmal ging sie ein paar Schritte und schien dann ihren Weg aus dem Auge zu verlieren und nicht nur die Spielsachen zu vergessen, sondern auch sich selbst. Vielleicht muß man an dieser Stelle sagen, daß diese Art ichloser Passivität und Hilflosigkeit offenbar ganz andere Quellen gehabt hat als eine ähnliche Art des Verhaltens bei einem Kind, das sein Ich in das mütterliche Objekt projiziert: Ein solches Kind wäre viel weiter entwickelt in seiner Erwartung, daß es irgendwo irgend jemanden gibt, der Ich-Funktionen übernehmen kann, solange dies nicht von ihm selbst erwartet wurde. Cindy, so vermute ich, hatte die Ichfunktion, durch die Intentionalität aufrechterhalten wird, wahrscheinlich überhaupt nicht entwickelt, ein Mangel, der eher mit Defizit als mit Abwehr etwas zu tun hat. Vielleicht waren ihr Zugkraft und Macht einer zwischenmenschlichen Beziehung nie ganz ins Bewußtsein gebracht worden. Es war fast, als müßte sie wie manche zerbrechlichen Neugeborenen zusammengesetzt werden als ein menschliches Wesen mit einem allmählich wachsenden Gefühl für ihre eigene Realität, für ihre eigene Existenz und die ihres mütterlichen Objekts.

Man weiß wohl, daß manche Neugeborenen nach ihrer Geburt viel mehr gehalten werden müssen als andere, aber vielleicht ist es weniger gut belegt, daß für manche auch ein entschlossenes (wenngleich vorsichtiges) Kontakt-Herstellen viel notwendiger ist als für andere. In Kapitel 5 habe ich erwähnt, wie Brazelton die Art und Weise beschrieben hat, in der die Mutter eines Neugeborenen jede noch so kleine Bewegung und jeden Blick des Babys verstärkt und vergrößert und ihnen Bedeutung gibt. Sie verkehrt eine eingreifende Aktivität in eine, die der gemeinsamen Interaktion dient. Ich glaube, das ist etwas sehr Ähnliches wie die Arbeit, die Frau N leistete. Frau N gab die meiste Zeit einen sanft strömenden Kommentar zu dem, was Cindy tat oder nicht tun konnte oder beinahe tat. Und doch war dies nicht nur Containing oder Spiegeln oder aufnahmebereites Reflektieren. Wenn sie, in Bions Worten, Bedeutung verlieh, so schuf sie manchmal etwas mehr als das, was Cindy zum Ausdruck brachte. Oft verstärkte sie Cindys Wünsche und gab so ihnen und Cindy selbst mehr Bedeutung, als Cindy von sich aus wahrnehmen konnte. Manchmal öffnete Cindy nur ganz leicht ihren Mund, das war alles, und Frau N sagte dann: »Ich glaube, du möchtest etwas sagen.« Es war nicht immer klar, ob Cindy wirklich etwas sagen wollte. Brazelton sagt über die Mütter von Neugeborenen: »Die vielleicht interessanteste Reaktion auf die Herausforderung, mit einem nicht-responsiven Säugling konfrontiert zu sein, ist die: Die Mutter zeigt Gesichtsausdrücke, Bewegungen und Haltungen, die Emotionen ausdrücken, als verhielte sich der Säugling intentional oder als würden sie beide miteinander kommunizieren.« (1974, S. 68) Manchmal gab es den Schatten einer Intention oder mehr als einen Schatten; und manchmal reagierte Frau N vielleicht wirklich, wie Brazeltons Mütter, als hätte eine höchst bedeutsame Interaktion zwischen ihnen stattgefunden, wo doch überhaupt nichts geschehen war. Jedenfalls überbrückte sie in einem fort Gräben zwischen dem Kind und seinem Objekt und half diesem Kind, das in Apathie versunken erschien, zu sehen, daß diese Gräben zu überbrücken waren. Als Cindy zunächst ziellos und geistesabwesend ihren Daumen in ein Stück Knete drückte, kommentierte ihre Therapeutin, daß sie »ein Zeichen setze«. Einen Großteil der Zeit gab es nur die Andeutung dessen, daß eine Geste oder Bewegung fortgesetzt würde. Aber allmählich begann sie sich weniger wie ein kleiner, dicker Klumpen zu verhalten und nahm als Person mehr und mehr Form an. Der träge Fluß ihres Geistes kam in Bewegung. Sie wurde entschiedener und entwickelte die Anfänge eines Gefühls von Zielstrebigkeit und Urheberschaft.

Nach einigen Monaten schien es, daß das Interesse und die Aufmerksamkeit der Therapeutin bewirkt hatten, daß Cindys Interesse für das, was sie tat, zunahm. Es wurde möglich, Cindys eigenes Interesse und ihr Gefallen daran, in ihrer Welt ein Zeichen zu setzen, zu kommentieren. Die Aufmerksamkeit ihrer Therapeutin für ihre Freude und die Kommentare dazu halfen Cindy allmählich wahrzunehmen, daß sie ihre Freude genoß. Es ist diese Schicht für Schicht vollzogene Selbstbeobachtung, welche die normal eingestimmte, sensible Mutter ihrem ganz kleinen Säugling in den ersten Wochen und Jahren des Lebens zur Verfügung stellt, ohne zu merken, daß sie es tut. Sie bewahrt und beruhigt helle Aufregung, sie nährt und bietet Fürsorge, wie Winnicott und Bion gezeigt haben. Aber sie folgt auch, wie Stern und Trevarthen feststellten, dem Blick des Babys, interessiert sich für seine inneren Zustände, für seine Interessen, für seine guten und interessanten Geisteszustände.

Als Cindy im siebten Monat ihrer Behandlung sich ihrer selbst und ihrer Existenz sehr viel sicherer wurde, konnten gelegentlich schon

»Als-ob«- und »Warum«-Deutungen gegeben und Verbindungen zu Übertragungserfahrungen hergestellt werden. Wenn sie die Puppe fallen ließ, konnte die Therapeutin sagen: »Genau wie du am Ende der Sitzung das Gefühl hast, von mir fallen gelassen zu werden« oder etwas Ähnliches. In diesem Stadium erlangte Cindy langsam die Fähigkeit, zwei Erfahrungen und zwei Ideen im Sinn zu behalten, so daß sie verglichen werden konnten.

In einer besonders bemerkenswerten Sitzung schien Cindy bedeutsame Entdeckungen über den Begriff des Paradoxen zu machen. Sie war dabei vorzugeben, daß sie im Vergleich zu der Puppe, die Frau N in Händen hielt, die Große war. Sie zögerte jedoch, schaute von der Puppe zu Frau N und erwog offensichtlich die verwirrende Tatsache, daß in Wirklichkeit Frau N ihrerseits viel größer war als sie selbst. Auch verwirrte es sie jedesmal zunehmend, wenn Frau N ihre (Cindys) äußere Kleidung als »Mantel« bezeichnete – sie selbst benutzte das Wort »Jacke«. Schließlich entschied sie mit einer Mischung aus trauriger Resignation und interessierter Entdeckung in der Stimme: »Du sagst Mantel, ich sage Jacke.« Sue Reid hat über die gewaltige Entwicklung gesprochen, die es mit sich bringt, wenn ein autistisches Kind die Fähigkeit erlangt, eine Sache aus mehr als einer Perspektive zu betrachten (persönliche Mitteilung). Eine duale Perspektive (wie Bions »binokulare Sichtweise«) scheint sich aus der Beziehung des Säuglings zu einem anderen Menschen zu ergeben, doch diese besondere Entwicklung von »Zweispurigkeit« führt uns zu etwas Vergleichbarem in Trevarthens Arbeit. Er hat die Entwicklung von einer »primären Intersubjektivität« (gegenseitiges Anschauen und Interaktion zwischen der Mutter und dem Baby) in den ersten Lebensmonaten hin zu einer Entwicklung in der zweiten Hälfte des ersten Lebensjahres untersucht, die er »sekundäre Intersubjektivität« nennt: die Fähigkeit des Babys, sich auf gemeinsame Handlungen mit unbelebten Objekten einzulassen und die regulierende Anleitung durch die Mutter in seinem Spiel und Verhalten zu akzeptieren. Vor diesem Entwicklungsschritt zieht es das Baby vor, Spielsachen zu untersuchen und zu schütteln und mit und auf ihnen herumzuhämmern, ohne daß die Mutter aktiv und lenkend eingreift. Andererseits scheint es sich über die responsive Aufmerksamkeit der Mutter für seine Aktivitäten und über ihre synchronen und rhythmischen Kommentare zu freuen (und vermutlich braucht es sie auch). Trevarthen führt das Beispiel der sieben Monate alten Tracy an:

> Als sie einen Käfig mit einer Glocke darin schüttelte, bewegte ihre Mutter, während sie sie anschaute, den Kopf synchron zu Tracys Bewegung und zum Klang. Das veranlaßte Tracy innezuhalten und »nachzudenken«. Sobald sie sich wieder bewegte, bewegte auch die Mutter wieder ihren Kopf synchron dazu und sagte: »Bäng, bäng, bäng.« Tracy beobachtete ihre Mutter genau, und es entwickelte sich ein Spiel daraus, das viel Lächeln und Lachen mit sich brachte. (Trevarthen und Hubley, 1978, S. 195)

Nach etwa 40 Wochen (als Tracy interessanterweise im zweihändigen Spielen sehr geschickt war und Objekte viele Male von einer Hand in die andere nahm),

> wurde Tracys Mutter eine anerkannte Mitspielerin. Tracy schaute ihrer Mutter wiederholt ins Gesicht, wenn sie einen Gegenstand erhielt, und hielt inne, als bestätige sie den Empfang. Sie schaute auch in Spielpausen zu ihrer Mutter auf und zeigte ihre Bereitschaft zu gemeinsamen Erfahrungen, wie sie es nie zuvor getan hatte. (a.a.O., S. 200)

Trevarthen scheint nicht daran gedacht zu haben zu untersuchen, wie das Baby die Beziehung zur Mutterbrust mit der Beziehung zu ihrem Gesicht und zu ihrer Stimme integriert (ist die Brust ein unbeseeltes oder ein beseeltes Objekt?) oder die mehrdimensionale Perspektive, die gewonnen wird, wenn der Vater anwesend ist. Jedenfalls scheint seine Betonung der schrittweisen Natur dieser Entwicklungen sowie der Bedingungen, die notwendig sind, damit ein Schritt dem anderen folgen kann, Frau Ns Gefühl und meines zu bestätigen, daß, obgleich Cindy aus ihrem frühen verlorenen Zustand aufzutauchen begann, es an bestimmten Punkten nicht sinnvoll sei, ihre Aufmerksamkeit allzu häufig auf die Therapeutin als Übertragungsobjekt zu lenken. Ihr neues Interesse für die Knetmasse, ihr Interesse, mit Farbstiften Formen zu Papier zu bringen, jeder Puppe ein eigenes Bett zu geben, wurde deshalb normalerweise nicht dahingehend gedeutet, daß es in einem Zusammenhang mit ihren Gefühlen gegenüber Frau N stehe. Uns schien, daß solche Deutungen ihre Versuche gestört hätten, ihre eigenen Erfahrungen zu machen und sich anzueignen. Es reichte offensichtlich aus zu kommentieren: »Es scheint dir wirklich Spaß zu machen, die Form der Knetmasse zu verändern.« Oder: »Diese Puppe muß genau in das richtige Bett gehen, nicht wahr?«, ohne hinzuzufügen: »Genau wie du das Gefühl hast, bei mir einen besonderen Platz einzunehmen.« Die Therapeutin behielt ein waches Auge für diesen Zusammenhang, setzte jedoch ihr

Verständnis ein, daß Cindy in der Tat nur in solchen Momenten das Gefühl entwickelte, einen Platz im Innern ihrer Therapeutin zu haben, in denen dies für Cindys Geist unmittelbarer evident war – zum Beispiel wenn Cindy die Therapeutin gerade ansah. Aber der Sprung von der Puppe zur Person der Therapeutin war zu plötzlich, zu intrusiv und verwirrend, da Cindy gerade erst lernte, sich auf winzige Stücke ihrer neuen Erfahrung mit Puppen und Knetmasse und ihren Einfluß auf sie zu konzentrieren.

Trevarthen verweist darauf, daß Tracey und ihre Mutter erst nach der Phase, in der Tracey in den Spielpausen aufzublicken begann, um den Blick der Mutter zu suchen, Spiele zu spielen anfingen, wobei die Mutter gab und nahm und Tracey es zulassen konnte, daß die Mutter ihr Spiel vorgab und lenkte. Dieses vorsichtige entwicklungsbezogene Denken half uns, geduldig zu sein, bis Cindy den Punkt erreicht hatte, an dem ihr Geist bewahren konnte, was eine dreiteilige Beziehung zu sein schien: ein Bild ihrer selbst, des Spielzeugs und ihrer Therapeutin sowie der Verbindungen zwischen ihnen. Dann schien sie in der Lage zu sein, symbolische Übertragungsdeutungen eher zu hören und zu nutzen, und die psychoanalytische Arbeit auf einem gewöhnlicheren Niveau konnte beginnen. (Balints Auffassung, 1968, wie wichtig es sei, Patienten, die auf der Ebene der Grundstörung funktionieren, kein Objekt mit »zu scharfen Konturen« zur Verfügung zu stellen, ist hier von großem Interesse.)

Als Cindy etwa acht Monate in Behandlung war, führte sie plötzlich ihr eigenes »in Parenthese Denken« ein. Ihre Puppen waren lebendig geworden und waren häufig sehr beschäftigt. Aber an diesem einen Tag trug sie der Therapeutin auf, sich um die eine Puppe zu kümmern, während sie etwas anderes tat. Und sie fügte hinzu, um den Spielverlauf zu beschreiben: »Ich sage: ›Ich liebe dich, Mama.‹« Hier spielte sie nicht einfach nur, sie nahm in gewissem Sinn ihr Spiel innerhalb eines anderen Spiels vorweg und teilte außerdem ihre Absicht zu spielen und ihre Pläne mit. So kann das Gefühl einer Zukunft in der Zukunft, das Spiel im Spiel beginnen. Es ist ein ungeheuer aufregender Moment, wenn autistische Kinder die Freiheit entdecken, ihren Geist zu benutzen, im Konjunktiv oder Konditional zu denken, zu glauben, daß eine Idee eine andere enthalten kann, daß sie sich von ihrer vorsichtigen Einspurigkeit und Fixiertheit fort bewegen können und dennoch ihre »lebendige Begleitung« nicht verlieren, während sie sich bewegen. Hinter Cindys neuem Gefühl von Zielgerichtetheit und Intelligenz lag, so scheint mir, ein neues Gefühl der Hoffnung.

Verhaltensstörung als eine Form kognitiven Defizits

Wenn, wie ich es vorgeschlagen habe, eine Objektbeziehungsperspektive die Erforschung eines Defizits in der Selbst-Objekt-Beziehung erfordert, dann müssen beide Begriffe geprüft werden. Cindy besaß eine schwache Fähigkeit, sich ihrem Objekt zu nähern, aber ihr Objekt war für sie entfernt und blaß. Die Arbeit mußte sozusagen von beiden Seiten in Angriff genommen werden. Im Fall eines anderen Kindes, der vierjährigen Rosie, mußte auf die Defizite des Objekts ebensoviel Rücksicht genommen werden wie auf die des Selbst. Rosie, die zeitweise provozierend selbstmörderisch war, war in ihrer Fähigkeit, sich selbst zu stoppen, offensichtlich eingeschränkt. Sie war wegen Hyperaktivität und wildem, aggressivem Verhalten überwiesen worden, und es war deutlich, daß sie (oder richtiger: die Beziehung) ihre Mutter an den Rand eines Zusammenbruchs trieb. Rosie schien zu glauben, daß ihre Mutter glaube, daß sie sie fortwährend provozieren wolle. Ihre Mutter glaubte dies in der Tat und erwartete es, und Rosie erwartete, daß sie es erwartete. Rosie schien die meiste Zeit nicht über alternative Möglichkeiten eines Zugangs zu sich selbst zu verfügen und etwa glauben zu können, daß ihre Mutter davon ausgehen könnte, sie habe gute oder wenigstens keine bösen Motive für ihr Verhalten. Wenn sie morgens nach ihrer Mutter weinte, zweifelte diese nicht daran, daß sie absichtlich ihren Schlaf stören wolle. Das Kind fing irgendwo am anderen Ende des Hauses an zu singen, und die Mutter war überzeugt, es gelte ihr, um sie zu irritieren und in den Wahnsinn zu treiben.

Zu Beginn der Therapie bei Frau K ging es in Rosies Spiel häufig darum, daß Objekte blockiert, festgefahren oder kaputt waren, und es schien, als könnte das Kind der Tretmühle der Ungezogenheit nicht entrinnen, die zur Bestrafung durch die Mutter führte und Rosie wiederum zu weiterer Ungezogenheit und Provokation in einem immer schlimmer werdenden Teufelskreis. Beide waren verzweifelt, aber keine von beiden konnte damit aufhören. In der Therapie begann Rosie ein Spiel zu spielen, bei dem sie sich in einem Auto befand, das sich von allein in Bewegung gesetzt hatte und bergab rollte – was ein treffendes Symbol für die Art und Weise war, wie sie etwas leicht Trotziges oder Ungezogenes tat, dann spürte, daß sie bei der Therapeutin Irritation hervorgerufen hatte, und schließlich immer trotziger, ängstlicher und erregter wurde. Es führte also zu immer provokativerem Verhalten und am Ende dazu, daß sie sich der Verzweiflung überließ. Ihr Gesicht wurde dann zu einer Art grinsender Maske, sie lachte mit hohler Stimme, sagte: »Na und?« und nannte sich selbst einen »Hohlkopf«. In solchen Augenblicken schien sie keine Vorstellung davon zu haben, daß man von allein losrollende Autos mit Bremsen ausstatten könnte.

Wenn Frau K schnell genug mit der Deutung: »Du hattest das Gefühl, daß du mich sauer gemacht hast, und hattest dann Angst vor mir« eingreifen konnte, beruhigte Rosie sich manchmal. Es wäre ein Fall von Containment einer Projektion und Verwandlung, so daß das Kind (das für den Augenblick so viel Ich besitzt, daß es Implikationen dessen, was gesagt wird, denken und hören kann) die Möglichkeit erhält zu überlegen: »Ist sie so wütend, wie ich glaube? Vielleicht nicht.« Aber wenn Rosie in einem gestörteren Zustand war, führte der Kreislauf von Projektion, Reintrojektion, Reprojektion in eine immer wütendere und beängstigendere Gestalt zu immer schlimmerer Provokation nach dem Motto: »Wenn du glaubst, daß ich böse bin (und wenn du willst, daß ich böse bin), dann muß ich eben böse sein, und dann könnte ich genausogut wirklich böse sein.« Hier kann man häufig sehen, wie sich ein Kind innerhalb von Sekunden mit dem Bild identifiziert, das nach seinem Empfinden das elterliche Objekt von ihm hat. Es wird zu dem, was es zu sein empfindet. Wenn diese sehr raschen Eskalationen stattfanden, war es nicht immer ausreichend zu sagen: »Du hast das Gefühl, daß du mich wütend gemacht hast«, denn das hörte Rosie als eine Bestätigung, wenn sie überhaupt etwas hörte. Aber: »Du scheinst das Gefühl zu haben, daß ich will, daß du immer wilder wirst", das hörte sie manchmal tatsächlich. Manchmal jedoch schien es in Anbetracht des momentanen Drucks besser zu sein, eine Deutung zu versuchen, die die neue Idee der Bremsen einführte. Zu einer bestimmten Zeit, als Rosies Mutter zu ihr und zu anderen sagte, sie wünsche sich wirklich, daß Rosie hinausgehen und unter einen Zug geraten würde (sie wohnten in der Nähe einer Bahnlinie), begann Rosie, gefährlich auf der Kante eines Schrankes zu wippen, manchmal provozierend-mutwillig und manchmal eher besorgniserregend, als hätte sie wirklich ihren Gleichgewichtssinn verloren, den Willen und die Fähigkeit, sich aufrecht zu halten. Frau K und ich waren der Meinung, daß ihr inneres Objekt zweifellos ihren Tod wünschte. Daher begann Frau K darauf hinzuweisen, daß Rosie außerstande zu sein schien, sich vorzustellen, daß Frau K wirklich wünschte, Rosie möge in Sicherheit sein, oder daß sie sich wirklich wünschte, Rosie möge ihr wildes Verhalten einstellen (Deutung, die einem Defizit im Objekt Rechnung trägt), oder daß Rosie außerstande zu sein schien, sich vorzustellen, daß sie von sich aus damit aufhören könnte, ihre Therapeutin zu irritieren (Deutung, die einem Defizit im Selbst Rechnung trägt). Rosie schien diese Deutungen anders aufzunehmen und begann, aus ihrer Verzweiflung und ihrem selbstmörderischen Zynismus aufzutauchen. Es war natürlich gleichermaßen wichtig, die Momente der Gesundheit und Freundlichkeit zu betonen, wenn sie sich bei Rosie zeigten, denn sie selbst bemerkte sie kaum. Häufig kommentierte Frau K auch, daß Rosie offensichtlich von ihr erwarte, daß sie, Frau K, wolle, daß Rosie ungezogen sei. Diese Deutungen, so wichtig sie sein mögen, stehen in der Tradition einer gewöhnlicheren Art von Containment und Transformation dessen, was, wie flüchtig auch immer, im Material vorhanden ist. Es erscheint mir jedoch wichtig festzuhalten, daß die Therapeutin in den »Bremsen«-Deutungen nicht ein projiziertes Gefühl oder einen projizierten Gedanken bewahrt, der »irgendwo« dem Selbst des Kindes zugehört: sie bewahrt vielmehr einen mehr oder weniger noch ungedachten Gedanken. Die in der Gegenübertragung der Therapeutin empfundene Besorgnis entsteht nicht aus einer Projektion der Besorgnis des Kindes. Es ist das Fehlen einer solchen Projektion, das noch viel besorgniserregender ist (siehe Kapitel 5 und 6). Ich meine, daß das Kind zwar durchaus die Tatsache, daß es ein ziellos provozierbares Objekt oder einen sehr stark provozierenden Teil in sich selbst hat, explorieren muß, nur kann es dies nicht, solange es so überwältigt ist. Es kann nur aus einer relativ sicheren Perspektive explorieren, wenn es ein wenig Gefühl für die Existenz einer anderen Art von Objekt und einer anderen, freundlicheren Art von Objektbeziehung erlangt hat.

Es muß betont werden, daß solche Deutungen natürlich keine so beruhigende Auswirkung auf ein Kind gehabt hätten, bei dem der Sadismus ausgeprägter gewesen wäre und das süchtig danach geworden wäre, sein mütterliches Objekt aus der Fassung zu bringen. Rosie war jedoch noch keineswegs süchtig nach dieser Form der Objektbeziehung. Sie war erst vier, und sie befand sich zwar in den Klauen einer provokativen Beziehung zu einem provozierbaren Objekt, doch wenn deren Griff gelockert werden konnte, sozusagen von beiden Seiten, wies bei ihr nichts auf eine besondere Neigung zu einer sado-masochistischen Beziehung hin. Und sie schien auch keinen inhärenten Widerstand gegen die Vorstellung von Bremsen zu haben, und die Idee, daß es ihrer Therapeutin möglicherweise nicht gefiel, sauer auf sie zu sein, war angenehm, aber offensichtlich ganz neu. Ein paar Jahre später wären solche Verhaltensmerkmale vielleicht viel stärker in ihren Charakter eingebettet und viel schwerer zu verändern gewesen .

In diesem Kapitel habe ich drei Beispiele für Schwierigkeiten im Funktionieren dreier verschiedener Patienten angeführt. Derartige Defizite erfordern ebenso umsichtige Aufmerksamkeit in der analytischen Arbeit wie emotionale Konflikte, Spaltungen und Projektionen, wie sie bei weniger gestörten Patienten eher im Mittelpunkt stehen. Im Falle von Robbie und Cindy habe ich versucht, einen profunden Mangel in der Fähigkeit, Funktionalität aufrechtzuerhalten, zu beschreiben sowie »zweispurig« in Parenthese zu denken. Ich habe dies mit objektbeziehungstheoretischen Überlegungen zu verknüpfen versucht. Bei Cindy, einer viel jüngeren Patientin, habe ich auch einige der technischen Überlegungen darzulegen versucht, die es ihr meines Erachtens ermöglicht haben, im ersten Jahr ihrer Behandlung Intentionalität recht schnell herzustellen und aufrechtzuerhalten. In Rosies, dem dritten Fall habe ich die Aufmerksamkeit auf eine eher partielle, aber gleichwohl gravierende Art kognitiven Defizits gerichtet, bei dem die Therapeutin ungedachte Gedanken, nicht hervorgebrachte Ideen bewahren und ihnen Fleisch und Blut verleihen muß. In Cindys Fall waren Präkonzeptionen bestimmter Ideen manchmal schon vorhanden. Die Therapeutin übernahm eine leicht aktive Rolle, um bei deren Realisierung behilflich zu sein. Wenn die Präkonzeption einer Brust mit einem Realerlebnis zusammentrifft, so entsteht Bion zufolge eine Konzeption, eine Vorstellung (1962, S. 91). Dieses Modell entspricht recht genau dem, was mit Cindy geschah. Aber was war mit Rosie, die manchmal wahrhaft ungestüm außer Kontrolle zu geraten schien? Oder was geschieht zum Beispiel nach einer Frühgeburt, wenn das Baby zu schwach ist, um seinen Mund zu öffnen und nach der Brust zu suchen? Seine Präkonzeption dessen, was »Brust« bedeutet, muß möglicherweise erst wachgerufen werden. In solchen Augenblicken hilft die Mutter ihrem Baby, indem sie ihm die Brust gibt, bevor es ihm einfallen konnte, danach zu verlangen. Manche neuen Realitäten kommen über uns, noch ehe wir Präkonzeptionen zur Hand haben, um ihnen gerecht zu werden. Dennoch mag die Zeit, wenn die Bedingungen nicht allzu gedrängt sind, ausreichen, um eine neue Konzeption entstehen zu lassen.

8

Eine Entwicklungsperspektive der »Abwehr«

Borderline-Patienten

Bruner hat die Phasen in der Entwicklung der Fähigkeit zur Koordination oder »Zweispurigkeit« skizziert, die in seiner Darstellung der Vorläufer der Fähigkeit, »in Parenthese zu denken«, war. Als Robbie über das Stadium hinausgelangte, in welchem er dessen bedurfte, daß ich ihm in seinem weit entfernten Zustand die Hand entgegenstreckte, und er schließlich selbst die Hand ausstrecken konnte, bestand eines seiner Probleme darin, daß er nicht wußte, wie er starke Emotionen modulieren oder filtern sollte. Wenn er durch Sprechen mit mir Kontakt aufnehmen wollte, mußte er manchmal die Augen schließen wie Bruners Säuglinge, um sich nicht in dem Prozeß des Schauens zu verlieren. Nun suchte er zwar Verbindungen, aber es fehlte ihm weitgehend die Grundausstattung, die solche Verbindungen erst ermöglichte. Doch die Augen zu schließen war ein Anfang, um sich selbst vor überwältigender Erregung zu schützen und um in einer ruhigeren und beständigeren Form Kontakt zu halten. Und ebenso war es, wenn er sich beim Geräusch eines Staubsaugers die Ohren zuhielt, zugleich eine Abwehr des Schreckens und ein Versuch, einen sicheren Platz zu finden. Schritt für Schritt erlangte er die Fähigkeit, regulierter und in weniger drastisch abgewehrter Form zu schauen und zuzuhören. Hier waren Entwicklungsfunktionen impliziert, die bei einer reiferen, komplexeren, strukturierteren Persönlichkeit wohl auch als »Abwehr« dienen können, aber bei Robbie und anderen psychotischen oder borderline-psychotischen, traumatisierten oder mißbrauchten Kindern einen besseren Namen verdienen, einen, der Schutz- und Entwicklungselemente hervorhebt. Begriffe wie Unreife, schwach entwickeltes Ich, Defizit (Kohut), Gleichgewicht (Joseph) sind hilfreich, weil sie ein Gefühl dessen vermitteln, von welchem Ausgangspunkt das Kind herkommt und, was noch wichtiger ist, welchen Punkt es noch nicht erreicht hat (Bruner, 1968; Kohut, 1985; Joseph, 1989).

Das borderline-psychotische Kind

Bei der Behandlung eines borderline-psychotischen Kindes, das vielleicht eine gewisse, wenn auch minimale oder zerbrechliche Ichentwicklung aufweist, treten die gleichen Probleme auf wie bei der eines psychotischen Kindes. Die Diagnose wird bei Kinderpsychiatern, die nicht psychoanalytisch ausgebildet sind, leider nicht sehr häufig gestellt. Es gibt sie überhaupt nicht in der neunten Auflage der *International Classification of Diseases* (ICD-9). Im dritten *Diagnostic and Statistical Manual* (DSM-III) der Amerikanischen Psychiatrischen Vereinigung wird sie als Subkategorie der Persönlichkeitsstörung geführt, wobei als Hauptmerkmale angegeben werden: »Impulsiv, unberechenbar, mit unbeständigen, aber intensiven zwischenmenschlichen Beziehungen. Identität unsicher, Stimmung schwankend, Angst vor Alleinsein, Neigung zu Selbstbeschädigung.« (Barker, 1983, S. 145) Ich benutze den Ausdruck borderline-psychotisch in einem viel umfassenderen Sinn und schließe andere Subkategorien der Persönlichkeitsstörung wie zwanghaft, antisozial, paranoid, schizoid und vermeidend mit ein. Für diejenigen, die die psychiatrische Klassifikation vornehmen, ist ein allzu weitgefaßter Gebrauch des Wortes »psychotisch«, der auch die Kinder, die nicht manifest psychotisch sind, umfassen würde, problematisch; zum Teil wohl deshalb, nehme ich an, weil das Wort im Laien- (und im organisch orientierten psychiatrischen) Verständnis pejorative Assoziationen weckt. Für psychoanalytische Psychotherapeuten ist die Vorstellung eines psychotischen Teils der Persönlichkeit oder das Auftauchen (hoffentlich kurzer) Momente psychotischen Denkens in jedermanns Leben völlig unproblematisch und also keinen Deut abwertender als die Bezeichnung Persönlichkeitsstörung. Wenn überdies Qualität und Niveau der Angst verstanden werden (im Verein mit Inhalt und Form von einigen der Phantasien), so scheint das Wort »psychotisch« in Verbindung mit »Borderline« völlig angemessen. Außerdem ist seine Bedeutung für die Theorie und Technik im Zusammenhang mit solchen Kindern gravierend.

Die meisten Autoren auf diesem Gebiet stellen erwachsene Borderline-Patienten so dar, als befänden diese sich auf einem Kontinumm zwischen Psychose und Neurose. Diese vertikale Dimension, die den Grad der Pathologie wie auch das Niveau der Ich-Funktionen beschreibt, ist hilfreich als grober Wegweiser auf unbekanntem Gebiet, man sollte sich jedoch nicht den eigenen Blickwinkel von ihr einschränken lassen, denn die meisten Autoren beziehen sich in der Tat auf ein außerordentlich breites Krankheitsspektrum. Die Kategorien – auf der horizontalen Achse sozusagen – schließen tendenziell alles ein: von den psychopathischen Persönlichkeitsstörungen über die unreife Persönlichkeit, die narzißtischen Störungen, schwere neurotische Erkrankungen mit psychotischen Zügen, extrem schwere Depression bis hin zu dem, was gemeinhin latente Schizophrenie genannt wurde, heute jedoch wahrscheinlich eher als Borderline-Schizophrenie bezeichnet wird (LeBoit und Capponi, 1979). Kinderpsychotherapeuten würden diese Liste möglicherweise um die Krankheitsbilder schwer deprivierter, mißbrauchter und traumatisierter Kinder ergänzen, die manchmal viel mit psychotischen Kindern gemeinsam haben, in anderen Bezugspunkten aber ganz anders sind. Von Borderline-Erwachsenen unterscheiden sie sich, weil eine psychotische Krankheit bei Kindern, mag sie auch nur vorübergehend oder eine Drohung von jenseits der Grenze sein, die normale psychische Entwicklung stört und deshalb häufig zu einem Entwicklungsstillstand oder einem Entwicklungsdefizit führt. Psychoanalytische Kinderpsychotherapeuten vom Autismus-Workshop an der Tavistock Clinic wären auch mit dem Ausdruck »borderline-autistische« Zustände einverstanden, organisch orientierte Therapeuten natürlich nicht.

Therapeuten im Borderline-Workshop der Anna-Freud-(ehem. Hampstead-)Klinik versuchten 1963, die Bedeutung des Begriffs »Borderline« zu erfassen. Kut Rosenfeld und Sprince kamen zu dem Schluß, daß die Krankheit sich »sowohl in der Qualität und dem Niveau der Ichstörung als auch in der prekären Fähigkeit zu Objektbeziehungen« ausdrücke (1963). In einer zweiten Arbeit zu Fragen der Technik (1965) stellten sie fest, daß Borderline-Kinder eine ungewöhnliche Reaktion auf Deutungen zeigten: Sie erlebten sie als permissiv, und Phantasiedeutungen bewirkten häufig, daß Phantasievorstellungen und Angst sich unkontrolliert steigerten. Sie schlossen daraus, daß es daher notwendig sei, eben die Abwehrmechanismen zu fördern, die man bei einem neurotischen Kind aufzulösen versuchen würde, zum Beispiel Verdrängung und Verschiebung. Unter den Teilnehmern des Workshops bestanden jedoch Meinungsverschiedenheiten darüber, wieviel Ich-Unterstützung, Bestätigung und Ermutigung des Positiven im Unterschied zur Deutung des Negativen zu gewähren sei. Chethik und Fast, die am Borderline-Workshop der Universität von Michigan teilnahmen, sind mit dem Ansinnen, Verdrängung und Verschiebung zu unterstützen, nicht einverstanden. Sie gaben an, daß sie ihr Augenmerk nicht mehr darauf richteten, die Phantasie loszuwerden, sondern darauf, dem Kind zu helfen, der Phantasie zu entwachsen, indem sie die zugrunde liegenden Ängste deutlich machten. Andererseits raten sie davon ab, »das Kind in einen überwältigenden Zustand von Unlust zu stürzen« (Kut Rosenfeld und Sprince, 1963 und 1965; Chethik und Fast, 1970).

LeBoit zog in einer Zusammenfassung der technischen Probleme mit Borderline-Erwachsenen den Schluß, daß »der Borderline-Patient in der Vergangenheit ein Problem für die psychoanalytische Behandlung darstellte, weil man ihn für außerstande hielt, eine Objektübertragung zu entwickeln«. (Man ging davon aus, daß er nicht imstande sei, die Deprivation und »Abstinenz« auszuhalten, die mit der klassischen analytischen Technik verbunden sind.) LeBoit fuhr fort: »Heute kann der Borderline-Patient die Art der Übertragung entwickeln, zu der er fähig ist, meistens eine überwiegend narzißtische Übertragung, die sich zu einer Symbiose weiterentwickelt.« LeBoit ist der Ansicht, daß der Analytiker in dieser frühen Phase der Behandlung die klassische analytische Technik möglicherweise modifizieren müsse, d.h. er muß auf andere Interventionen als Deutungen zurückgreifen, besonders auf solche, die eine Übereinstimmung von Denken und Gefühl zwischen Analytiker und Patient anzeigen, und auf solche, die die Akzeptanz der unbewußten Wünsche des Patienten und ein Verständnis seiner Reifungsbedürfnisse widerspiegeln (LeBoit und Capponi, 1979, S. 57). Kinderpsychotherapeuten sind mit der Art von Druck vertraut, den die kindlichen Patienten auf sie ausüben können, indem sie eine freundliche, offene Art und Weise an den Tag legen und sagen: »Meine Lieblingsfarbe ist Rot. Welches ist Ihre?« Der Therapeut fühlt sich dann häufig genötigt, eine deprivierende Art von Deutung zu geben – Grotstein hat es eine entwöhnende Art der Deutung genannt –, um die Allmachtsgefühle oder die Intrusivität des Kindes abzuschwächen oder um die Phantasie des Kindes nicht in kollusiver oder verführerischer Weise zu befriedigen. Ich glaube jedoch, daß der Streit um Befriedigung versus Deprivation eine falsche, eine gefährlich falsche Dichotomie ist. Sie ist falsch, weil eine Deutung so sein kann, daß sie dem Patienten eine reale Befriedigung der erbetenen Information vorenthält und dennoch keineswegs als deprivierend empfunden wird. Sie kann in der Tat sehr zufriedenstellend sein, wenn es sich um eine Deutung handelt, die dem Wunsch des Kindes Rechnung trägt, sich dessen zu versichern, daß der Therapeut und es selbst etwas gemeinsam haben oder die gleichen Dinge mögen oder zur selben Gattung gehören. Eine Deutung kann Verständnis für all dies vermitteln, ohne kollusiv oder verführerisch zu sein. Die Dichotomie ist gefährlich, weil eine allzu abwehrende Deutung von einem mißtrauischen oder schon deprivierten Kind als grausame Ablehnung dessen empfunden werden kann, was vielleicht sein erstes Angebot von Freundlichkeit ist. Ich meine, daß ein und dieselbe Frage bei jedem Kind ganz unterschiedliche Implikationen haben kann: Bei dem einen Kind mag sie sehr wohl einen Angriff oder eine Abwehr gegen Getrenntheit bedeuten; bei einem anderen Kind könnte sie einen ersten Schritt darstellen, um mit dem Objekt zusammenzukommen. Im ersten Fall mag das Kind zu nahe, zu sehr im Innern sein und bräuchte mehr Getrenntheit; im zweiten Fall ist das Objekt des Kindes möglicherweise zu weit entfernt, und das Kind braucht das Gefühl, daß es sich ihm nähern kann. Das bedeutet natürlich nicht unbedingt, daß Sie dem Patienten sagen müssen, welches Ihre Lieblingsfarbe ist!

Abwehrformen und Entwicklungsleistungen oder Entwicklungssiege

Leider werden die nützlichen Elemente im Verständnis der Theorie des Defizits manchmal durch die technischen Modifikationen, die nach Auffassung vieler aus Kohuts Betonung des Defizits abzuleiten seien, verschleiert. Ornstein, einer derjenigen, die Kohuts Ansatz unterstützen, meint, daß es wahrscheinlich ein Fehler gewesen sei, sich Defizit als Leere vorzustellen, die ausgefüllt werden müsse, wie es Kohuts Modell impliziere (Ornstein, 1983). Kohut war der Auffassung, daß es wichtig sei, das, was er den normalen narzißtischen Pol der Persönlichkeit genannt hat, zu entwickeln, und er wurde sehr dafür kritisiert, daß er die idealisierende narzißtische Übertragung gutgeheißen hat. Es wurde behauptet, daß er nicht Analysen, sondern eher unterstützende Psychotherapien durchgeführt habe, was manche Autoren eher als Manipulation denn als Analyse der Übertragung bezeichnen würden. Dies erscheint mir wie eine weitere allzu simplifizierende Dichotomie, die sich klären ließe, wenn man sich einige der Probleme anschauen würde, die sich aus dem psychoanalytischen Konzept der Abwehr ergeben können. Im kleinianischen Denken zum Beispiel kann ein paranoid-schizoider Patient sich gegen die Wahrheiten der depressiven Position wehren – d.h. gegen seine Liebe oder seine Schuld –, aber es ist auch möglich, daß er an einer Entwicklungsbeeinträchtigung leidet, so daß er die depressive Position noch nicht erreichen kann (eine ausführlichere Diskussion siehe Kapitel 10). Das wirft eine entscheidende praktische Frage auf: Welches sind die Bedingungen, unter denen auf jeder Stufe Weiterentwicklung möglich ist? Diese Überlegungen müssen einen Einfluß darauf haben, ob der Therapeut das Mißtrauen oder die Gleichgültigkeit eines Patienten als Abwehr gegen eine engere und bessere Beziehung deutet, was zutreffend sein kann, oder ob er sie als Schutz vor etwas versteht, das als ein genuin aggressives oder intrusives oder nutzloses Objekt wahrgenommen wird. Josephs Begriff des »psychischen Gleichgewichts« bietet uns ein viel subtileres Konzept als das der Abwehr. In »Über Verstehen und Nicht-Verstehen« schreibt sie: »Der Patient, der glaubt, er komme, um verstanden zu werden, kommt in Wirklichkeit, um die analytische Situation dafür zu benutzen, sein gegenwärtiges Gleichgewicht auf tausenderlei komplexe und jeweils einzigartige Weise aufrechtzuerhalten.« (Joseph, 1983, S. 142)

Antonia White erzählt in ihrem Roman *Beyond the Glass* die autobiographische Geschichte vom psychischen Zusammenbruch einer jungen Frau und ihrer anschließenden Wiederherstellung in einer Anstalt. Clara scheint einen schizophrenen oder möglicherweise manischen Kollaps zu erleiden und wird zuerst in eine Zwangsjacke und dann in eine Gummizelle gesteckt. Viele Monate später wird sie eines Tages von der Zwangsjacke befreit, und sie beginnt, aus ihrem Zustand wilder Verwirrung aufzutauchen. Es geschehen bemerkenswerte Dinge. Sie stellt fest, daß sie nicht unzählige verschiedene Identitäten durchläuft, sondern daß sie immer dieselbe Person namens Clara ist. Sie hat keine Erinnerung an ihr früheres Leben, aber ihr dämmert die Gewißheit, daß sie ein früheres Leben hatte und daß sie auch in jenem Leben Clara hieß. Bestimmte Bilder ihres täglichen Lebens – der Waschraum der Frauen, das Wachsen einer Kletterpflanze – werden zu festen Bezugspunkten für sie. Mit ihren Worten: »Ein kleiner Raum um sie herum wurde fest und wiedererkennbar. In dem Raum waren Gegenstände und Menschen immer dieselben, bestimmte Zeitinseln immer dieselben.« Während sie zuvor das Gefühl hatte, sie habe fünfzig Pflegerinnen, tauchen nun zwei mit deutlichen, getrennten Identitäten auf, und sie schreibt: »Die rothaarige war Jones. *Sie mußte versuchen, dies in Erinnerung zu behalten.*« (Hervorhebung von mir) Aber die kleinen Inseln der Beständigkeit haben noch immer keinen gemeinsamen Zusammenhang oder Kontinuitätsfaden. So meint sie: »Es war außerordentlich schwer, etwas in Erinnerung zu behalten. Wörter wie ›vor‹ oder ›nach‹ hatten keinerlei Bedeutung mehr. Es gab nur ›jetzt‹. ... Dennoch *versuchte sie weiterhin verzweifelt, die Dinge Stück für Stück zusammenzusetzen, einen Zusammenhang zu finden zwischen der Clara hier und der Clara dort.*« (S. 232ff.; Hervorhebung von mir) Es gelingt ihr schließlich. Sie wird in eine offene Abteilung verlegt und darf ins Freie gehen, um auf dem Rasen Krocket zu spielen. Irgendwie erinnert sie sich, wie man Krocket spielt, und sie stellt fest, daß keine der Frauen sich an die Regeln halten will und daß sie irgendwelche beliebigen Farben in irgendeiner beliebigen Weise spielen; sie versucht ihnen beizubringen, wie man richtig spielt. Sie kann sich nicht denken, warum diese Frauen sich nicht an die Regeln halten, und plötzlich fällt ihr ein, daß sie verrückt sind. Danach erholt sie sich schnell (White, 1979).

Die Vorstellung, wie Clara ihre Abwehr aufbaut, ist natürlich nicht hilfreich, wenn man ihre Versuche, aus der Psychose aufzutauchen, betrachten will. Das heißt, wir sollten den Bau des Hauses nicht mit dem Bau der Schutzwälle verwechseln, mit denen es möglicherweise umgeben sein wird. Wir bauen Häuser mit Wänden, die uns vor dem Wetter schützen sollen, die aber auch das, was sich innen abspielt, festhalten, einrahmen und bewahren sollen. Es wäre sicher nicht hilfreich, Claras verzweifeltes Bemühen, die Dinge zusammenzustückeln, sich auf die Brocken Klarheit, die aus dem Nebel aufzutauchen beginnen, zu konzentrieren und sich an sie zu erinnern, dies alles als zwanghafte Abwehr gegen die Verrücktheit zu verstehen. Verzweifeltes Hoffen kann zu Abwehrzwecken eingesetzt werden, aber es kann ebenso dem Zweck dienen, Elend und Verzweiflung zu überwinden. Robbie beschrieb einen furchtbaren Traum oder eine Halluzination, wo er mit dem Kopf nach unten von einer Klippe herabhing und sich nur an einem Stück Gras festhielt. Ist das Gras eine Abwehr gegen das Fallen? Brauchen wir

Rettungsleinen nur, um dem Tod zu entrinnen, oder auch, um das Leben zu erhalten?

Diese Fragen erscheinen vielleicht sehr klar, aber für einen chronischen Borderline-Fall, der zwischen Verrücktheit und Gesundheit hin und her schwankt und bei dem die Vermischung von psychotischen und nicht-psychotischen Anteilen sehr komplex sein kann (siehe Grotstein, 1979 und Steiner, 1991), erweist sich die Frage als nicht ganz so einfach. Es ist wichtig zu wissen, wann Zwangsmechanismen als Abwehr gegen die Erfahrung eines lebendigeren, freieren, weniger kontrollierbaren Objekts oder Gefühls eingesetzt werden und wann sie vielleicht den allerersten Versuch oder allerwenigstens einen erneuten Versuch anzeigen, der Welt einen Hauch von Ordnung zu geben. Es ist auch wichtig, zwischen den Momenten, wenn die manische Erfahrung eines idealen Objekts oder einer idealen Situation als Abwehr gegen eine eher nüchterne Realität benutzt wird, und jenen Momenten zu unterscheiden, wenn sie den ersten Schimmer eines Auftauchens aus einer lebenslangen klinischen Depression anzeigt. Bion hat Therapeuten zu unterscheiden gelehrt zwischen Mechanismen, die Frustration verändern sollen, und Mechanismen, die dazu dienen sollen, ihr zu entgehen. Aber handelt es sich denn um eine einfache Entweder-oder-Situation oder gibt es vielleicht vielerlei Entwicklungsschritte auf dem Weg zwischen Vermeidung und Veränderung? Es gibt zum Beispiel die intermediäre Situation, wo eine defensive Vermeidung notwendig ist, weil der Patient außerstande ist, die reiferen Modifizierungen seiner Ängste zuwege zu bringen. Seine Abwehr ist alles, was er besitzt. Welches sind also die Bedingungen oder gar Vorbedingungen, unter denen Modifizierung möglich werden kann?

In *The Analysis of Defence* ist eine Reihe von Diskussionen mit Anna Freud über ihr Buch *Das Ich und die Abwehrmechanismen* aus den siebziger Jahren aufgezeichnet, das 1936 publiziert worden war. In einer der Diskussionen unterscheidet Joseph Sandler zwischen Abwehr *gegen* schmerzliche Realitäten und Abwehr *in Richtung auf etwas*, die dazu dient, ein gutes Gefühl innerer oder äußerer Sicherheit zu gewinnen oder aufrechtzuerhalten (Schutzmechanismus) (S. 19). In einer der späteren Sitzungen, als über die Tatsache diskutiert wird, daß Verdrängung ein recht später Abwehrmechanismus in der Entwicklung ist, sagt Anna Freud, daß Projektion lange vor der Verdrängung eingesetzt werde. Sandler erwidert: »Vermutlich deshalb, weil die Verdrängung eine beträchtliche Portion Stärke auf seiten des Ichs verlangt, um zu funktionieren.« Anna Freud: »Es erfordert Strukturierung der Persönlichkeit, die zunächst noch nicht vorhanden ist.« Und dann: »Wenn man das Haus noch nicht gebaut hat, kann man auch niemanden hinauswerfen.« Und Sandler fügt hinzu: »Oder ihn im Keller einsperren.« (Sandler und A. Freud, 1985, S. 238)

Natürlich ist es wichtig, unter Entwicklungsaspekten über diese Dinge zu reden: Manchmal, wenn ein Wochenende oder eine Sommerpause bevorsteht, kann man deuten, daß der Patient wirklich »irgendwo« außer sich ist wegen der bevorstehenden Unterbrechung und diese deshalb einfach verdrängt, wobei er sie in Wirklichkeit vielleicht abgespalten und in die Therapeutin projiziert hat. Er hat nicht das Gefühl, daß »er sie irgendwo vermißt«; er hat das Gefühl, daß *sie ihn* vermissen wird. Dem jeweiligen Fall entsprechend muß das Gefühl des Vermissens möglicherweise für eine längere Zeit im Therapeuten bewahrt und erforscht werden, bevor der Patient bereit ist, dieses Gefühl als zu ihm selbst gehörig zu erleben (siehe Joseph, 1978, S. 112). In Fällen, wo das Haus noch nicht gebaut ist, kann, was wie ein Versuch aussehen mag, jemanden aus dem Haus hinauszuwerfen – den leidenden infantilen Teil in eine andere Person zu projizieren –, in Wirklichkeit den verzweifelten Versuch darstellen, überhaupt irgendwo ein Haus zu finden.

In ihrem Buch *The Psychoanalysis of Developmental Arrest* vertreten Stolorow und Lachmann die Auffassung, daß es wichtig sei, zwischen geistiger Aktivität, die grundsätzlich als Abwehr fungiere, und der oberflächlich ähnlichen Aktivität zu unterscheiden, die im engeren Sinn als Überbleibsel eines Stillstands auf einer Vorstufe der Abwehrentwicklung verstanden wird und durch Mängel in der Strukturierung der Entwicklungswelt gekennzeichnet ist. Stolorow und Lachmann betrachten verschiedene »Abwehrformen« wie Narzißmus, Idealisierung, Größenwahn, Projektion, Verneinung, Inkorporation, Spaltung und vergleichen die Vorstufen der Abwehr mit wirklichen Abwehrformen. So verweisen sie zum Beispiel darauf, daß »eine funktionale Auffassung des Narzißmus (d.h. eine, die Narzißmus als Bedürfniserfüllung sieht) dabei hilft, die Gegenübertragungsprobleme, die sich bei narzißtischen Patienten ergeben, zu verringern, indem sie uns die Möglichkeit geben zu erkennen, daß ihr Narzißmus dem Überleben ihres Selbstempfindens dient. Diese Ideen sind wichtig für die Arbeit mit deprivierten Kindern, die sich als sehr abgeschnitten und narzißtisch darstellen können und bei denen ein allzu sehr auf Konfrontation gerichteter Ansatz bewirken kann, daß sie einfach ihre Abwehr verstärken. Stolorow und Lachmann betonen ebenfalls den Unterschied zwischen der Verneinung von etwas, das schon bekannt ist, und der »Verneinung« von etwas, das noch nicht vollständig nachvollziehbar ist. Sie schreiben, daß, »wenn der Analytiker etwas als Widerstand deutet, das der Patient gerade als eine entwicklungsmäßige Notwendigkeit empfindet, der Patient die Deutung häufig als Empathieversagen empfindet, als Vertrauensbruch, als narzißtische Kränkung« (Stolorow und Lachmann, 1980, S. 112). An dieser Stelle ist an Money-Kyrle zu erinnern, der betont, daß es ungeheuer wichtig sei, zwischen einer von destruktiven Impulsen motivierten und einer von Verzweiflung motivierten projektiven Identifizierung zu unterscheiden (1977, S. 463). Er meint, daß die Analytiker diese Unterscheidung zu ihrem eigenen Schaden außer acht ließen und Trauern im wirklichen Leben gewiß ein sich stufenweise vollziehender Prozeß sei. Wenn aber Analytiker und Therapeuten Patienten dazu drängen, sich ihren Ängsten, ihren Sehnsüchten, ihrer Traurigkeit zu stellen, lange bevor sie den Rückhalt und die Vorstellungskraft dafür haben, dann verlangen sie vielleicht zu viel.

Ein klinisches Beispiel

Vor einigen Jahren habe ich ein borderline-psychotisches kleines Mädchen namens Judy behandelt, das an Asthma litt. In meiner Gegenwart hatte sie noch nie einen Asthmaanfall gehabt, aber eines Tages kam sie ein wenig atemlos herein und sagte mit sehr ängstlicher Stimme, sie habe einen Asthmaanfall. Ich versuchte ihr zu vermitteln, daß sie sehr verängstigt erscheine, so als glaube sie, sterben zu müssen. Ihre Panik und ihre Atemnot wurden schlimmer, und ich bemerkte, daß meine Deutung, statt ihr zu helfen, ihre Angst noch vergrößert hatte. Ich dachte schnell nach und sagte schließlich, daß sie anscheinend nicht den Unterschied zwischen einem schweren und einem leichten Asthmaanfall erkennen könne. Es schien mir keine besonders tiefgehende Deutung zu sein, aber sie sagte voller Überraschung und Erleichterung: »J-a-a-a«, und ihre Atmung wurde besser. Ich erkannte voller Überraschung, daß eine weniger ängstliche Patientin die Implikationen meiner Deutung wohl gehört hätte (d.h. daß sie nicht sterben würde), daß aber dieses furchtbar verängstigte kleine Mädchen das nicht konnte. Sie hatte eine extrem ängstliche und unsichere Mutter, und ich glaube, daß sie meine erste Deutung so verstand, daß auch ich meinte, sie werde sterben. Obgleich sie bei jeder noch so kurzen Trennung in Panik geriet, war es in den ersten Jahren unmöglich, ihr zu sagen, sie stelle sich vor, einem von uns könnte während der Wochenendpause etwas Schreckliches zustoßen: Ich mußte die Vorstellung umkehren und mit ihr darüber sprechen, wie schwer es ihr fiel zu glauben, daß wir beide das Wochenende überstehen und uns am Montag wiedersehen würden.

Die paranoid-schizoide Position als Entwicklungsphase

Klein hat ihre Begriffe der paranoiden und der depressiven Position in zwei Arbeiten zum ersten Mal dargelegt: »Zur Psychogenese der manisch-depressiven Zustände« (1935) und »Die Trauer und ihre Beziehungen zu manisch-depressiven Zuständen« (1940). Es ist wahrscheinlich bekannt, daß Klein zunächst versuchte, für diese zwei sehr unterschiedlichen inneren Zustände in Begriffen von Phasen und Daten zu denken – das heißt, sie dachte in Begriffen einer Entwicklungstheorie, indem sie der Tradition folgte, die mit Freud und seiner Libidotheorie begonnen hatte (Freud, 1905b) und von Abraham fortgesetzt worden war (Abraham, 1927). Das Phasenkonzept verschwand jedoch allmählich aus Kleins Schriften, und sie hielt sich enger an den Begriff der Position. Die Idee der Position ist eine räumliche Metapher, und in Kleins Theorie implizierte sie nicht nur einen anderen körperlichen Ort der Libido, sondern war per definitionem ein Beziehungs-, das heißt ein Objektbeziehungsbegriff. Mit Bezug auf Fairbairn ergänzte Klein die paranoide Position um das schizoide Konzept; als Merkmale auf der schizoiden Seite der Position werden exzessive Spaltung und Fragmentierung, exzessive Projektion (später, 1946, fügte sie die projektive

Identifizierung hinzu), ein infolge dessen schwaches Ich und schwaches Vertrauen in ein gutes Objekt angenommen (Fairbairn, 1952). Grotstein hebt hervor, daß in einem pathologischen Zustand unterschiedliche Symptome wie zum Beispiel Verlust angemessener Affekte und Verwirrung auftreten können, während sich beim normalen Kleinkind Hilflosigkeit und relative Desintegriertheit zeigen (Grotstein, 1981b). Für die paranoide Position beschreibt Klein eine exzessive Spaltung und Fragmentierung sowohl des Selbst wie des Objekts in gut und böse, die von exzessiver Idealisierung und exzessiver Verfolgung begleitet sind. Klein stellt die exzessive Projektion schlechter Anteile des Selbst in das Objekt und infolge dessen exzessive phobische Ängste oder Gefühle paranoider Art dar. Gefühle von Verfolgung eskalieren in einer Spirale infolge der Projektion in das Objekt und der Reintrojektion der mittlerweile schlechten Objekte, was die Notwendigkeit zu reprojizieren erzeugt und so fort. Es ist jedoch wichtig, sich daran zu erinnern, daß Klein in derselben Arbeit von 1946 in einer Fußnote auch darüber schrieb, wie gute Anteile des Selbst exzessiv projiziert werden können, was zu einer Schwächung des Ichs führt und zu dem Gefühl, von der übermäßigen Güte und dem Wert des Objekts verschlungen zu werden. Diese Phänomen ist ebenso charakteristisch für die paranoide Position wie die Projektion des schlechten Teils. Eine konstante Projektion des guten Teils bewirkt ebenfalls einen Circulus vitiosus bei manchen sehr stark delinquenten Kindern und gewiß bei vielen psychiatrisch depressiven Kindern, die sich vielleicht außerstande fühlen, den Ansprüchen eines bedürftigen oder beschädigten Objekts zu genügen, dessen Wiederherstellung als eine Überforderung ihrer Kräfte empfunden wird. Die Verzweiflung scheint alles zuzudecken, und alle Teile des Selbst und des Objekts scheinen in ihr unterzugehen. Es ist ebenfalls wichtig, in Betracht zu ziehen, daß bei manchen sehr gestörten und deprivierten Kindern der gute Teil und der Glaube an ein gutes Objekt nicht notwendigerweise projiziert werden, sie können vielmehr stark unterentwickelt sein.

Ich habe an anderer Stelle in diesem Buch über den fundamentalen theoretischen und metatheoretischen Fortschritt in der kleinianischen Differenzierung zwischen Prozessen, die depressive Ängste abwehren sollen, und Prozessen, die diese überwinden sollen, geschrieben. Klein machte deutlich, daß wirkliche Wiedergutmachung im Gegensatz zu manischer oder zwanghafter Wiedergutmachung keine Reaktionsbildung gegen oder Verleugnung von Depression und Schuld aufgrund von

Beschädigung ist. In Kleins und Bions Denken impliziert Überwindung im Gegensatz zu Verleugnung oder Abwehr heilende Veränderung, nicht aber Flucht oder Triumph oder Verneinung. Ich bin zu dem Schluß gekommen, daß eine vergleichbare Unterscheidung zu treffen ist, wenn über die Verfolgungsängste der paranoid-schizoiden Position diskutiert wird. Die Liebe muß stärker sein als der Haß, wenn depressive Ängste überwunden werden sollen. Aber was muß stärker sein als die Angst, wenn Verfolgungsängste überwunden und nicht abgewehrt werden sollen? Hier ist Bions »Behälter« von Bedeutung und ebenso eine genauere Analyse der unterschiedlichen Funktionen des »guten« Objekts. Das gute Objekt in der depressiven Position ist ein Objekt, das geliebt und respektiert wird und fähig ist, fürsorgliches Interesse zu wecken. In der paranoid-schizoiden Position kann seine Güte auch in seiner Zuverlässigkeit, seinen beruhigenden Eigenschaften, seiner Festigkeit, seiner Substantialität liegen – d.h. in seinen guten Absichten, seinen beschützenden Eigenschaften, seiner Fähigkeit, ein Gefühl der Sicherheit zu vermitteln, kurz in dem, was Bowlby eine »sichere Basis« genannt hat (Bowlby, 1988). Vollkommene Liebe vertreibt die Angst, aber das tut vollkommene Sicherheit manchmal auch.

Ich werde in den folgenden Kapiteln zu zeigen versuchen, daß Bions Arbeit zur projektiven Identifizierung als einer Art der Kommunikation und die Arbeit der Entwicklungspsychologen eine Reihe von Implikationen für die Behandlung von psychotischen und Borderline-Kindern beinhalten: Als erstes brauchen wir für die paranoid-schizoide Position ein allgemeines Konzept der Überwindung, das dem Konzept der Abwehr an die Seite zu stellen ist; zum zweiten brauchen wir spezifische Ausdrücke wie zum Beispiel den der Potenz, der neben dem der Omnipotenz zu stehen hätte; Gefühl der Urheberschaft neben Narzißmus; Erleichterung, Freude und Hoffnung neben manischer Verleugnung; Ordnung, Struktur und Vorhersagbarkeit neben zwanghafter Abwehr gegen Fragmentierung sowie viele andere. Ich werde zu zeigen versuchen, daß diese positiven inneren Zustände nicht als Abwehr verstanden werden sollten und nicht auf die Entwicklungen der depressiven Position zu warten brauchen. Sie treten in viel primitiveren Positionen der psychischen Entwicklung auf, wo es nicht so sehr um Spaltung zwischen Gut und Böse geht, sondern um die adäquate Entwicklung des Guten und den Glauben daran. Wenn Robbie und Bruners Babys die Augen schließen, um nicht abgelenkt zu werden, und sich bei Borderline-Kindern die Vorstellung festzusetzen beginnt, daß der Montag wirklich kommen wird, sind sie alle möglicherweise in einen kostbaren Akt des Erhaltens und Bewahrens vertieft. Zuerst baue das Haus, sagt Anna Freud; zuerst introjiziere die gute Brust, sagt Melanie Klein; zuerst brauchen wir einen adäquaten »Behälter«, sagt Bion; zuerst eine sichere Basis, sagt Bowlby.

9

Der notwendige Engel

Idealisierung als Entwicklung

Ich bin der notwendige Engel der Erde,
Da ihr in meinen Augen wiederum die Erde seht.
Wallace Stevens

In diesem Kapitel will ich die Unterscheidung untersuchen zwischen Prozessen der Idealisierung, die als Abwehr gegen Verfolgungsangst oder depressiven Schmerz benutzt werden, und Prozessen der Idealisierung, die als notwendige Entwicklungsstufen auftreten. Klein und ihre Anhänger legen auf beide Funktionen Gewicht, aber es ist interessant, daß in den psychoanalytischen Wörterbüchern von Laplanche und Pontalis (1973) und von Hinshelwood (1989) jeweils nur von Kleins Auffassung der Idealisierung als einer defensiven Funktion die Rede ist. Ich werde zu zeigen versuchen, daß das erste Auftauchen idealer Objekte in den Phantasien chronisch depressiver Kinder nicht unbedingt eine widerstrebende oder vermeidende Abwehr der Depression anzeigen muß, sondern eine bedeutsame Entwicklungsleistung sein kann. Mein Interesse für dieses Thema wurde durch eine Bemerkung von Elizabeth Spillius angeregt, in der es darum ging, daß wir nur wenig darüber wissen, wie sich Idealisierung entwickelt.

In Kapitel 2 habe ich beschrieben, wie Robbie, als er nach seinem Zusammenbruch wieder zu mir kam, die Kastanie malte, die Schale mit den gemütlich darin eingebetteten Kastanien. Zur gleichen Zeit tauchte er aus seiner hoffnungslosen Apathie auf und begann, an die Dreidimensionalität seiner Objekte zu glauben. So pathologisch dieser Zustand vollkommener Weichheit und Begrenztheit auch war und so weit entfernt er von einem realitätsnäheren Zustand erscheinen mochte, in dem das Leben mit seinen Zusammenstößen, mit seinen Ecken und Kanten akzeptiert wird, so bedeutete er doch, daß Robbie sich über seine frühere Welt der leeren Räume und dürren blattlosen Bäume hinaus entwikkelt hatte, in der die einzigen tatsächlich auftauchenden substantiellen Objekte zweidimensional und unzugänglich waren.

Laplanche und Pontalis definieren Idealisierung wie folgt: »Psychischer Vorgang, durch den die Qualität und der Wert des Objekts Vollkommenheit erlangen. Die Identifizierung mit dem idealisierten Objekt trägt zur Bildung und Bereicherung der sogenannten Idealinstanzen der Person bei (Idealich, Ichideal).« (1967, S. 218) Sie verweisen darauf, daß Freud davon ausging, daß die Idealisierung des geliebten Objekts eng mit dem Narzißmus verknüpft sei. Rosenfeld stellte einen ähnlichen Zusammenhang her (1964). In ihrer Arbeit »Theoretische Betrachtungen über das Gefühlsleben des Säuglings« (1952) bemerkt Klein: »Charakteristisch für die Gefühle sehr kleiner Säuglinge ist ihre extreme Intensität. Das versagende (böse) Objekt wird als schreckenerregender Verfolger empfunden, während die gute Brust als absolut ›ideale‹ Brust erscheint, die das gierige Verlangen nach grenzenloser, unverzüglicher und immerwährender Befriedigung stillen soll. So entwickeln sich Gefühle, die eine perfekte und unerschöpfliche Brust betreffen, eine Brust, die immer verfügbar ist und stets befriedigt.« (S. 113) Und sie fügt hinzu: »... insoweit sich die Idealisierung aus dem Bedürfnis herleitet, Schutz vor verfolgenden Objekten zu finden, dient sie als Methode der Angstabwehr« (ebd.). Doch sie schreibt auch: »Zwar wirken diese Abwehrmaßnahmen (Spaltung und Idealisierung) der Integration in gewisser Weise entgegen, für die Entwicklung des Ichs aber sind sie grundsätzlich unverzichtbar, da sie die Ängste des kleinen Säuglings immer wieder lindern. Diese relative und vorübergehende Sicherheit beruht vor allem auf einer strikten Trennung zwischen dem verfolgenden und dem guten Objekt.« (S. 122) Sie führt weiter aus, daß die Objektbeziehungen von Liebe und Haß geprägt werden und einerseits von Verfolgungsangst und andererseits von deren Folgeerscheinung durchdrungen seien, die sie als »omnipotente Beruhigung« bezeichnet, »die sich aus der Idealisierung des Objektes herleitet« (S. 123). Klein scheint also manchmal die Abwehrfunktion der Idealisierung besonders hervorzuheben und manchmal die Tatsache, daß sie für die gesamte Ichentwicklung wesentlich ist. Vielleicht wäre »potente Versicherung« ein besserer Ausdruck für die nicht abwehrende Grundfunktion der Idealisierung als »omnipotente Beruhigung«. Und vielleicht ist es hilfreicher, eher an ideale als an idealisierte Zustände zu denken (Deborah Steiner, persönliche Mitteilung):

Das Verb impliziert tendenziell einen aktiven oder absichtlichen Wechsel von einem Zustand in den anderen, was beim Adjektiv nicht unbedingt der Fall ist.

In ihrem »Beitrag zur Psychogenese der manisch-depressiven Zustände« (1935) hebt Klein wiederum die Notwendigkeit gegenüber der bloßen Abwehr hervor. Sie verweist auf zwei Vorbedingungen, damit die Integrationen der depressiven Position schließlich doch stattfinden können: 1. eine starke libinöse Beziehung zu Partialobjekten und 2. die letztendliche Introjektion des ganzen Objekts. Und in »Die Trauer und ihre Beziehung zu manisch-depressiven Zuständen« (1940) schreibt sie: »Der erschütterte Glaube an die guten inneren Objekte hat eine schmerzvolle Beeinträchtigung des Idealisierungsprozesses zur Folge, der einen unverzichtbaren Zwischenschritt der psychischen Entwicklung darstellt. Bei der idealisierten Mutter findet das Kleinkind Schutz vor der rachsüchtigen oder toten Mutter und allen bösen Objekten, sie bedeutet ihm Sicherheit und das Leben selbst.« (S. 178)

Hanna Segal lehnt sich in *Introduction to the Work of Melanie Klein* (1964) noch enger an den Begriff des Bedürfens an. Sie unterstreicht das Element der Stärke des Idealobjekts und des Idealichs. Damit taucht das Problem quantitativer Überlegungen auf (ich werde später noch darauf zurückkommen). Sie schreibt:

> Wenn die Entwicklungsbedingungen günstig sind, wird das Kleinkind immer stärker das Gefühl haben, daß sein Idealobjekt und seine eigenen libidinösen Impulse stärker sind als das böse Objekt und dessen böse Impulse. Es wird sich in zunehmendem Maß mit seinem Idealobjekt identifizieren können und aufgrund von psychischem Wachstum und Ichentwicklung mehr und mehr spüren, daß sein Ich stärker wird und besser in der Lage ist, sich selbst und sein Idealobjekt zu verteidigen. Wenn das Kleinkind spürt, daß sein Ich stark ist und ein starkes Ichideal besitzt, wird es sich weniger vor seinen eigenen bösen Impulsen fürchten und deshalb weniger genötigt sein, diese nach außen zu projizieren. (Segal, 1964, S. 54)

Rosenfeld führt ein technisches, aber auch implizit theoretisches und quantitatives Argument an, wenn er sagt, daß der Analytiker bei »sehr verletzlichen« Patienten, die den Analytiker vielleicht idealisieren müssen, um eine heilsame Atmosphäre zu schaffen, die Idealisierung nicht vorschnell auflösen sollte (Rosenfeld, 1987, S. 271).

Idealisierung als Abwehr: klinische Illustration

Alice, ein zwölf Jahre altes Mädchen, wurde wegen einer leichten Depression, Schwierigkeiten mit Freunden und leicht unterdurchschnittlichen Leistungen in der Schule überwiesen. Sie war mit einem riesigen purpurfarbenen Muttermal geboren worden, einem Blutschwamm, der die ganze eine Gesichtshälfte bedeckte. Es war inoperabel, solange sie noch wuchs, das heißt, es konnte erst nach der Wachstumsphase operiert werden. Bis dahin konnte man sehr wenig für sie tun, wenngleich ihre Eltern mit ihr schon überall nach Behandlungsmöglichkeiten gesucht hatten. Als sie zur Sitzung kam, hatte sie seit Wochen auf einen Termin für eine Laserbehandlung in London, also nicht in ihrer Heimatstadt, gewartet. Alles, was die Behandlung erwarten ließ, waren ein paar winzige weiße Punkte in der purpurfarbenen Masse. Für einen außenstehenden Beobachter würde es kaum einen Unterschied machen, aber schon bei anderen Behandlungen waren ähnliche minimale Verbesserungen für Alice offensichtlich von erheblicher Bedeutung und hielten ihre Hoffnung am Leben.

Die Sitzung, von der ich sprechen möchte, fand kurz vor der Weihnachtspause und nach mehreren Terminverlegungen seitens der Londoner Laserklinik statt. Die Therapeutin versuchte jedesmal freundlich und vorsichtig, Alice klar zu machen, daß sie sich von der Warterei und dem Aufschieben ihrer Hoffnungen sowie der bevorstehenden Unterbrechung ihrer gemeinsamen Beziehung frustriert fühle. Alice akzeptierte diese Aussage für den Augenblick und beeilte sich dann, über alpines Skilaufen zu sprechen, auf das sie sich freue, und wie deutlich sie sich noch an das vorige Jahr erinnere und wie schön der weiße Schnee und der strahlende Sonnenschein gewesen seien. Es schien der Therapeutin, daß Alice, obgleich ihre Gefühle für die Reinheit und Schönheit der Alpen echt waren, sich an diese Gedanken klammerte, um den schmerzlichen, dunklen Trübungen ihrer Hoffnung auszuweichen und der Irritation darüber, daß ihre Therapeutin sie in einer solchen Zeit allein ließ.

Alice, so meine ich, hatte eine gut entwickelte Fähigkeit zur Idealisierung und Wertschätzung von Schönheit. Sie achtete sehr auf sich und war ein attraktives Mädchen mit schönem, glänzendem Haar, das sie so frisierte, daß es über den mißgestalteten Teil ihres Gesichtes fiel. Sie hatte Hoffnung und Stärke und Entschlossenheit sowie – anstelle verzweifelnder Apathie – eine leichte Depression, die meines Erachtens daraus resultierte, daß sie es sich nicht ohne weiteres gestatten konnte, ihre Wut und ihre Ungeduld, endlich ein normales Aussehen zu erhalten, anzuerkennen. In ihrem Fall wurde eine schon entwickelte Fähigkeit zur Idealisierung in einem gewissen Maß zur Abwehr eingesetzt, und am Ende halfen ihr jene Deutungen sehr, die ihr die Freiheit gaben, neben den freundlicheren auch die schwärzeren Gefühle zu empfinden. Ihre Depression verging, und sie wurde wacher und erfolgreicher in der Schule.

Idealisierung als Entwicklung: zwei schwer deprivierte Jungen

Was ich nun betonen möchte, ist, daß es eine Integration der strahlenden und der dunklen Seite der eigenen Natur und des eigenen Objekts nur geben kann, wenn *eine adäquate Entwicklung sowohl des idealisierenden wie des verfolgenden Anteils* stattgefunden hat. Hier geht es um qualitative Fragen. Winzige Zunahmen der Idealisierung bei Patienten, deren Fähigkeit zu strahlender Hoffnung gravierend unterentwickelt ist, sollten nicht fortwährend mit der Erinnerung an eben die Verzweiflung und Angst konfrontiert werden, die sie am Ende nicht abwehren, sondern überwinden werden.

Ich möchte diesen Punkt durch die Beschreibung zweier schwer deprivierter Jungen veranschaulichen; der eine ist der stark depressive zwölfjährige Ricky und der andere ein abgesonderter autistischer Zwölfjähriger namens Andrew. Beide Jungen schienen sich beinahe zum ersten Mal eine Vorstellung von einem Idealobjekt zu machen, was – seltsam genug – wahrscheinlich durchs Fernsehen, vielleicht sogar durch das gleiche Programm ausgelöst wurde. Ich hörte von diesen beiden Sitzungen innerhalb derselben Woche, und die beiden Therapeutinnen handhabten das Material jeweils völlig anders.

Ricky war in seinem zweiten Lebensjahr mehrere Male von seiner Mutter getrennt worden. Sie hatte verschiedene gewalttätige Lebenspartner gehabt. Ricky ist ein passiver Junge, der den Eindruck macht, als wäre er die ganze oder die meiste Zeit seines Lebens klinisch depressiv gewesen. Seine Therapie fand einmal pro Woche statt, und der in Rede stehenden Sitzung waren zwei Absagen vorausgegangen, eine von seiner Seite und eine von seiten der Therapeutin. Als Frau J ihn abholte und ihn bei seinem Namen nannte, reagierte er zunächst gar nicht, und dann schien er überrascht zu sein, sie zu sehen. Im Zimmer schaute er in sein Fach und rief aus: »Oh Gott, da ist ja Papier drin.« Dann murmelte ein kaum hörbares »Danke«. Im ersten Teil der Sitzung blieb er ziemlich zurückgezogen, zeichnete eine Linie nach der anderen auf sein Blatt Papier und sagte immer wieder, dies seien »einfach nur Linien«. Als Frau J an einem Punkt kommentierte, daß er vielleicht das Gefühl gehabt habe, sie hätte ihn vergessen, sagte er: »Mhm, aber Sie haben an das Papier gedacht.« Sie kommentierte seine Freude über das Papier, da er aber weiterhin sehr viel weniger ansprechbar war als vor den beiden Absagen, meinte sie, daß es diesmal sehr schwer für ihn zu sein scheine, mit ihr zu sprechen, so als wisse er nicht oder als habe er vergessen, wie das zu machen sei. Sie vermute, er teile ihr mit, daß er den Kontakt zu ihr verloren habe, sich außer Reichweite fühle und nun mühe, wieder eine Verbindung zwischen ihnen herzustellen. Er erwiderte leichthin, daß er nicht sprechen könne, während er male, er müsse sich konzentrieren. Frau J wiederholte behutsam, daß es heute nach einer so langen Pause besonders schwierig zu sein scheine. Ricky sagte nun mit etwas mehr Begeisterung, daß er wohl ein Auto malen werde, das er im Fernsehen gesehen habe. Es sei »ein gewaltiges Auto, zehnmal so groß wie das Zimmer und genauso breit. Es gibt darin alles, was man sich nur wünschen kann, einen Swimmingpool, Fernsehen, ein Telefon, so daß man jemanden anrufen kann. Auch ein Badezimmer, einen Kühlschrank, Essen und ein Bett. Wenn man so etwas ganz für sich hätte.« Er wünschte sich, daß es ihm gehöre, er »würde es nie wegen irgend etwas verlassen müssen. Es gibt alles darin. Man könnte in den Ferien den ganzen Tag schwimmen.«

Die Therapeutin gab dann eine Deutung, in der diese Idealisierung offensichtlich als Abwehr verstanden wurde. Sie sagte, daß sie glaube, das Auto stehe für sie, daß er sich wünsche, er könnte mit Sack und Pack einziehen und sie immer ganz für sich haben und müßte niemals fort, er könnte eine direkte Verbindung zu ihr haben (im Zusammenhang mit der Tatsache, daß er nur einmal in der Woche komme). Er sagte »hm« und schien dann in sich zusammenzusinken. Nach einer längeren Pause kommentierte sie seine Reaktion und fragte ihn, was er denke. Er erwiderte, er denke an seine Tante. Die Tante hatte sich von ihrem Freund getrennt und ihn hinausgeworfen. Der Freund war zu ihnen gekommen und hatte gefragt, ob sie einen Schlafplatz für ihn hätten für diese Nacht und ob sie einen Ort wüßten, wo er bleiben könne. Er fuhr fort zu zeigen, daß ihm dieser Mann, der hinausgeworfen worden war, leid tat, und blieb für den Rest der Sitzung in sich zusammengesunken.

Dies ist ein bewegender und verstörender Bericht über das stets heikle Problem, bei der Arbeit mit derart gestörten Kindern das richtige Gleichgewicht zu finden. Ich habe die Sitzung stark verkürzt, aber ich hoffe, ich konnte das Ausmaß von Frau Js Engagement vermitteln, mit dem sie im ersten Teil der Sitzung an ihren Versuchen festhielt, Rickys Depression und Abgetrenntheit zu verstehen. Erst als ihre Bemühungen Erfolg hatten und seine Stimmung sich hob, verlor sie den Kontakt zu ihm. Sie vermittelte großes Verständnis für seine Depression, jedoch nicht für den plötzlichen Anflug von Glück. Seine Hoffnung erwachte, so scheint mir, als ihre vorsichtige Beharrlichkeit ihm Grund gab zu glauben, daß sie wirklich an ihn dachte, daß sie wohl tatsächlich an ihn gedacht und ihn über die Kluft von drei Wochen nicht vergessen hatte: »Wenn man so etwas ganz für sich hätte.« Ich glaube, er hatte einen Anflug von Vertrauen in ein Objekt, das verfügbar, ansprechbar und irgendwie voller Kraft war. Wenn man es von Standpunkt der Entwicklung der reifen depressiven Position aus betrachtet, in der die Getrenntheit anerkannt wird und Objekte mit diesen selbst und mit anderen geteilt werden müssen, dann mag es in diesem idealen Auto wohl »Abwehr«-Elemente geben. Aber muß man denn nicht das mütterliche Objekt zuerst besitzen, bevor man es teilen kann? Träume müssen erst einmal geträumt werden, bevor man sie von sich geben kann.

Es gibt ein weiteres Problem in dieser Sitzung, das mit der Macht und der Realität von Übertragungserfahrungen im Hier und Jetzt zu tun hat. Die Therapeutin sah in der Geschichte mit dem Auto einen *Wunsch* nach einem Zustand impliziert, der fundamental unerreichbar war. Sie hätte es aber auch so verstehen können, daß Ricky tatsächlich das Gefühl hatte, er *habe gerade* eine überraschende und unerwartet gute Erfahrung gemacht – das heißt, er *wünschte* sich nicht ein geräumiges und verfügbares Objekt in Gestalt ihrer Person, er hatte es vielmehr wirklich *gefunden.* Um die idealisierenden Elemente hätte man sich anschließend kümmern können. Doch die Überidealisierung eines Zustands, der grundsätzlich gut oder ideal ist, sollte nicht mit der Idealisierung eines Zustands verwechselt werden, der grundsätzlich schlecht ist. Ich glaube, wie die Dinge lagen, hatte Ricky wie der Freund seiner Tante das Gefühl, er werde aus dem neuen Zuhause im Innern seiner Therapeutin, das er doch gerade erst gefunden hatte, hinausgeworfen.

Der zweite Patient, Andrew, war ein in noch viel stärkerem Maße kranker und deprivierter Junge, der als Baby viele Stunden und manchmal mehrere Tage lang ohne Essen zu Hause allein gelassen worden war. Sein Kopf war irreversibel stark deformiert, weil er oft stundenlang mit dem Kopf gegen sein Bett geschlagen hatte. Er wurde schließlich von sehr fürsorglichen Pflegeeltern aufgenommen und begann, ein wenig aus seinem zutiefst zurückgezogenen und tierhaften Zustand aufzutauchen. Im Alter von neun Jahren wurde er, schon zivilisierter, aber noch immer sehr seltsam gestört und mit autistischen Zügen, zur Behandlung gebracht. Nach drei Jahren Therapie bei Frau S mit drei Sitzungen pro Woche konnte er in der Schule besser lernen und wurde etwas ruhiger, etwas weniger wild und erregt. Er hatte die meisten Sitzungen in den ersten Jahren der Behandlung damit zugebracht, seltsame hohe, quiekende Töne von sich zu geben.

Die fragliche Sitzung verlief ungewöhnlich ruhig und friedlich. Die üblichen unheimlichen Quietscher blieben aus. Nachdem er ein wenig mit Lego gespielt hatte, begann Andrew zum zweiten Mal überhaupt ein langes Spiel mit Bindfaden. Er machte aus der Schnur eine Vorrichtung, mit der er die Tür hin- und herziehen konnte. (Es ist meistens ein wichtiger Moment, wenn autistische Kinder anfangen, sich eine Vorstellung von Verbindungen zu machen und ganz besonder von Griffen. Es scheint, als hätten sie endlich ein Objekt gefunden, von dem sie sich vorstellen können, daß es ergriffen und festgehalten werden kann, und ein Selbst, das ergreifen und festhalten kann. Es wäre sehr nützlich, Untersuchungen über das frühkindliche Handausstrecken und Zupacken bei autistischen Kindern und den Zusammenhang mit der Ichentwicklung durchzuführen. Natürlich gab es genügend Gründe, daß Andrews erstes Vertrauen in die Greifbarkeit seiner Objekte sehr begrenzt war.) Im ersten Teil der Sitzung richtete Frau S ihre Aufmerksamkeit auf Andrews Freude über sein zunehmendes Gefühl von Kontrolle und Urheberschaft. Außerdem kommentierte sie die aufkommenden besitzergreifenden und zärtlichen Gefühle.

In der zweiten Hälfte der Sitzung gab es auf einmal eine unerwartete Unterbrechung. Andrew schien sehr ärgerlich zu sein, und Frau S sagte etwas über sein Gefühl, daß sie die Unterbrechung hätte verhindern und seine Zeit mit ihr hätte schützen und bewahren »sollen«. Sie sagte auch etwas über seinen Zorn und seine Eifersucht. Andrew lachte und begann zum allerersten Mal ein Auto von innen zu malen. (Ich vermute, daß der Ausdruck »du hast das Gefühl, ich sollte« angemessener war als »du wünschst dir, ich würde« oder »du willst, daß ich«, denn das »sollte« vermittelt das Verständnis, daß der Patient nicht einfach nur nach einem verläßlichen und treuen Objekt verlangt, sondern daß er es braucht.) In den ersten Jahren seiner Behandlung hatten Andrews Autobilder immer leere, zweidimensionale Fahrzeuge ohne Menschen darin dargestellt. Allmählich waren sie stärker dreidimensional geworden, und schließlich waren ein paar Menschen hinzugekommen, aber nie zuvor hatte er ein Auto von innen gemalt. Die Therapeutin schrieb:

> Es sah aus wie vom Rücksitz aus gemalt: Zwei bequeme Vordersitze waren auf dem Bild zu sehen, das Lenkrad, die Lichter. Ich hatte den Eindruck, daß er mir einen Blick ins Innere seiner Welt erlaubte. Ich sagte, offensichtlich habe Andrew das Gefühl, an einem sehr bequemen, luxuriösen Ort zu sein, und darauf sei er stolz. Er wolle es mit mir teilen. Andrew nickte glücklich. Ich sagte, er scheine darauf zu warten, daß er gefahren werde, diese Zeichnung ist vom Rücksitz aus, wo er offensichtlich reichlich Platz für sich und einen guten, geschützten Blick nach draußen habe. Er fügte schnell noch zwei Details hinzu. »Es hat ein Sonnendach, sehen Sie.« Ich sagte: »Ja, die Sonne kann hereinkommen, hell und warm, weil sie in das Auto scheint, in dem Andrew sitzt. Vielleicht kann er jetzt gut sehen und sich wohler fühlen.« Dann malte er einen Rolls Royce, gab ihn mir und sagte: »Was ist mit dem hier?« Der Rolls Royce war von außen und von vorn gezeichnet.

Sie sprach darüber, daß er sich an diesem Tag mit ihr im Zimmer wohlfühle und daß es ihm gutgehe, weil er sich verstanden fühle. Und er fühle sich großartig wie ein Rolls Royce. Andrew nickte, und da die Sitzung zu Ende war, bat er sie, die Zeichnung in ihrer Schublade aufzubewahren.

Frau S ist mit dem geräumigen Auto deutlich anders umgegangen als Frau J. Beide Therapeutinnen ermöglichten ihren Patienten durch vorsichtige, sensible Arbeit im ersten Teil der Sitzung, so weit zu kommen, daß sie sich ein geräumiges, schützendes und verfügbares Objekt vorstellen konnten, von dem sie das Gefühl hatten, es sei speziell für sie da. Der Unterschied liegt darin, wie seine Bedeutung jeweils verstanden wurde, als es schließlich in Erscheinung trat. Wahrscheinlich waren es zwei Faktoren, die es Andrew ermöglichten, an diesen Punkt zu gelangen: Frau S Exploration seiner besitzergreifenden, zärtlichen Gefühle im ersten Teil der Sitzung in Verbindung mit der Exploration seiner besitzergreifenden Gefühle der Verärgerung im zweiten Teil der Sitzung. Andrew lernte, daß es möglich ist, solch ein weites Spektrum von Gefühlen zu verstehen, und diese Tatsache ermöglichte ihm die Vorstellung von einem Objekt, das sehr viel Raum für ihn hatte und seine Erfahrung in ein freundliches Licht tauchte. Danach konnte er sogar noch weiter gehen und die Therapeutin mit seiner Rolls-Royce-Potenz beeindrucken.

Dies ist ein interessantes technisches Problem bei autistischen Kindern oder eigentlich bei jedem Patienten mit einer unzureichenden Entwicklung imaginativer Fähigkeiten: Wann sollte man die Freude des Patienten an einer Phantasie einfach nur beschreiben und wann sie mit Übertragungsbedeutungen in Verbindung bringen? Es gibt Augenblicke, da der Winnicottsche Respekt vor dem Spiel an sich wichtig ist und eine verfrühte Übertragungsdeutung den Prozeß der Formulierung stören würde, den das Kind zu bewerkstelligen sucht. Aber es gibt andere Momente, wo ein Kommentar, der das Spiel mit der Beziehung zum Therapeuten in Verbindung bringt, die Erfahrung unterstreichen kann und sie auf festeren und haltbareren Boden stellt. Das Bedeutsame bei Frau S Technik ist, daß sie es Andrew erlaubte, sein Idealobjekt in der Phantasie wirklich zu besitzen. Sie nahm es ihm nicht fort, indem sie es so aussehen ließ wie ein unerreichbares Objekt, von dem er sich nur wünschte, daß er es besitzen könnte. Ich vermute jedoch, daß sie eine Übertragungsdeutung hätte geben können, welche die neuen Hoffnungen und die neue Entwicklung der Idealisierung oder, genauer gesagt, eines Idealobjekts nicht gestört hätte. Im Gegenteil, wenn sie zum Beispiel darauf verwiesen hätte, daß er wohl zu spüren beginne, daß sie in ihrem Innern viel Raum für ihn habe, so hätte eine solche Deutung seinen wachsenden Kontakt mit einem lebendigen menschlichen Objekt hervorgehoben und zugleich einen zu stark idealisierten Geisteszustand verhindert, der mit dem Ende der Sitzung zu Enttäuschung und Zusammenbruch hätte führen können.

In *Listening Perspectives in Psychotherapy* unterstützt Hedges Kohuts Theorie und Technik in bezug auf idealisierte Elternimagines. Hedges spricht über das schwache Ich bei Borderline-Patienten und meint: »Es sollte festgehalten werden, daß die Therapie bei Borderline-Patienten bekanntermaßen deren Ich aufbaut, aber das heißt nicht, daß der Therapeut irgend etwas aufbauen sollte oder müßte.« Er ist der Auffassung, daß die analytische Arbeit ohne »Unterstützung« oder Suggestion in direkter oder anleitender Form seitens des Therapeuten ihren Fortgang nehmen und daß ein Ich dennoch wachsen kann (Hedges, 1983, S. 136; Kohut, 1985). Dieses Kapitel sollte deutlich gemacht haben, daß der Prozeß der Introjektion eines Idealobjekts ein langwieriger und langsamer Prozeß ist. Klein zufolge ist er davon abhängig, ob das Kind zuvor eine starke positive Beziehung zu Partialobjekten entwickelt hat, und Therapeuten sollten sicherstellen, daß ihre Deutungsarbeit auf das entprechende Niveau eingestellt ist, damit sie diesem Prozeß nicht im Wege steht.

10

Klinische Depression und Verzweiflung

Abwehr und Genesung

Das Thema dieses Kapitels lautet Depression und Genesung. In seinem Roman *Die unerträgliche Leichtigkeit des Seins* untersucht Milan Kundera die gegensätzlichen Auffassungen Parmenides und Nietzsches von Leichtigkeit und Gewicht. Kundera meint, daß von allen Gegensätzen derjenige zwischen Leichtigkeit und Schwere am geheimnisvollsten und zweideutigsten sei. Er ist sich mit Nietzsche einig, daß die schwerste aller Lasten das Gewicht untragbarer Verantwortung – des Mitgefühls – sei, doch je schwerer die Last, desto näher sind wir der Erde mit unserem Leben und desto wirklicher und wahrhaftiger wird es. Andererseits, so sagt er, mache das völlige Fehlen jeglicher Last den Menschen leichter als Luft, lasse ihn in die Höhe steigen, sich von der Erde und seinem irdischen Dasein lösen, lasse ihn halb unwirklich und seine Bewegungen ebenso frei wie unbedeutend werden. Die Beschäftigung mit dieser Ambiguität zieht sich durch den ganzen Roman (Kundera, 1984).

Auch ich möchte diese Ambiguität untersuchen, indem ich den Unterschied zwischen Depression, der »depressiven Position« und klinischer Depression oder Verzweiflung genauer betrachte. Außerdem möchte ich den Unterschied zwischen manischer Abwehr und »manischer Position« untersuchen, das heißt den Unterschied zwischen inneren Zuständen, welche die Verleugnung von Unglücklichsein anzeigen, und denjenigen, die das Entrinnen aus solchen Zuständen oder das Auftauchen daraus und das Erreichen von so etwas wie Glücklichsein anzeigen. Daß Robbie und all seine Freunde und Verwandten aus dem Brunnen herausflogen, signalisierte die Genesung von einer Art der Apathie, die jenseits der Verzweiflung liegt.

Wie die Herausgeber von *The Writings of Melanie Klein* 1975 bemerkten, benutzte Klein den Ausdruck »manische Position« in ihren beiden frühen Arbeiten zur Depression »Beitrag zur Psychogenese der manisch-depressiven Zustände« (1935) und »Die Trauer und ihre Beziehung zu manisch-depressiven Zuständen« (1940), später jedoch erwähnte sie ihn nicht wieder (Klein, 1975). Sie benutzte auch den Ausdruck »zwanghafte Position« und ließ ihn wieder fallen. Über die manische Abwehr äußerte sich Klein folgendermaßen: Freud habe gezeigt, daß sie auf den gleichen Inhalten beruhe wie die Melancholie und in der Tat eine Art Flucht vor diesem Zustand sei. Sie bietet eine Erklärung für die zyklische Natur der manisch-depressiven Erkrankung, indem sie darauf verweist, daß die Manie als permanente Flucht nicht funktioniere, da die quälende und gefährliche Abhängigkeit von den geliebten Objekten das Ich dazu treibe, nach Freiheit zu streben, aber die Identifizierung mit diesen Objekten sei zu tief, als daß sie aufgegeben werden könnte (Klein, 1935, S. 57). Segal ging später sehr viel ausführlicher auf diese Frage ein. So meinte sie beispielsweise, daß Manie nicht einfach eine Abwehr gegen die Depression oder eine Flucht vor ihr sei, daß sie vielmehr auch als Ursache der Depression wirke aufgrund des Triumphes und der Verachtung, die sich in dem Wunsch ausdrückten, Bedeutung und Macht des Objektes zu verleugnen (Segal, 1964). Auch Klein hatte noch eine Ergänzung zur manischen Abwehr beigesteuert: Sie stellte nicht nur einen Zusammenhang zur Depression her, wie Freud es getan hatte, sondern verwies auch darauf, daß sie als Zuflucht und Schutz vor einem paranoischen Zustand diene, den das Ich nicht meistern könne. Daher könne die Furcht vor bösen Objekten dem manischen Bedürfnis Nahrung geben. Das ist natürlich ein wichtiger Punkt für die klinische Technik. Therapeuten kennen wahrscheinlich alle das Gefühl, daß ein sehr triebhafter, hochmütiger, arroganter Patient es darauf anlegt, daß der Therapeut sich klein und dumm fühlt, und so sein tieferes Wissen darum, welchen Wert der Therapeut für ihn hat, zu verleugnen versucht. In Wirklichkeit tut er möglicherweise nichts dergleichen. Vielleicht versucht er zu bewirken, daß die Therapeutin sich klein und dumm fühlt, weil er das Gefühl hat, daß sie in dem Augenblick, da er seinen Griff lockert, ihre wahre Bosheit und Macht zeigen und bewirken wird, daß er sich klein und dumm fühlt. Es ist leicht zu glauben, daß ein manischer Patient die Depression verleugnet, aber häufig geht es dabei um Paranoia und nicht um Depression. Der für die Manie charakteristischste Gefühlszustand ist Klein zufolge der der Allmacht und wird zur Kontrolle und Beherrschung des Objekts benutzt. Ein zweiter Mechanismus ist die Verleugnung, insbesondere Verleugnung der Angst vor internalisierten Verfolgern und dem Es. Sie erklärt, daß das, was zuallererst verleugnet wird, psychische Realität sei, und erst dann könne das Ich auch einen großen Teil der äußeren Realität verleugnen. Klein beschreibt auch die Kontrolle über die internalisierten Eltern und – zusätzlich zu Versuchen (später von Segal, 1964, so genannter) manischer Wiedergutmachung – einen anderen Abwehrmechanismus, der für die depressive Position charakteristisch ist: die Introjektion guter Objekte, die, so Klein, bei der Manie zum Hunger nach Objekten führe, wie in dem von Freud beschriebenen »kannibalistischen Fest« (Klein, 1935; Freud, 1917). (Eine weiterführende Diskussion zur »manischen Position« siehe Anhang 2.)

Viele Autoren, so auch Meltzer und Spillius, haben darauf verwiesen, daß die kleinianische Auffassung der normalen depressiven Position sich im Lauf der Jahre erheblich verändert habe, daß, obwohl auch Klein in dieser frühen Arbeit (1935) den Unterschied zwischen der normalen depressiven Position und der pathologischen Depression betont habe, diese Unterscheidung seitdem in der Tat größer geworden sei und heute stärker betont werde (Spillius, 1988a, S. 5; Meltzer, 1978, S. 10). Ich meine, daß die Arbeit mit Borderline-Patienten, vor allem mit klinisch depressiven Kindern, es uns nahelegt, auf diese Unterscheidung sorgfältig zu achten und zugleich eine ebenso klare Unterscheidung zwischen manischer Abwehr und manischer Position zu treffen.

Manchmal spricht Klein von der Normalität der manischen Position, um dann wiederum ihre Qualität als Abwehr oder sogar ihre pathologische Natur zu betonen – etwa wenn sie einen Ausdruck wie »kannibalistisches Fest« benutzt. Die depressive Position wird durch den Verlust des geliebten Objekts ausgelöst; die manische Position, so meint sie, werde jedesmal ausgelöst, wenn das Kind die Brust wiederfindet, nachdem es sie verloren hatte. Hier fallen Ich und Ichideal zusammen (Freud), und kannibalistische Phantasien werden in Gang gesetzt. Klein sagt: »Zweifellos wird das Kind um so eher die depressive Position überwinden können, je mehr es in der Lage ist, eine glückliche Beziehung zu seiner realen Mutter zu entwickeln.« Offensichtlich geht sie hier noch immer davon aus, daß die depressive Position etwas sei, das zu überwinden wäre, als wäre sie etwas Pathologisches und noch immer von paranoiden Phantasien geprägt. Heute besteht die Tendenz, sie nicht als etwas zu sehen, das zu überwinden ist, sondern als einen Zustand, in dem und durch den hindurch man die meiste Zeit seines Lebens lebt, wenn es einem gelingt, in diesem Zustand zu bleiben. Ich würde sagen, daß die modernere Vorstellung von einer gesunden depressiven Position per definitionem auch eine gewisse Entwicklung im Sinne einer manischen Position impliziert. Das Wort »depressiv« betont die Elemente der Nüchternheit, der Abwesenheit von Illusion und Größenwahn, aber für solche Patienten, die in Zustände tiefer Verzweiflung geraten sind und gerade anfangen, sich ein wenig der Hoffnung zu nähern und sich ein wenig unbeschwerter zu fühlen, mag es durchaus bedrohliche Implikationen haben. Es gibt keinen Verlust ohne die vorausgegangene Erfahrung, etwas gewonnen zu haben, und gewiß ist dieser lebenslange Rhythmus von Gewinn und Verlust, Vereinigung und Trennung ein Hauptbestandteil menschlicher Beziehungen und des menschlichen Lebens. Es gibt ein interessantes Kapitel in Tustins Buch *Autistische Barrieren bei Neurotikern*, in welchem beschrieben wird, wie eine ehemals autistische Erwachsene, die in die Behandlung zurückgekehrt war, sich aber kurz zuvor für eine sehr lange Zeit von ihrer Therapeutin hatte verabschieden müssen, diese nach der Unterbrechung wieder zurückerhielt und den folgenden Traum träumte: »Es ist etwas ganz Merkwürdiges, was ich da entdeckt habe: einen Rhythmus der Sicherheit.« Der Gebrauch des Wortes »Rhythmus« anstelle von »Position« der Sicherheit scheint besonders passend, wenn man bedenkt, daß es sich nie um eine statische »Position« handelt, was Klein in der Tat selbst hervorgehoben hat (Tustin, 1986, S. 272). Professor Ravetto von der Universität Turin meinte einmal, man hätte vielleicht von »manisch-depressiver Position« sprechen können, und Bion hat besonders auf die Bewegung hingewiesen, die zwischen der paranoid-schizoiden und der depressiven Position stattfindet (Bion, 1963).

Trauerarbeit und depressive Position sind miteinander verknüpft, was in der psychoanalytischen Literatur sehr gut belegt ist. Aber wie verhält es sich mit jener anderen Art von Arbeit, mit dem, was Stern beschrieben hat als »die langsame und folgenschwere Entdeckung des Kleinkindes, daß seine Erfahrung, die es bereits als seine eigene empfindet, nicht einzigartig und ohnegleichen ist, sondern Teil gemeinsamer menschlicher Erfahrung« (Stern, 1983, S. 77)? Diese Art der Arbeit hat vielleicht etwas mit dem Erleben von Gewinn und Bereicherung zu tun und nicht mit Verlust. Es ist bekannt, daß der Prozeß, der stattfindet, wenn man ein Kind hat, eine enorme Anpassung erfordert: neue Introjektionen, neue Identifikationen bei der Mutter nicht nur aufgrund dessen, daß sie ihre frühere Identität und das Baby in ihrem Innern verloren hat, sondern auch, weil sie den Prozeß der Verdauung durchlebt, weil sie die Tatsache der Geburt in sich aufzunehmen muß, die auf ihre Weise ebenso schockierend ist wie der Tod. Erstaunen, Freude, Ehrfurcht können genauso Erfahrungen der Demut und Reife bewirken wie Enttäuschung, Frustration, Trauer und Verlust, und sie können genauso ernüchtern. Das Wichtige dabei ist die innerlich nicht vorbereitete, unerwartete Veränderung, die wir nicht selbst bestimmt haben. Vielen Menschen, nicht nur solchen mit einer Geschichte der Deprivation und nicht nur den Neidischen, bereiten Momente des Gewinns ebensolche Schwierigkeiten wie Momente des Verlusts.

In ihrer Diskussion über die paranoide und die depressive Position ist Klein sorgfältig darauf bedacht, den Unterschied zwischen pathologischen und normalen paranoiden und depressiven Zuständen zu zeigen. Auch Segal und Meltzer haben den Unterschied zwischen diesen beiden Zustandskategorien sorgfältig dokumentiert, die manische Position jedoch ist aus der kleinianischen Literatur verschwunden (Segal, 1964; Meltzer, 1978). Anna Freud und Joseph Sandler sprechen von normalem Narzißmus (Sandler und A. Freud, 1985). Bion unterschied zwischen Stolz und Arroganz (Bion, 1957). Aber welchen Zusammenhang hat dies mit dem Wesenskern der kleinianischen Theorie, der Theorie der Entwicklung zur depressiven Position?

In einer frühen Arbeit (1935) mit dem Titel »The manic defence« erklärte Winnicott, daß zu der Zeit, als sein Verständnis von Kleins Konzept der manischen Abwehr offener wurde, seine Anerkennung der inneren Realität sich allmählich vertieft habe. Er beschrieb die für diese Art der Abwehr charakteristische omnipotente Manipulation, Kontrolle und Entwertung, doch schien er sich ganz im unklaren hinsichtlich der Frage, wie wohl das Ausmaß zu erklären sei, in welchem alle Menschen sie im normalen Leben benutzen:

> Es sollte möglich sein, das Nachlassen omnipotenter Manipulation, Kontrolle und Entwertung mit Normalität und jenem Maß an manischer Abwehr in Zusammenhang zu bringen, das wir im täglichen Leben aller Menschen antreffen. Man ist zum Beispiel in einem Musiksaal, und die Tänzer, die auf Lebendigkeit trainiert sind, kommen auf die Bühne [es ist 1935]. Man kann sagen, dies sei eine Urszene, Exhibitionismus, anale Kontrolle, masochistische Unterwerfung unter die Disziplin, Trotz gegen

> das Überich. Früher oder später ergänzt man: Es ist Leben. Könnte es nicht sein, daß das hauptsächliche Anliegen der Darbietung die Verneinung des Leblosen, eine Abwehr gegen depressive, den Tod in sich tragende Gedanken ist und die Sexualisierung zweitrangig? (1935, S. 131)

Gewiß, es ist eine Abwehr gegen die Leblosigkeit, aber warum ist es nicht auch eine Bestätigung, ein Ausdruck der Lebendigkeit? Ist der Tod denn wahrer als das Leben, Verlust wahrer als Gewinn oder ist nicht vielmehr beides Teil der fundamentalen Ambiguität der menschlichen Existenz? Winnicott fährt fort, sich Fragen zu stellen über Dinge wie das Radio, das fortwährend läuft: »Wie verhält es sich mit dem Leben in einer Stadt wie London mit ihrem Lärm, der nie verstummt, und den Lichtern, die nie verlöschen? Das alles veranschaulicht die Beruhigung, die Rückversicherung durch die Realität gegen den Tod im Innern und den Gebrauch der manischen Abwehr, die normal sein kann.« Hier betont Winnicott die der manischen Reaktion innewohnende Abwehrfunktion.

Dann untersucht er in brillanter Weise den Gebrauch von Gegensätzen zur Beruhigung gegenüber bestimmten Aspekten der depressiven Gefühle. Seine Liste von Gegensätzen umfaßt zwei Kategorien, die eine depressiv, die andere »Auftrieb gebend«: Chaos versus Ordnung, Zwietracht versus Harmonie, Scheitern versus Erfolg, ernst versus komisch. Winnicott führt seine Diskussion über die Abwehraspekte der Manie fort und findet ein neues Wort für die Gesamtheit der Abwehrformen, die gegen die depressive Position wirken. Es ist der Ausdruck »Auftrieb gebend«, den er dem Ausdruck »manisch« vorzuziehen scheint. Er sei nützlich, meint er, da er die Abwehr gegen einen Aspekt der Depression anzeige, der in Wendungen wie »Schwermütigkeit«, »tiefe Verzweiflung«, »das Gefühl zu versinken« etc. zum Ausdruck komme. Er fährt fort: »Man braucht nur an die Wörter ›schwerwiegend‹, ›Schwere‹, ›Schwerkraft‹ zu denken und an ›leicht/licht‹, ›Leichtfertigkeit‹, ›Schwerelosigkeit‹, von denen jedes eine doppelte Bedeutung hat: eine physikalische Beziehung zum Gewicht und zugleich eine psychologische Bedeutung.« (S. 135) Psychologisch gesehen sei es Ernsthaftigkeit gegen Entwertung und Scherzhaftigkeit, also könne das letztere als Abwehr gegen Depression verstanden werden. Und er fährt fort, daß auch die österliche Auferstehung und die Himmelfahrt, die der Karfreitagsverzweiflung folgten, einen deutlichen Beweis für eine manische Phase darstellten. Er nennt dies einen Beweis für die Genesung von der Depression; aber es bestehe ein großer Unterschied zwischen dem Begriff der Abwehr und dem der Genesung, was in Kleins Diskussion über Trauer und Wiedergutmachung klar dokumentiert sei (Winnicott, 1935).

Der Unterschied zwischen manischen Zuständen, die eine Verleugnung der Depression darstellen, und Zuständen, die eine Genesung von der Depression darstellen, ist fundamental, und wenn die Therapeutin diese Zustände verwechselt, gelingt es ihr möglicherweise tatsächlich, ihren depressiven Patienten jede Hoffnung zu rauben. Es gibt viele Ausdrücke in der Umgangssprache wie »das Herz wird einem leicht«, »die Lebensgeister werden geweckt«, »die Hoffnung lebt auf«, die einen auf die nicht abwehrenden, lebensbejahenden Aspekte aufmerksam machen sollten, die in dem enthalten sind, was Winnicott »Auftrieb gebende« Gefühle nennt. Die Quelle des Lebens, wie sie in der Literatur und in der Malerei dargestellt wird, die Auferstehung selbst und in der Tat alle Mythologien und Frühjahrsrituale der Wiedergeburt repräsentieren möglicherweise Vorstellungen von einer Genesung von der Depression, von neuem Glauben, neuem Leben, neuer Hoffnung. Ein Dichter des 17. Jahrhunderts, George Herbert, hat dies in seinem *Die Blume* überschriebenen Gedicht an Gott wunderschön dargestellt:

> Wie frisch, oh Herr, wie süß und rein
> Ist deine Wiederkehr! Den Blumen gleich im Frühling;
> Denen nebst dem eigenen Betragen
> Späte Fröste Tribut der Freude zollen.
> Kummer schmilzt dahin
> Wie Schnee im Mai,
> Als wäre diese Kälte nicht gewesen.
>
> Wer dachte wohl, daß mein verwelktes Herz
> das Grün zurückgewinnt? Es ging fort
> Unter die Erde, so wie die Blumen fortgehn
> Zu ihren Mutterwurzeln nach der Blüte;
> Wo sie gemeinsam
> Bei harter Witterung,
> Tot für die Welt und unbekannt, ihr Haus bestellen.

Und die vorletzte Strophe lautet:

Und nun im Alter keime ich erneut,
Nach so vielen Toden lebe ich und schreibe;
Noch einmal rieche ich den Tau und Regen,
Laß mir das Dichten schmecken: Oh, mein einziges Licht,
Es kann nicht sein,
Daß ich derselbe bin,
Wie der, um den die ganze Nacht Deine Stürme tobten.

(Hutchinson, 1953)

Ich weiß nicht, ob Herberts Wiederentdeckung des Grüns die Genesung nach einer »Depression der depressiven Position« oder die Genesung nach einem eher pathologischen Zustand bedeutete – wie dem auch sei, er spricht von einer Genesung von und nicht von einer manischen Abwehr gegen Depression. Klein selbst macht in ihrer Arbeit über die Trauer deutlich, daß der Wunsch des Kindes, groß zu werden, nicht nur durch die Rivalität mit seinen Eltern und den Wunsch, über sie zu triumphieren, motiviert ist, sondern auch durch seinen Wunsch, den eigenen Unzulänglichkeiten zu entwachsen. Klein sagt, der Wunsch, die eigene Destruktivität und die bösen inneren Objekte endgültig zu überwinden und beherrschen zu können, sei ein Anreiz für Leistungen aller Art. Sie fügt hinzu, daß jeder Schritt emotionalen, intellektuellen und physischen Wachstums vom Ich als Mittel genutzt werde, die depressive Position zu überwinden. »Die wachsenden Fertigkeiten, Begabungen und Künste des Kindes stärken sein Vertrauen in die psychische Realität seiner konstruktiven Neigungen, in seine Fähigkeit, seine feindseligen Impulse ebenso wie seine bösen inneren Objekte zu bezwingen und zu kontrollieren.« (1940, S. 353) In *Der Fall Richard* (1961) spricht Klein häufig vom Anwachsen des Vertrauens, das Richard in seine Begabungen setzt, und seiner Hoffnungen in bezug auf künftiges »Vermögen«, was für sie eindeutig etwas anderes als Allmacht bedeutet.

Klinische Illustration der Entwicklung zur »manischen Position«

Im Fall eines zehn Jahre alten autistischen Mädchens scheint die Verbesserung der Denkfähigkeit in einer Situation aufgetreten zu sein, in der Verlust und anschließender Gewinn ein Gefühl neuer Kräfte bewirkten, nicht aber Manie. Frau R, Sallys Therapeutin, hatte eine der wöchentlich stattfindenden Sitzungen kurzfristig absagen müssen. Zu Beginn der nächsten Sitzung war Sally ganz und gar mit dem Problem beschäftigt, daß sie von einem Objekt herunterfiel, das zu glatt war, als daß sie sich daran hätte festhalten können. (Ihre Eltern schienen in der Tat recht strenge, unsensible, wenn auch wohlmeinende Menschen zu sein.) Frau R kommentierte, daß Sally vielleicht aufgrund der Absage in der vorangegangenen Woche das Gefühl entbehrt habe, sich an ihrer Therapeutin festhalten zu können. Dann malte Sally ein Bild von einem Mann und begann sich um den Abstand zwischen seiner Brust und dem Boden Gedanken zu machen. Sie sagte: »Es ist sehr tief«, und fügte mit Entschiedenheit hinzu: »Aber er ist sehr groß, also wird er nicht die ganze Zeit fallen.« (Manchmal war ihr Denken noch sehr konkret.) Manchmal redete sie, als wäre sie selbst der Mann. Plötzlich stand sie auf, ging zum Fensterbrett und sagte, daß die Wand bis zu ihrem Kinn reiche und: »Man kann hochspringen. Ich habe Arme. Glücklicherweise. Wenigstens habe ich Arme, so daß ich mich hochstemmen kann.« Die Therapeutin meinte, daß dies mit ihrer Kraft, sich innerlich selbst Halt zu geben, in einem Zusammenhang stehe. Es wäre vielleicht hilfreich gewesen, noch etwas darüber zu sagen, daß das Kind das Gefühl hatte, Arme auch im Sinne von Waffen [arms = Arme; Waffen] zu haben, die so stark waren, daß sie die Therapeutin zurückholten. Es schien, als hätte das Kind dies ohnehin verstanden. Es hatte in seiner Therapie bereits große Fortschritte gemacht. Nach einem Spiel, bei dem es vorgab, ein kleines Kind zu begleiten, sagte Sally: »Das war als ob.« Dann wandte sie sich um und sagte: »Aber wirklich ist, daß ich Arme habe.« Die Therapeutin bestätigte wiederum das Gefühl von Leistung und Erfolg. Am Ende dieser Sitzung tat Sally etwas, das ihr noch nie zuvor gelungen war. Als sie ging, zögerte sie, hielt inne und sagte direkt und nachdenklich: »Ich habe Angst.« Frau R fragte: »Wovor?« Und Sally erwiderte, sie wisse es nicht. An dieser Mitteilung war neu, daß diese Äußerung von Angst nicht in ihre üblichen autistischen, geographischen, konkreten und physischen Begriffe gekleidet war, sondern in geistige und emotionale. Früher hätte sie sich statt dessen über die Form oder Beschaffenheit irgendeines im Zimmer befindlichen Gegenstandes beklagt. Mir scheint, daß sie zwei Dinge entdeckt hatte: zum einen, daß ihr Objekt am Ende doch nicht so glatt zu sein brauchte, daß ihr gutes Objekt zu packen war und daß sie ihrem bösen Objekt entgehen konnte; zum anderen, daß sie selbst Arme und Hände zum Zupacken hatte und daß dieses körperliche Gewahrwerden vielleicht ein entsprechendes Gewahrwerden dessen beinhaltete, daß sie über zwischenmenschliche und mentale Mittel verfügte, die es ihr ermöglichten, sich auf die Aufmerksamkeit der Therapeutin zu verlassen und ihr etwas verständlich zu machen. Sie zeigte, daß sie ihre Therapeutin warten lassen konnte, während sie ihr Gefühl in Worte faßte und es dann mitteilte, ohne daß sie sich einen Grund oder eine Rechtfertigung dafür ausdenken mußte. In späteren Sitzungen sprach sie davon, daß sie mit aller Kraft festhalte, und es gelang ihr in der Tat sehr viel besser, aus ihrem Zustand des autistischen Rückzugs dauerhaft herauszukommen.

Segal hat darauf verwiesen, daß die drei wesentlichen Merkmale der manischen Abwehr Triumph, omnipotente Kontrolle und Verachtung seien. Meines Erachtens zeigt das, was in diesem klinischen Material wie Triumph oder omnipotente Kontrolle über das Objekt aussehen mag, möglicherweise eher die zunehmende entzückte Wahrnehmung eines depressiven Kindes, daß das Objekt schließlich doch in seiner Reichweite ist. Das impliziert möglicherweise eher Freude über eine Fähigkeit und nicht so sehr Triumph aufgrund von Allmachtsgefühlen. Sallys Entdeckung, daß ihre Arme die Kraft haben, sie hochzuziehen, (und die Entdeckung der entsprechenden Ichfunktionen) gleicht Robbies Stolz über die Entdeckung der Knochen und Muskeln in seinem Körper, die es möglich machen, daß er sich bewegt.

Beide Kinder, beide autistisch, hatten sich hilflos und bewegungsunfähig gefühlt, konfrontiert mit einem unzugänglichen Objekt. Ihre Entdeckung neuer Kräfte und eines Gefühls von Urheberschaft und Kontrolle beinhaltet möglicherweise nicht Triumph über das Objekt wie bei der manischen Abwehr, sondern Stolz, der mit einem zugänglichen Objekt, dem man Freude bereiten kann, geteilt wird und der möglicherweise auf die manische Position verweist. Ein »Halleluja« ist etwas ganz anderes als Triumphgeschrei.

Mit dem dritten von Segal (1964) genannten Merkmal habe ich es bisher noch nicht zu tun gehabt: Verachtung. Winnicotts Ausdruck lautete »Herabsetzung« und Kleins »Entwertung«. Mir scheint, daß bei einigen chronisch depressiven, deprivierten Kindern eine Analyse ihrer Objektbeziehungen die Einführung eines zusätzlichen Begriffs nahelegt, welcher einen Mangel oder ein Defizit in der Fähigkeit, Wertschätzung zu empfinden, zum Ausdruck bringt, etwas anderes aber als Weigerung oder Abwehr. Bei manchen dieser Kinder handelt es sich um jene Art Depression, bei der das Objekt überschätzt und das eigene Selbst unterschätzt wird. Ein deprivierter kleiner Junge war zum Beispiel stark mit einer häßlichen, schleimigen Schnecke identifiziert. Er war ungeheuer erleichtert, als seine Therapeutin schließlich verstand, daß er das Gefühl hatte, sie empfinde ihn als häßlich. Danach hörte er auf zu geifern und zu sabbern, seine Kleidung wurde viel ordentlicher, und er begann von einer Schnecke zu erzählen, deren kleines Haus magnetische Kräfte besaß, die bewirkten, daß die Therapeutin zu ihr hingezogen wurde. Er hatte begonnen, so scheint mir, sich von seinem Objekt und sich selbst geachtet zu fühlen, aber diese neue Wertschätzung seiner selbst war von keinem besonderen Wunsch begleitet, andere zu entwerten.

In anderen Fällen ist die Decke der Depression und damit das Defizit in der Fähigkeit, Wertschätzung zu empfinden, noch gravierender: Das Kind schätzt weder sich selbst noch sein Objekt – nicht unbedingt, weil es etwas entwerten will, das es zuvor als gut erkannt hat, sondern vielmehr aus einem chronischen Gefühl der Leere und der fehlenden Erfahrung heraus, daß etwas der Mühe wert sei oder Bedeutung habe. Wenn solche Kinder aufleben, kann das daran liegen, daß sie voller Erregung ein ideales Objekt (siehe Kapitel 9) oder aber neue Kräfte und wertvolle Eigenschaften in sich selbst entdecken. Solche Entdeckungen eines neuen Selbst sollten nicht mit pathologischem Narzißmus oder mit Zuständen verwechselt werden, die von Neid und Verachtung gekennzeichnet sind. Die Kinder wollen in solchen Momenten möglicherweise nicht mit ihren neuen Errungenschaften prahlen, sondern sie einfach zeigen und mit jemandem teilen. Häufig brauchen sie Hilfe, um deutlich unterscheiden zu können, was es heißt, etwas zu zeigen, um Freude zu bereiten, oder zu prahlen, um Neid zu erregen und Schmerz zuzufügen.

Manchmal empfindet das Kind, das aus einem Zustand des vom Objekt Verschlucktseins auftaucht, d.h. aus Ohnmacht und Hilflosigkeit wie bei Melanie Klein und Paula Heimann beschrieben, eine große Erleichterung, wenn die Last des Überichs ein wenig geringer wird (Klein, 1946). Ein depressiver, zwanghafter, gehemmter Patient von mir, John, beschloß eines Tages, eines seiner üblichen Zwangsrituale, die er »nicht-ursprünglich« nannte, in der Sitzung nicht zu beginnen. Er beschloß, einfach etwas zu sagen, das er »ursprünglich« nannte. Er meinte, daß er die Gelegenheit ergreifen und frei assoziieren wolle. Was ihm dann einfiel, war dies: Er habe eines Tages mit einem Freund Fußball gespielt. Sie hätten nicht ihren üblichen Lederfußball gehabt, sondern hätten mit einem leichteren Ball aus Plastik spielen müssen. Als sie ihn in die Luft schossen, meinte er, »konnte man nicht sagen, wo er herunterkommen würde, weil der Wind ihn immer wieder davontrug«. Seltsamerweise hatte es ihm »Spaß« gemacht (er setzte das Wort praktisch in Anführungszeichen). Ich glaube, ich habe ihn dieses Wort nur einmal zuvor sagen hören. Die Geschichte vermittelte genau die Art und Weise, wie es ihm selbst gelungen war zuzulassen, daß seine Gedanken sich beflügelten und sich fortbewegten, wie sie wollten, und ich war verblüfft, wie ungewöhnlich das für ihn war. Hier handelt es sich eindeutig nicht um das, was Winnicott »verächtliche Leichtfertigkeit« nannte, und auch nicht um »Mißachtung von Ernsthaftigkeit«. Es ist eher wie eine aufkommende Unbeschwertheit, die das Kind von seiner Überbewertung des Objekts und der damit verbundenen übergroßen Belastung befreien kann. Einige Monate zuvor hatte derselbe Junge, nachdem ich einige Bemerkungen über seine zwanghaften Rituale und Abwehrmaßnahmen gemacht hatte, voller Lebendigkeit gesagt: »Stellen Sie sich vor, heute abend habe ich gar nicht viele Hausaufgaben!« Das sei ein sehr schönes Gefühl. Er setzte sich ganz überrascht eine Weile mit diesem Umstand auseinander. Ich verwies darauf, daß er sich an diesem Abend offensichtlich weniger belastet fühle, daß seine Last offensichtlich leichter geworden sei. Einen Augenblick später kam er herüber, um sich an dem Regal in meinem Zimmer zu messen und mir zu zeigen, wie groß er geworden sei. Ich sagte, mir scheine, daß er sich auf einmal groß und stark genug fühle, um mit dieser Sache namens Hausaufgaben fertigzuwerden, statt, wie es meistens gewesen war, das Gefühl zu haben, sie seien eine zu große, überwältigende Belastung für ihn. (Es sah aus, als wäre er – buchstäblich – größer geworden, da seine Last ihm auf einmal leichter erschien.)

John war ein neurotisches Kind, aber wahrscheinlich ist es so, daß viele autistische und deprivierte Kinder oder alle Kinder, die die meiste Zeit ihres Lebens klinisch depressiv waren oder voller Verzweiflung hinsichtlich der eigenen Güte oder der Fähigkeit, mit einem guten Objekt in Berührung zu kommen, entdecken können, daß am Ende das verwelkte Herz wieder grünen kann. Das Kind entdeckt, daß es die Hand nach Licht und Wärme ausstrecken kann, sich ein Herz fassen, Mut fassen und manchmal sogar auf Luft gehen kann. Das Kind kann ein zunehmendes Gefühl für seine eigenen psychischen Kräfte entwikkeln, genauso, wie das Baby ein zunehmendes Gefühl für seine körperlichen Kräfte gewinnt, indem es zupacken, sich aufsetzen, stehen und laufen lernt. Wenn es um Psychisches geht, ist es wichtig zu erkennen, wann ein solches Gefühl sehr viel notwendige Entbindung von Lasten und Schwere beinhaltet und wann es eine berauschende Flucht – oder die Gefahr einer solchen – beinhaltet, die möglicherweise zu einem Absturz führt. Diese Unterscheidung ist wichtig, aber leider oft schwer zu treffen.

11

Einige Vorläufer der Wiedergutmachung beim verhärteten destruktiven Kind

In Kapitel 3 habe ich die Sitzung erwähnt, in der Robbie darüber zu trauern begann, daß er nie eine normale Kindheit gehabt hatte, und sich über andere Menschen beklagte, die verbrauchte und frische Dinge nicht voneinander trennten. Die Sitzung fand statt, nachdem er »Rückgrat« entwickelt hatte, und ich glaube, beiden Ereignissen ging voraus, daß ich eine viel festere Einstellung gegenüber Robbies perversen, repetitiven Präokkupationen entwickelte. Obwohl autistische Kinder ganz anders sind als psychopathische, so ist doch bei beiden die vom Gewissen unbehelligte Sucht nach der jeweils bevorzugten Art und Weise, etwas zu tun, ganz ähnlich; und die Gleichgültigkeit ist ähnlich, wie es auch einige technische Probleme für den Therapeuten sind.

Robbies perverse Sucht nach seinen geliebten repetitiven, Übelkeit erregenden Wörtern und Sätzen hat seltsamerweise etwas mit der Sucht des psychopathischen Kindes nach Grausamkeit und roher Macht gemeinsam: Bevor sie mit fürsorglicheren Teilen ihrer selbst in Berührung kommen können, müssen sie zunächst andere Menschen ernster nehmen. Robbie wußte kaum, daß es sie gab; das psychopathische Kind weiß vielleicht, daß es sie gibt, betrachtet sie jedoch als seiner Verachtung und seines Interesses nicht wert. Ich vereinfache hier sehr stark, aber im allgemeinen ist es bei einer bestimmten Art von verhärteten, größenwahnsinnigen, destruktiven Kindern für den Therapeuten nutzlos, an das bessere Selbst des Kindes zu appellieren, bevor es eine gewisse Fähigkeit zum Respekt entwickelt hat. Ein solcher Respekt gegenüber dem Objekt scheint etwas mit seiner Fähigkeit zu tun zu haben, Üblem ohne Vergeltung oder moralische Empörung und auch ohne Scheu ins Auge zu sehen (siehe Symington, 1980). Der Moment, in dem das Kind spürt, daß es vielleicht zu weit gegangen ist, beinhaltet nicht die Besorgnis der depressiven Position, sondern zeigt vielleicht eine Ernüchterung, ein Erwachen aus einem grandiosen, destruktiven Zustand, in dem alles möglich ist. Dieser Vorgang kann mit neu gewonnenem Respekt für das Objekt und möglicherweise sogar mit einer produktiven Furcht vor dem Objekt einhergehen. Das heißt nicht, daß man versuchen sollte, seine Patienten das Fürchten zu lehren, aber es ist wichtig zu verstehen, daß die bewußtere und ernüchternde Angst, in der Destruktivität zu weit gegangen zu sein, den unbewußten, abgespaltenen Ängsten vorzuziehen ist, deren Opfer der Patient zuvor zweifellos gewesen ist. Es ist eine harte, beunruhigende Schule, solche Kinder zu behandeln, und ich glaube, daß Therapeuten, die sehr sadistische oder perverse Patienten gehabt haben, sich verändern oder untergehen. Und sie werden nicht unversehrt wieder auftauchen.

In Hinshelwoods *Wörterbuch der kleinianischen Psychoanalyse* wird darauf hingewiesen, daß Melanie Klein, lange bevor sie ihre Theorie zur Rolle der Wiedergutmachung in der depressiven Position formulierte, die Bedeutung des Kummers festhielt, den Kinder über die eigene Aggression empfinden, ihres Mitleids für verletzte und beschädigte Objekte und ihres Verlangens, solche Objekte wiederherzustellen und ihnen zu helfen (Hinshelwood, 1989). Als die Theorie schließlich ausformuliert worden war, besagte sie, daß die Bewegung von der schizoid-paranoiden Position zur depressiven Position eine Veränderung signalisiere bezüglich der Art von Angst, zu der das Individuum tendiere, wie auch der Qualität der Beziehungen zu seinen Objekten. In der paranoid-schizoiden Position handelt es sich um Angst im Hinblick auf das Selbst; in der depressiven Position ist es Besorgnis im Hinblick auf das Objekt. In der paranoid-schizoiden Position sind die Liebe zu dem guten Objekt und der Haß auf das böse Objekt getrennt und abgespalten; in der depressiven Position wird man sich dessen bewußt, daß beide Gefühlskonstellationen zu einem einzigen ganzen Objekt gehören (Klein, 1935). Klein hob hervor, daß eine solche Integration eine Errungenschaft sei, daß sie etwas anderes sei als Ambivalenz und Verwirrung und daß sie nur stattfinde, wenn die liebevollen Gefühle stark genug seien, um den Haß zu überwinden. Sie scheint außerdem zwei verschiedene Rollen ausgemacht zu haben, welche die Liebe in ihrer Begegnung und in ihrem Kampf mit dem Haß spielte: eine präventive, schützende Rolle, wo sie eine Art Kontrolle und Einschränkung gegenüber dem Haß ausübt, und eine wiedergutmachende Rolle, wo der Wunsch besteht, einen Schaden zu heilen, der schon angerichtet und nicht verhindert wurde (Klein 1937; 1940).

Meines Erachtens beinhaltet das Konzept der Wiedergutmachung einen gewaltigen Fortschritt sowohl in der Theorie wie in der Metatheorie der Psychoanalyse. Ich möchte einige Implikationen dieses theoretischen und metatheoretischen Fortschritts genauer untersuchen und auch die Möglichkeit einiger entwicklungsbezogener und psychologischer Vorläufer der Wiedergutmachung in Betracht ziehen.

Wiedergutmachung wurde immer in unauflöslicher Verknüpfung mit den Entwicklungen der depressiven Position gesehen, aber ich meine, es läßt sich feststellen, daß wiedergutmachende Aktivität in der paranoid-schizoiden Position Vorläufer in Form »präreparativer« oder, um ein besseres Wort zu benutzen, »erfreuender« oder »Freude bereitender« (oder in diesem Zusammenhang sogar versöhnender) Funktionen hat. Hinshelwood zufolge unterscheidet Klein drei Arten der Wiedergutmachung: 1) manische Wiedergutmachung, die einen Anflug von Triumph über das geschädigte Objekt aufweist (die betreffende Person kann ein Objekt heilen, von dem sie das Gefühl hat, es sei von jemand anderem geschädigt worden, also braucht sie zum Beispiel kein schlechtes Gewissen zu haben), doch wird so keine wirkliche Wiedergutmachung erreicht; 2) zwanghafte Wiedergutmachung, die mehr mit der Beschwichtigung eines bösen Objekts zu tun hat als mit Sorge um ein gutes Objekt; 3) echte Wiedergutmachung, die in Liebe und Respekt für das Objekt wurzelt und schöpferische Leistungen hervorbringt. Natürlich sind die Unterschiede zwischen diesen drei Arten der Wiedergutmachung fundamental, aber Kleins Drang, die Aufmerksamkeit ihrer Leser auf die Unterschiede zwischen falscher und echter Wiedergutmachung zu lenken, hat möglicherweise zu einer Situation geführt, wo manische und zwanghafte Wiedergutmachung tendenziell als Abwehr – und daher als irgendwie minderwertig – gegen die echte Wiedergutmachung betrachtet wird, die in der depressiven Position auftritt. Hier laufen wir meines Erachtens Gefahr zu übersehen, daß sie eigenständige Entwicklungsleistungen sein können (als Ausnahme siehe Steiner, 1979). Ich meine, daß diese »falschen« Arten der Wiedergutmachung besonders im Fall von borderline-psychotischen, deprivierten, ich-losen oder delinquenten Kindern wichtige Übergangszustände in der Entwicklung hin zu echter Wiedergutmachung darstellen können. Und ich würde noch ergänzen, daß sie einen Teil ihrer Stärke und Macht aus etwas beziehen, das wenig mit Schuld oder auch mit der Reaktion von Liebe auf Haß zu tun hat, sondern einfach mit dem der Liebe innewohnenden Wunsch, sich Ausdruck zu verschaffen, indem sie dem geliebten Objekt Freude bereitet. Das impliziert ein gewisses Maß an Wachstum und Entwicklung von Idealisierung in der paranoid-schizoiden Position. Ich werde später auf diese der Wiedergutmachung und Schuld vorausgehende Funktion der Liebe zurückkommen.

Hanna Segal arbeitet Kleins Unterscheidung zwischen den einzelnen Arten der Wiedergutmachung weiter aus: Sie stellt den Unterschied zwischen den Träumen eines Patienten, der seine Depression über ein beschädigtes Objekt manisch verleugnet, und einem anderen Patienten zur Diskussion, der den Schaden akzeptiert und ihn zu heilen versucht. Der erste Patient träumte, er sehe ein Haus brennen und einstürzen, aber er fuhr an dem Haus vorbei und meinte, es habe nichts weiter zu bedeuten. Die zweite Patientin träumte, daß sie ein Holzpuzzle zusammenfüge, das ein Haus in einer Landschaft darstellte. Die Assoziationen führten zu vielen früheren Situationen, vor allem im Haus ihrer Eltern. Das Zusammenfügen des Puzzles stehe für den analytischen Prozeß, meinte Segal, der eine zerrüttete innere Welt wiederherstelle und neu erschaffe. Und es stehe für die schöpferische Anstrengung, welche die Patientin in ihrem äußeren Leben unternahm. Segal sagt:

> Das Durcharbeiten der depressiven Position hängt in der normalen Entwicklung von der Fähigkeit zur Wiedergutmachung ab. Wenn der Säugling das Gefühl hat, er habe in seinem Haß sein gutes äußeres und inneres Objekt zerstört, empfindet er nicht nur intensiv Schuld und Verlust, sondern auch Gram und Sehnsucht, das verlorene geliebte Objekt äußerlich und innerlich wiederherzustellen und ebenso die verlorene Harmonie und das verlorene Wohlbefinden. Zu diesem Zweck mobilisiert er seine ganze Liebe und Kreativität. Dieser Drang nach Wiedergutmachung ist nach Kleins Auffassung die wichtigste Quelle für geistiges Wachstum und Kreativität. (Segal, 1964, S. 15)

Segal scheint hier auf zweierlei Weise von dem Drang nach Wiedergutmachung zu sprechen: zum einen von einem Drang, der aus Schuld und Verlust entspringt, d.h. als einem Effekt; zum anderen von Drang als einer kausalen Kraft, die das weitere Durcharbeiten der depressiven Position fördert. Klein selbst spricht in »Liebe, Schuldgefühl und Wiedergutmachung« von der Art und Weise, in welcher der Drang, Wiedergutmachung zu leisten, in Situationen der Verzweiflung weiterhilft. Sie schreibt: »Normalerweise kann der Wunsch nach Wiedergutmachung die aus den Schuldgefühlen kommende Verzweiflung in Schach halten; dann breitet sich Hoffnung aus, und die Liebe des Kindes sowie sein Verlangen nach Wiedergutmachung werden unbewußt auf neue Liebes- und Interessensobjekte verlagert.« (1937, S. 156)

Die Psychoanalyse hat uns gelehrt, daß es verschiedene Möglichkeiten gibt, mit dem Problem der Schuld umzugehen: Wir können es verleugnen, projizieren, die das Schuldgefühl erzeugende Handlung ungeschehen machen; oder wir können ein nicht durch uns geschädigtes Objekt wiederherstellen, um Schuldgefühle zu vermeiden; oder wir können so von Schuldgefühlen überwältigt werden, daß wir in einen Zustand der Verzweiflung stürzen und aufgeben; oder wir können das geschädigte Objekt heilen, versuchen, es wieder an seinen Platz zu rükken und es wiederherzustellen. All diese Vermeidungs- und Ausweichstrategien – d.h. alle außer der letzten – entsprechen in gewisser Weise exakt einer mechanistischen Auffassung der Psyche. Mechanismus verstehe ich hier als etwas sich selbst Begrenzendes, etwas, das etwa Veränderungen der geographischen Lage oder in den Ausdruckswegen einer Energiequelle bewirkt, mehr nicht. Das heißt, Energie kann von einem Ort an einen anderen übertragen werden, aber der Energiebetrag bleibt immer konstant. Doch Verdrängung, Verleugnung, Projektion, manische Wiedergutmachung und letztlich auch Sublimierung lösen keine Schuldgefühle, sondern umgehen sie. Sie bewirken keine fundamentale Veränderung in der betroffenen Persönlichkeit. Echte Wiedergutmachung beinhaltet eine ganz andere Idee, eine, die Entwicklung, Wachstum und vor allem wahrhaftige Veränderung impliziert.

Klein hielt daran fest, daß Wiedergutmachung keine Reaktionsbildung sei, d.h. nicht einfach die eine von zwei Seiten ein und derselben Medaille wie Verleugnung oder Ungeschehenmachen (1935, S. 41). Sie zählte die verschiedenen Phantasien auf, die den Versuch darstellen, die Katastrophe zu beheben, die man durch Nachlässigkeit oder Destruktivität angerichtet hat: zum Beispiel das geliebte Objekt vor den Angriffen böser Objekte zu bewahren, seine verstreuten Teile wieder zusammenzufügen, was getötet wurde, wieder zum Leben zu erwecken. Money-Kyrle spricht noch von einer weiteren Art der »negativen Wiedergutmachung«: mit anderen Worten, man hört auf, die bösen Dinge zu tun, die man zuvor wieder und wieder getan hat. Das ist von großer Bedeutung bei delinquenten oder sehr sadistischen Patienten, und ich bin mir sicher, daß es sich hierbei um einen bedeutsamen Vorläufer der

Wiedergutmachung handelt (Money-Kyrle, 1977).

Bei wirklicher Wiedergutmachung ergeben sich bestimmte Konsequenzen aus der Wiedergutmachung, die möglicherweise nicht auf ihre früheren Elemente zurückführbar sind. Eine mechanistische Veränderung wie das zwanghafte Ungeschehenmachen ist etwas anderes als die Zustandsveränderungen, die dort auftreten, wo Prozesse (selbst chemische Prozesse) betroffen sind. Ein Objekt, das nach einer akzeptierten Schädigung wiederhergestellt wird, ist nicht dasselbe wie vor der Schädigung, und das gleiche gilt für das Subjekt. Die Reintrojektion des wiederhergestellten Objekts ist, wenn die Anerkennung des Schadens und der Schuld aufrichtig ist, etwas anderes als jede frühere Introjektion eines unbeschädigten Objekts. Ein wiederhergestelltes Objekt unterscheidet sich, auch wenn die Wiederherstellung noch so vollkommen und akkurat sein mag, fundamental von einem unbeschädigten. Ich glaube, es gibt offene Meinungsverschiedenheiten zwischen der Florentiner und der Sieneser Schule der Kunstrestauratoren darüber, ob es besser sei zu versuchen, ein Gemälde genau so zu restaurieren, wie es war, als es entstand, oder zu versuchen, es so zu restaurieren, daß Alterungs- und Vergilbungsprozesse berücksichtigt werden, die den Menschen in den vergangenen ein- bis zweihundert Jahren bekannt waren. Es ist eine interessante Kontroverse, und es ist bemerkenswert, wie anrührend und schön beschädigte Fresken sein können.

Gleichfalls interessant ist, wie anders biblische Beschreibungen der Beziehung der Gottheit zu ihren gerechten Kindern sind als die Beschreibungen ihrer Bereitschaft, dem Sünder zu vergeben. Money-Kyrle unterschied zwischen der Art des verfolgenden Gewissens oder Gottes, der Buße und Sühne fordert, und dem eher depressiven Gott, der eher kummervoll als zornig spricht und bei dem man das Gefühl hat, daß er sich eher über die moralischen Verfehlungen seiner Kinder grämt, als daß er mit Strafe droht (Money-Kyrle, 1978). Wenn aus dem kummervollen Objekt das geheilte und wiederhergestellte Objekt werden kann, ist die Möglichkeit wirklicher Veränderung und echten Wachstums gegeben. Das ist nicht nur eine Frage zweier Arten von Moral und auch nicht nur eine Frage zweier Arten der Objektbeziehung: Die Theorie der Wiedergutmachung als eines Mittels, die depressive Position durchzuarbeiten, bringt eine veränderte Metatheorie mit sich, eine Theorie, die sich eher auf Prozesse als auf Mechanismen stützt, eher auf Veränderung und Wachstum als auf Abwechslung und fundamentale Gleichheit.

Dieses Problem des Reduktionismus in der Wissenschaft, vor allem in den Spekulationen über die Beschaffenheit des Geistes, der Intelligenz und des Gehirns und in der Beziehung zwischen ihnen hat Douglas Hofstadter in seinem Buch *Gödel, Escher, Bach* brillant angepackt. Hofstadter ist Mathematiker, in theoretischer Physik ausgebildet und außerdem Linguist und Musikliebhaber. Er lehrt und forscht im Bereich der Informatik und interessiert sich besonders für das Thema der künstlichen Intelligenz, obgleich sein Buch den Eindruck vermittelt, daß seine Arbeit zu eben diesem Thema seinen Respekt und seine Ehrfurcht gegenüber der Komplexität des menschlichen Geistes und Gehirns nur noch verstärkt hat. Er beginnt mit einer faszinierenden Abhandlung über Bachs *Musikalisches Opfer*, wobei er dem *Canon per tonos* besondere Aufmerksamkeit widmet:

> Er ist einfach mit »Canon per tonos« überschrieben und dreistimmig. ... Was diesen Kanon jedoch von allen anderen unterscheidet, ist, daß er, wenn er zu Ende ist – oder vielmehr zu Ende zu sein *scheint* – nicht mehr in der Tonart c-Moll, sondern nunmehr in d-Moll ist. Irgendwie hat Bach es fertiggebracht, vor den Augen des Hörers zu *modulieren*, d.h. von einer Tonart zur andern überzuwechseln. Und der Kanon ist so konstruiert, daß dieses »Ende« sich reibungslos wieder an den Anfang anschließt ... Sukzessive Modulationen führen das Ohr in immer weiter entfernte Gebiete der Tonalität, so daß man nach einigen Modulationen erwarten würde, sich hoffnungslos weit von der Ausgangstonart entfernt zu befinden. Und doch ist, wie durch Magie, nach genau sechs solchen Modulationen die ursprüngliche Tonart von c-Moll wieder erreicht! (1979, S. 11 f.)

Dies ist das erste Beispiel für das, was Hofstadter »seltsame Schleifen« nennt. Er sagt, das Phänomen der seltsamen Schleifen begegne uns immer dann, wenn wir uns auf den Ebenen eines hierarchischen Systems auf und ab bewegen und uns plötzlich an unserem Ausgangspunkt wiederfinden. Er ist der Auffassung, daß das Werk des niederländischen Graphikkünstlers Escher die schönsten und stärksten visuellen Verwirklichungen dieses Begriffs der seltsamen Schleifen enthalte. Später gibt er ein weiteres Beispiel, das Zentraldogma der Typogenetik: Er verweist darauf, daß Stränge über den typogenetischen Code, die DNS, Enzyme definieren; die Enzyme wirken wiederum auf die Stränge zurück, die jene haben entstehen lassen, und bringen neue Stränge hervor: »Ein Enzym [ist] eine Übersetzung eines Strangs und [enthält] daher die gleiche Information wie der Strang, nur in anderer Form – genau gesagt: in einer aktiven Form. ... Durch das Verschieben von Symbolen in den Strängen [wird neue Information erzeugt].« (S. 549) Er weist auch darauf hin, daß diese Straße der Gegenseitigkeit, die höhere und niedrigere Ebenen der Typogenetik miteinander verbindet, zeige, daß tatsächlich weder Stränge noch Enzyme als auf einer höheren oder niedrigeren Ebene befindlich gedacht werden könnten, da beide in dieser spiralförmigen Weise aufeinander einwirkten – wie in dem fortwährend ansteigenden Kanon.

Melanie Klein macht deutlich, daß dort, wo Liebe stärker ist als Haß und es Schuldgefühle gibt aufgrund dessen, was der Haß dem geliebten Objekt angetan hat, der Patient, der sich zur Wiedergutmachung fähig fühlt, den Wunsch hat, durch die eine oder andere Heilmethode aus dem beschädigten Objekt ein heiles Objekt zu machen. Der Punkt, den ich hier hervorheben möchte, ist, daß die Reintrojektion dieses wiederhergestellten Objekts das Selbst und die innere Welt verändert und die Liebe noch verstärkt. Klein kommt immer wieder auf die Stärkung des Ichs und das Wachstum zurück, die als eine Folge dieser wiederherstellenden Aktivität in der inneren Welt stattfinden.

Es ist viel über die Bedingungen im Selbst geschrieben worden, die dem entgegenstehen, daß dieser heilsame Kreislauf in Gang gesetzt wird: exzessiver Haß und Verfolgung oder exzessive Abwehr dagegen, exzessive Schuldgefühle oder die Abwehr dagegen. Von ebensolcher Bedeutung sind die Eigenschaften und Bedingungen im Objekt, die begünstigen oder verhindern, daß der heilsame Kreislauf oder die seltsamen Schleifen in Gang gesetzt werden. Was genau meinen wir, wenn wir etwa von einem irreparablen Objekt oder einer irreparablen Situation sprechen? Zum einen muß das Gleichgewicht von Liebe und Haß und Schuld in Betracht gezogen werden, doch das gilt auch für bestimmte Eigenschaften des Objekts, die etwas mit dessen Wiederherstellbarkeit zu tun haben. Hat dieser Faktor der Wiederherstellbarkeit in der Gleichung irgendeine wirksame Kraft? Der Wunsch, irgend etwas wiederherzustellen, ist auch von dem Glauben an die Wiederherstellbarkeit geprägt, wenn nicht von der Wahrscheinlichkeit oder auch nur Hoffnung der Wiederherstellbarkeit, so doch wenigstens von deren Möglichkeit. Ich glaube, daß dort, wo die Situation klar ist und die Liebe und der Glaube an das Gute fest verankert sind, die Bedingung der Wiederherstellbarkeit irrelevant erscheinen mag, weil sie als selbstverständlich angenommen werden kann. Aber bei vielen sehr kranken Patienten scheinen solche Überlegungen manchmal das Zünglein an der Waage zu sein, das den Ausschlag dafür gibt, ob das Kind sich vorwärts bewegt hin zu einem heilsamen Kreislauf, wie zaghaft auch immer, oder sich mit den alten, sich wiederholenden, pathologischen Mustern begnügt.

Das erinnert mich an einen außerordentlich sadistischen, grandiosen, skrupellosen Jungen, der seine ganze Familie rücksichtslos behandelte und auch gegenüber seinem Therapeuten gewalttätig, delinquent und schwierig war. Kurz vor der Sommerpause teilten die Eltern dem beratenden Psychiater mit, daß der Junge sich ein Kätzchen wünsche, mit dem er den Sommer über spielen wolle. Der Psychiater und die Eltern kamen zu dem Schluß, daß er noch nicht reif dafür sei, daß er dem Tier vielleicht Schaden zufügen und daher Schuldgefühle bekommen könnte, also beschlossen sie, daß er keine Katze haben sollte. Nun gab es, soweit ich mich erinnere, keinerlei Hinweis, daß er zu Tieren jemals grausam gewesen wäre, und natürlich kann niemand sagen, ob die Entscheidung in klinischer Hinsicht für diesen Patienten richtig war. Es wäre so oder so ein Glücksspiel gewesen. Was ich jedoch zur Diskussion stellen möchte, ist die ein wenig gefährliche theoretische Überlegung, daß Sadismus in der einen Situation zwangsläufig auch Sadismus in einer anderen bedeute. Eine gute Theorie der Spaltung sollte der Überlegung Platz einräumen, daß der Impuls zur Wiedergutmachung irgendwo einsetzen muß, und auch wenn er zu Anfang gering ist und sich möglicherweise auf das »falsche« Objekt richtet, jedoch von Erfolg gekrönt ist und genährt wird, so kann er möglicherweise einen der heilsamen Kreisläufe in Gang setzen, wie ich sie zuvor beschrieben habe.

In »Liebe, Schuldgefühl und Wiedergutmachung« verweist Melanie Klein darauf, daß die Schule vielleicht ein Feld für neue Experimente in der Beziehung zu anderen Menschen bereit stellt. Bei der großen Auswahl von Kindern, die dem einzelnen Kind zur Verfügung steht – größer als bei der Zahl von Geschwistern in einer normal großen Familie –, mag es ein oder zwei Kinder finden, so meint sie, die seiner besonderen Struktur besser entsprechen als seine Brüder und Schwestern. Diese neuen Freundschaften bieten ihm vielleicht eine Gelegenheit, die frühen Beziehungen zu seinen Brüdern und Schwestern, die unbefriedigend gewesen sein mögen, zu revidieren und zu verbessern. Klein fährt fort, daß sich dann auch die aktuelle Beziehung zu den Geschwistern verbessern könne. Nun könnte man über den Wunsch des Jungen, für eine kleine Katze zu sorgen, als eine Art manischer Wiedergutmachung sprechen in dem Sinne, daß es besser gewesen wäre, mit den eigenen vier Wänden zu beginnen, also zunächst seine eigene Familie besser zu behandeln. Das könnte auch eine exakte Beschreibung der manischen Stimmung und Verfassung sein, mit der die neuen Aktivitäten möglicherweise beginnen. Und wenn sie von Erfolg gekrönt sind und das Ergebnis positiv ist, so mag es für das Kind leichter sein, mit mehr Hoffnung zu einer neuen Beziehung mit dem ursprünglichen Objekt zurückzukehren. In der Tat ergänzt Klein: »Die neuen Gemeinschaften beweisen dem Kind, daß es lieben kann und liebenswert ist, daß Liebe und Güte existieren; diese Erfahrung wird unbewußt als Beweis dafür angesehen, daß es Schaden, den es anderen in seiner Phantasie oder tatsächlich zugefügt hat, wiedergutmachen kann.« (Klein, 1937, S. 137f.)

Ein sehr forderndes Kind erzählte seiner Therapeutin, daß, wenn es sich zu Hause besonders scheußlich benommen habe, seine Mutter voller Verzweiflung sage, daß sie, die Mutter, wahrscheinlich in einer psychiatrischen Klinik enden werde, wenn es so weitergehe. Es ist interessant zu überlegen, ob diese Mutter sich jemals imstande gefühlt hat, Wiedergutmachung anzubieten, anstatt in ohnmächtiger Hilflosigkeit nur die Schuldgefühle des Kindes zu vermehren – was natürlich gar nichts nützte. Sie konnte Schuldgefühle auslösen, schien aber außerstande, ihrem Kind gegenüber Festigkeit zu zeigen und die Art von Grenzen zu setzen und die Art von Forderungen zu stellen, die der Tochter geholfen hätten, ein wenig Selbstbeherrschung zu entwickeln. Die Wiederherstellbarkeit des Objekts im Sinne seiner Empfänglichkeit für die wiedergutmachenden Impulse, in welch minimaler oder verkleideter oder verschobener Form auch immer, ist besonders wichtig für die Arbeit mit Borderline-Patienten, wo man, bewußt oder unbewußt, an dieser Frage verzweifeln kann.

Ich möchte nun zu einigen weiteren möglichen Quellen des Impulses zur Wiedergutmachung vordringen. Bisher habe ich dargelegt, daß das Gleichgewicht zwischen Liebe und Haß in Relation zur Schuld nicht die einzige relevante Bedingung ist. Klein schreibt in »Theoretische Betrachtungen über das Gefühlsleben des Säuglings«: »Da die Wiedergutmachungsneigung letztlich im Lebenstrieb wurzelt, knüpfen sich an diese Strebungen libidinöse Phantasien und Bedürfnisse.« (Klein, 1952, S. 128) In welcher Weise mag sich nun die Tendenz zur Wiedergutmachung vom Lebenstrieb herleiten? Ich meine, daß, wenn die Tendenz zur Wiedergutmachung den Wunsch impliziert, ein beschädigtes Objekt zu heilen, dieser Impuls möglicherweise auf einer früheren Entwicklungsstufe zum Teil von der Tendenz, ein bereits gutes Objekt noch besser zu machen, genährt wird und auf dieser Tendenz beruht. Ein hilfreiches Modell für diese Vorstellung ist das frühe Lächeln des Babys. Es ist bekannt, welches Entzücken es bei den Eltern auslöst. Fachleute wie Brazelton und Stern haben die Intensitätskonturen in den Interaktionen zwischen Mutter und Kind über längere Zeit untersucht und ebenso die positiven Rückkopplungsschleifen, welche die Art und Weise beschreiben, in der die Beteiligten kleine Beiträge zur ansteigenden Intensität leisten, wie sie abnimmt, wieder ansteigt, abnimmt usw. (Brazelton et al., 1974; Stern, 1985). Ich weiß nicht, ob sie das Lächeln des Babys als Heilung für die Depression der Mutter erforscht haben, aber es ist ein Phänomen, das aufmerksamen Säuglingsbeobachtern wohlbekannt ist. Sie scheinen jedoch jenes Lächeln zu beschreiben, das benutzt wird, nicht um eine depressive Mutter aufzuheitern oder ein totes Objekt zum Leben zu erwecken, sondern um ein Objekt, das möglicherweise schon voller Freude und lebendig ist, noch mehr zu erfreuen. Es sind diese Momente des »Erfreuens« oder »Freude-Schenkens«, von denen so viele Borderline- oder deprivierte Patienten sich nicht vorstellen können, daß sie in ihrer Macht liegen. Wenn das normale Kind zum Beispiel seine erste feste Nahrung zu sich nimmt oder zum erstenmal aufs Töpfchen geht oder den Löffel benutzt oder laufen lernt oder in den ersten Wochen einfach den Blick seiner Mutter erwidert oder die Brust richtig zu fassen kriegt, dann spürt es, so glaube ich, in der Begegnung nicht nur seine Fähigkeit, Güte und Freude zu empfangen, sondern auch seine Fähigkeit, diese zu geben.

Ich habe den destruktiven Jungen und Kleins Schulkinder als Beispiele für Situationen herangezogen, in denen Wiedergutmachung in einem abgespaltenen Bereich der Psyche ihren Anfang nehmen und dabei auch manische Wiedergutmachung mit sich bringen kann, zugleich aber eine seltsame Schleife oder einen heilsamen Kreislauf oder eine positive Rückkopplung auslösen kann als Voraussetzung dafür, daß wirkliche Wiedergutmachung in Gang gesetzt wird. Ich möchte nun Situationen beschreiben, die noch stärker pathologisch sind, wo Wiedergutmachung und ihre Voraussetzungen, Liebe und Schuld, im Material kaum irgendwo in Erscheinung treten. Es geschieht leicht bei sehr destruktiven Patienten, daß einem Momente entgehen, die tatsächlich nicht jenen positiven Vorläufer der Wiedergutmachung darstellen, wie ich ihn eben für das normale Kleinkind beschrieben habe, sondern vielleicht einen Vor-Vorläufer. Manchmal ist die schlichte Tatsache, daß der Patient nun versucht, ein wenig wie der Therapeut zu sein, ein bedeutsamer Vorläufer. Diese Tatsache scheint keinerlei offenkundiges Anzeichen für Wiedergutmachung zu beinhalten, doch die Anfänge eines Versuchs der Identifizierung könnten ein Stück Glauben signalisieren, daß das Objekt empfänglich für Entwicklung ist, empfänglich dafür, daß ihm Freude bereitet wird. Wenn ein Patient Mut faßt und sein verstörtes Baby-Selbst offenbart, so hat es oft damit etwas zu tun, daß er bescheiden genug ist, um sich auf Abhängigkeit einzulassen. Aber ebenso kann es sein, daß er so mutig und vertrauensvoll ist, daß er das Gefühl hat, er könne jemandem die Freude bereiten, ihn ein wenig loslassen zu sehen.

Eine noch frühere Voraussetzung für Wiedergutmachung hat vielleicht etwas mit dem Gefühl zu tun, daß das Selbst und schließlich auch das Objekt in der Zeit weiterexistieren. Ein sehr destruktives, verbittertes Kind, Lee, mit einer drogenabhängigen Mutter war zu früh und mit einem Hirnschaden geboren worden und hatte die meiste Zeit seines ersten Lebensjahres im Krankenhaus verbracht. Lee wurde von zahlreichen Krankenschwestern betreut und befand sich immer am Rande des Todes, es gab häufige Wiederbelebungen und andere intrusive medizinische Eingriffe in sein winziges Leben wie etwa Lumbalpunktionen. Er hatte eine halbseitige Lähmung sowie schwere Lern- und Verhaltensschwierigkeiten. Bis vor kurzem hatte er alles, was er einmal gemacht hat, wieder zerstört, und besonders gern zerstörte er seine eigenen Hoffnungen und die der anderen. Er hatte leichte epileptische Anfälle, und seine Seele schien zutiefst zerrüttet zu sein, wenn auch sein Leben gerettet worden war. Sein Verhalten anderen Menschen gegenüber war außerordentlich zynisch und verhärtet, manchmal jedoch auf eine oberflächliche Art charmant, wodurch er seine tiefe Verzweiflung darüber, ob ihn wohl überhaupt jemand ertragen könne, zum Ausdruck brachte und zugleich verbarg. Manchmal gelang es ihm, Fremde zu bezaubern, und er nutzte seine körperliche Behinderung für sich aus. Aber die, die ihn kannten, empfanden häufig tiefen Abscheu vor seinen Lügen und Tricks, seinen grausamen Verhöhnungen und seiner Verachtung. Kürzlich hat er allerkleinste Anzeichen von Respekt für seine Therapeutin gezeigt, der allmählich sein perverser Spott ebenso wie seine wirkliche Verzweiflung klar geworden sind – Ergebnis ihrer intensiven Arbeit mit ihren Gegenübertragungsgefühlen von Desillusionierung und Hoffnungslosigkeit im Hinblick darauf, ob sie wohl jemals zu einem unbeschädigten Teil von ihm würde durchdringen können. Er masturbierte weniger in den Sitzungen, und seine besessene Destruktivität war geringer geworden. Er hatte sogar angefangen, ein Bild farbig auszumalen in dem quälendem Bemühen, dabei nicht »über die Linien zu kommen«. Es dauerte sechs Tage, und die Therapeutin deutete die Veränderung in seinem Verhalten und seinen Wunsch, auch bei ihr nicht »über die Linien zu kommen«. Sie verstand seine zwanghafte Wiedergutmachung nicht als Abwehr gegen wirkliche Wiedergutmachung, sondern als eine Entwicklung, die ihn über ein verzweifeltes Ausgeliefertsein an die Destruktivität hinausführte.

An dem Tag, als er mit dem Ausmalen des Bildes fast fertig zu sein schien, konnte Lee die Spannung nicht mehr aushalten und begann, mit seinem Stuhl immer heftiger gegen den Tisch zu schaukeln, und sagte: »Sehen Sie, was ich mache.« Er fiel schließlich nach vorn und verletzte sich (seine Behinderung läßt ihn sehr leicht das Gleichgewicht verlieren). Obwohl ihm Angst, Schock und Schmerz deutlich anzusehen waren, behauptete er in einem fort: »Das macht mir nichts aus.« Offensichtlich hatte er das Gefühl, sich in großer Gefahr zu befinden, als er mit dem Ausmalen fast fertig war, einerseits, weil er furchtbare Angst hatte, daß er das Bild wie gewöhnlich kaputt machen würde, und andererseits, weil er noch größere Angst vor dem hatte, was passieren würde, wenn er es nicht tat. Als er sich schließlich von seinem Sturz erholt hatte, kehrte er zu dem Bild zurück und malte es fertig aus. Dann lief er mit einem übererregten, aber auch wahrhaftigen Ausdruck wie wild durchs Zimmer und rief: »Ich bin fertig.« Die Therapeutin hatte das Gefühl, daß seine Befriedigung echt und stark war, sein Jubel jedoch freudlos. Sie und ich diskutierten die Möglichkeit, daß dies nicht so sehr deshalb der Fall sei, weil er die Depression verleugnete, sondern weil er echte Erleichterung, echten Stolz und echte Freude kaum in sich aufnehmen und gewiß nicht zum Ausdruck bringen konnte. Er stellte verwundert fest, daß er in der Schule noch nie eine Arbeit beendet habe, und es war deutlich, daß diese Erfahrung für ihn zugleich sehr wichtig und sehr seltsam und depersonalisierend gewesen war. Er konnte nicht wirklich an sich glauben. Schließlich war er ein Kind, dessen bloßer

Lebensatem, dessen Sauerstoffversorgung im ersten Jahr seines Lebens viele Male prekär gewesen war; die Vorstellung von Kontinuität, Fluß, Vollständigkeit, Befriedigung war ihm auf dieser elementaren Ebene wahrscheinlich fremd. Das Gefühl für sein Objekt ebenso wie das Gefühl für sein Selbst schienen von der Möglichkeit endloser Unterbrechungen belastet zu sein. Ich glaube, daß in ihm etwas Festeres zu wachsen begann, als er die Beständigkeit in der Weigerung seiner Therapeutin, sich von seinem zynischen Charme verführen zu lassen, spürte, in ihrer Weigerung, ihn wegen seiner Destruktivität zurückzuweisen, und auch in ihrer Bereitschaft, seiner Verzweiflung und den winzigen Anfängen von Aufrichtigkeit, Direktheit und Hoffnung wache Aufmerksamkeit zu schenken. Lees Ausmalen innerhalb der Linien ist etwas anderes als die Wiedergutmachung bei einem weniger verzweifelten und reiferen Kind, aber selbst in seiner Zwanghaftigkeit und dem späteren wilden, verwirrten Jubel kann es sehr wohl einen bedeutsamen Vorläufer angekündigt haben: das Gefühl von Kontinuität und Festigkeit sowohl des Selbst wie des Objekts.

Ich sagte zu Anfang, daß Kleins Wunsch, den Unterschied zwischen manischer und zwanghafter Wiedergutmachung einerseits und wirklicher Wiedergutmachung andererseits zu verdeutlichen, zu der Situation geführt haben mag, daß man die ersteren tendenziell als Abwehr gegen die Notwendigkeit echter Wiedergutmachung gesehen hat statt als eigenständige Entwicklungsleistungen, wie begrenzt auch immer.

Jasper, ein sehr destruktiver, zynischer Junge, hatte autistische Züge von ganz besonders perverser und verrückt machender Art. Es bereitete ihm ein grausames Vergnügen, seine Familie, seine Mitschüler und seine Therapeutin durch Frustration, Enttäuschung und Langeweile in den Wahnsinn zu treiben. Er konnte den Augenblick einer destruktiven Tat zeitlich so genau abstimmen, daß diese Tat genau dann ihre Wirkung bei dem Betroffenen zeigte, wenn seine Hoffnungen, daß Jasper es doch gut meinen könnte, gerade stiegen oder wenn seine Geduld absolut am Ende war. Eines Tages, nach etwa fünfzehn Minuten des üblichen sadistischen Verhaltens gegenüber seiner Therapeutin, klopfte jemand versehentlich an die Tür des Spielzimmers und irritierte beide. Der Eindringling zog sich zurück, ohne gesehen worden zu sein, und die Sitzung nahm ihren Fortgang, aber anders als vorher. Jasper versuchte wie besessen, einen kaputten Fensterrahmen zu reparieren, was jedoch die geübte Hand und das Werkzeug eines Fachmanns erfordert hätte. Er bestand darauf, daß er wisse, wie der Schaden mit Klebestreifen zu beheben sei. Man kann dies Verhalten einerseits als ein Stück manische Wiedergutmachung verstehen, weil das Kind vielleicht irgendwie spürte, daß nicht das Fenster reparaturbedürftig war, sondern die Beziehung zu seiner Therapeutin oder zu anderen Menschen, die seinen Quälereien ausgesetzt waren. Aber stellen wir uns vor, was es für diesen Jungen bedeutet, sich von einem grausam grandiosen und verächtlich sadistischen Geisteszustand zu einem Zustand zu bewegen, wo ein Moment des Schocks und der Angst ihn ein wenig ernüchtert hat, dann bedeutet ein Stück manischer Wiedergutmachung in der Tat ein Stück Entwicklung. Möglicherweise erreicht sie nicht die depressive Position, doch könnte sie einen Schritt auf dem Weg dorthin anzeigen. Das Kind hatte einen Schock erfahren und vielleicht das Gefühl gehabt, jemand sei der Auffassung, daß es mit seiner Destruktivität ein wenig zu weit gegangen sei, und jemand habe die Nase voll. Es hatte vielleicht das Gefühl gehabt, etwas müsse geflickt werden, aber es hatte noch nicht wissen können, was genau. Daher ist die Reparatur, obgleich sie sowohl ein Element der Beschwichtigung wie der manischen Verleugnung von Abhängigkeit hatte, weniger unbekümmert grandios und weniger manisch als die vorherige völlige Preisgabe an die Destruktivität. Das Gefühl des Patienten, daß da »etwas ganz schnell geflickt werden müsse« – eine Mischung aus Angst und Schuldgefühl –, muß festgehalten werden, damit dieser flüchtige Moment des Gewahrseins für den Patienten nicht verlorengeht. Bei solchen Patienten geschieht es allzu leicht, daß sie in den alten, verhärteten Zustand zurückkehren.

In diesem Kapitel habe ich zwei Dinge darzulegen versucht: daß die Kleinianische Theorie der Wiedergutmachung sowohl theoretische wie metatheoretische Implikationen hat und daß die Wiedergutmachung, obgleich sie normalerweise als untrennbar mit der depressiven Position verknüpft gesehen wird, Vorläufer in der paranoid-schizoiden Position hat, zum Beispiel im Glauben an die Kontinuität der Existenz von Selbst und Objekt und selbst in bestimmten Arten »falscher« manischer und zwanghafter Wiedergutmachung. Bei der Arbeit mit autistischen, Borderline- und psychopathischen Kindern ist die Beachtung solcher Vorläufer von großer Bedeutung.

12

Sexueller Mißbrauch von Kindern

Die Notwendigkeit des Erinnerns und die Notwendigkeit des Vergessens

Robbies tief verwurzelter Unwille und die Unfähigkeit, seine endlosen Geschichten und Lieblingssätze zu vergessen, haben mir zu einem zwar verspäteten, aber heilsamen Respekt für die Prozesse des Vergessens verholfen. Ich bin mir dessen bewußt, daß ich in den ersten Jahren seiner Behandlung seinen Wiederholungen viel zu viel Beachtung geschenkt hatte, vor allem dann, wenn er von einer Erfahrung sprach, von der ich wußte, daß sie ihn sehr verstört hatte. Ich sagte mir, daß es für ihn wirklich notwendig sei, immer wieder darüber zu sprechen. Aber seine besondere Art des Sprechens beinhaltete kein wirkliches oder hilfreiches Erinnern. Und er verarbeitete oder verdaute die Erfahrung auch nicht. Der Prozess, der notwendig ist, um mit Schmerz, Verlust, Trauma oder Mißbrauch zurechtzukommen, ist kompliziert, langwierig, nicht immer sichtbar und wird gewiß nicht unbedingt in Worte gefaßt. Robbie war natürlich kein mißbrauchtes Kind, aber er war durch die beiden frühzeitigen plötzlichen Trennungen extrem traumatisiert worden. Während es für die Patienten mit leichteren Traumatisierungen, deren Störungen sich auf einer neurotischen Ebene auf die Persönlichkeit auswirken, notwendig sein mag, sich an das Trauma zu erinnern, um zu vergessen, ist es für stärker geschädigte Kinder, deren Trauma schwerer und chronischer ist, vielleicht notwendig, das Trauma zu vergessen, um sich erinnern zu können.

Ich möchte nun einige Schritte im Prozeß der Genesung von sexuellem Mißbrauch bei Kindern genauer untersuchen. Genesung kann ein langwieriger, langsamer Prozeß sein, vor allem für Kinder, die in sehr jungen Jahren chronisch mißbraucht wurden. Aufdeckung sollte zum Schutz vor Mißbrauch führen, aber die Behandlung und eigentlich die

Aufdeckung selbst werden vielleicht bei einem Kind unternommen, das sich kaum eine Vorstellung von Nicht-Mißbrauch machen kann. Die Auffassung auf seiten der Gesellschaft, daß durch die Aufdeckung etwas verändert und gelöst worden sei, wird vom Kind möglicherweise nicht geteilt. Die Bedeutung, die der Mißbrauch für das Kind hat, kann sich stark von der Bedeutung unterscheiden, die er für uns hat. Das Kind kann zum Beispiel in emotionaler und kognitiver Hinsicht zu sehr abgestumpft sein, als daß irgend etwas ihm noch allzuviel bedeutet. Oder es mag korrumpiert und nun seinerseits vom Mißbrauch fasziniert sein, so daß es selbst Mißbrauch ausübt. Es kann den Mißbrauchenden viel mehr fürchten als den Mißbrauch. Oder es kann tiefe Liebe für die mißbrauchende Person empfinden, und diese Liebe kann stärker sein als die Angst oder der Abscheu vor dem Mißbrauch. Oder es kann mit all diesen Problemen belastet sein. Jedenfalls können unsere Vorstellungen von Schutz, Gerechtigkeit, Fürsorge ganz unwirklich für das Kind sein. Es ist gewiß das Recht eines jeden Kindes, solche Vorstellungen für selbstverständlich zu halten, und wenn es nur tief in seinem Innern ist, eine Psychotherapie jedoch muß möglicherweise manchmal bei Null anfangen und das Fehlen solcher Vorstellungen zur Kenntnis nehmen.

Bei meinen Überlegungen zu möglichen Phasen im Genesungsprozeß möchte ich mit Literatur zur posttraumatischen Belastungsstörung beginnen. Ernest Hartmann nennt in seinem klassischen Buch *The Nightmare* zwei hauptsächliche Wege, auf denen posttraumatische Alpträume sich zu dem manchmal aufzehrenden Zustand der posttraumatischen Belastungsstörung entwickeln können: »Der erste ist der Weg normaler Heilung und Lösung. Hier tritt das traumatische Material zwar für einige Wochen oder Monate deutlich und störend in den Vordergrund, aber es wird darüber nachgedacht, phantasiert und geträumt; es durchläuft den normalen integrativen Prozeß«, was er mit dem »Nachstricken des aufgetrennten Ärmels der Fürsorge« vergleicht. Der zweite Weg ist der der Einkapselung, wenn das traumatische Material nicht mit dem gewöhnlichen Trauminhalt verschmilzt und nicht in das übrige normale Leben integriert wird. Hartmann und Pynoos, deren Arbeit mit Kindern, die Katastrophen miterlebt haben, hier von Bedeutung ist, betonen beide, daß noch während oder kurz nach der akuten Phase Therapie oder Beratung zur Verfügung stehen sollte. Pynoos bemerkt, daß es nach einem Jahr oder auch weniger schon zu spät sein könnte (Hartmann, 1984, S. 215; Pynoss und Eth, 1985).

Der Traumabegriff als solcher setzt schon ein gewisses Maß an nicht-traumatischer Entwicklung und im Falle mißbrauchter Kinder eine Vorstellung von Nicht-Mißbrauch, Selbstachtung und Selbstwertschätzung voraus. Es gibt jedoch leider noch eine dritte Variante, die weit gravierendere Implikationen hat als die Einkapselung: Sie besteht darin, daß das Trauma die gesamte Persönlichkeit zu durchdringen beginnt. Pynoos meint, daß eine der subtilen Möglichkeiten, wie sich extreme Gewalt auf Kinder auswirken könne, die der traumatischen Einflüsse auf akute Entwicklungsprozesse wie Erinnerung, Kognition, Lernen und natürlich die Persönlichkeit sei. Beide Autoren betonen, wie gesagt, daß die Therapie frühzeitig einsetzen sollte. Ganz gewiß haben sie damit in bezug auf die rekonstruktive, kurzzeitige, kathartische und aufdeckende Art der Therapie, die ihnen zumeist vorschwebt, recht. Tatsache ist jedoch, daß viele der chronisch sexuell mißbrauchten Kinder erst lange nach dem Ereignis in die Obhut von Therapeuten gelangen. Ihr Zustand erfordert möglicherweise eine ganz andere Art der Behandlung, eine, die einen engeren Bezug zu modernen psychoanalytischen Definitionen des heilenden Faktors hat als die älteren Theorien, die von der Rekonstruktion und Aufdeckung verlorener oder verdrängter Erinnerungen ausgehen (Strachey, 1934). Fast möchte ich eine Theorie des Vergessens im Gegensatz zur Theorie des Erinnerns vorschlagen, aber ich bin mir darüber im klaren, daß dies eine grobe und in der Tat falsche übermäßige Vereinfachung wäre.

Ich habe diese neueren Ideen schon in früheren Kapiteln skizziert. Die ältere Theorie des Heilungsprozesses ergibt sich aus der Vorstellung von Abwehr, Konflikt und Auflösung. Größenwahn konnte man zum Beispiel als eine Abwehr gegen Unsicherheit verstehen, manische Zustände als Abwehr gegen Depression, Tapferkeit als Abwehr gegen Angst. Schmerzliche Wahrheiten mußten »konfrontiert« werden. Die Vorstellung, daß wir dem mißbrauchten Kind helfen müssen, »mit seinem Mißbrauch fertig zu werden«, indem wir ihm helfen, sich zu erinnern, leitet sich zum Teil von diesem Ideenkomplex her. Die Psychoanalyse verdankt dem, was ein Autor einmal den »entlarvenden Trend« der späten romantischen Bewegung genannt hat, sehr viel, und solche Entlarvungen ermöglichten vielen gehemmten und zurückhaltenden Menschen enorme Erleichterung und Befreiung. Bei der Arbeit mit mißbrauchten Kindern sind diese es jedoch zumeist, die am Ende die Therapeuten entlarven. Ihre Retter haben ihnen oftmals recht wenig über menschliches Übel, über Selbstsucht, Gier und Lust beizubringen. Deren Aufgabe besteht in etwas anderem.

Ich meine, daß ein Gedanke oft durch einen sehr langsamen, schrittweisen Prozeß denkbar wird, einen Prozeß, den man nicht eilig vorantreiben kann. Die Frage, wie man dem mißbrauchten Kind helfen könnte, seinen Mißbrauch zu bewältigen, impliziert möglicherweise, daß zum »Sich-Erinnern« unzählige winzige Integrationen gehören, von denen jede unter solchen Bedingungen stattfindet, daß andere Aspekte des Mißbrauchs, andere Integrationen mit Leichtigkeit vergessen werden können. Vielleicht kann der Mißbrauch immer nur unter jeweils einem Aspekt erforscht werden; zum Beispiel unter dem, wie es sich anfühlt, wenn man aufgefordert wird, sich hinzulegen und etwas Bestimmtes zu tun, und man bei der ganzen Angelegenheit nichts zu bestimmen hat. Wie fühlt es sich an, wenn man aufgefordert wird, sich auszuziehen, wo einem gar nicht danach zumute ist, aber man nichts zu bestimmen hat? Wie fühlt es sich an, einem anderen Menschen solche Anweisungen geben zu können? Wie wird er es auffassen? All das kann mit Hilfe einer Puppe erfahren und erforscht werden, und in vielen Fällen sollte es in eben diesem Zusammenhang auch bleiben dürfen.

Das Trauma kann eine Vielzahl unterschiedlicher Aspekte der Persönlichkeit beeinflussen. Wie fühlt es sich an, wenn ich aufgefordert werde, meine Schularbeiten zu machen, mir aber nicht danach zumute ist? Die Reizbarkeit und Empfindlichkeit des Kindes gegenüber dem geringsten Anzeichen von Intrusivität mag so aussehen, als handelte es sich um eine »Verschiebung« fort vom ursprünglichen Trauma. Aber ist denn »verschoben« das richtige Wort, wenn mit »verschieben« gemeint ist (was nicht unbedingt der Fall sein muß), daß das Material am falschen Platz erscheint und an seinen richtigen Platz zurück gedeutet werden sollte, das heißt in die Diskussion über das Trauma oder den Mißbrauch, den das Kind erlitten hat? Der neue, offensichtlich unschuldige und nicht-traumatische Ort ist möglicherweise sicherer, wenn er es dem Kind ermöglicht, in handhabbaren, verdaulichen Portionen oder, wie Strachey (1934) es nannte, in »minimalen Dosen« über sein Trauma nachzudenken. Sollte die Therapeutin in der Behandlung versuchen, ihren Patienten dahin zu bringen, daß er über die Erfahrung in ihrer Gesamtheit nachdenkt, oder sollte sie sich enger an die Vorgaben des Kindes halten? Freud sagte über die Trauerarbeit, daß man sich jeder einzelnen Erinnerung zuwenden müsse, daß sie betrauert und losgelassen werden müsse (1917). Ebenso muß vielleicht jeder einzelne Aspekt des Mißbrauchs, müssen die vielen Einzelheiten der Erfahrung, besonders wenn sie chronisch war, Stück für Stück verdaut werden. Ich vermute, daß dies ganz besonders für solche Kinder gilt, die sehr früh mißbraucht wurden und auch geistigen und kognitiven Schaden erlitten haben. Für solche gebrochenen, abgestumpften Kinder ist es vielleicht notwendig, daß die Bruchstücke ihrerselbst gesammelt werden und zusammenkommen, damit sie ein Gefühl des ICH, DU, ER entwickeln können, lange bevor sie erfassen können: »Er – jemand – hat mir das angetan, und ich fühlte, daß er es nicht hätte tun dürfen.« Diese Feststellung allein erfordert ein enormes Maß geistiger Entwicklung. Zum allerwenigsten erfordert sie das Vorhandensein einer geistigen Ausstattung, mit der über Erfahrungen nachgedacht werden kann. Die Behandlung muß möglicherweise damit beginnen, beim Aufbau dieser Ausstattung zu helfen.

Desgleichen sind Gedanken über die Notwendigkeit, daß der Analytiker unerwünschte Gefühle für den Patienten über lange Zeiträume in sich bewahrt, wichtig für den Umgang mit machtvollen Projektionen (Joseph, 1978). Eine mechanistischere Auffassung von »Abwehrmechanismen« wie Projektion, Verkehrung ins Gegenteil oder Verschiebung beinhaltete tendenziell, daß das, was projiziert wurde, quasi per definitionem an seinen angestammten Platz zurückgebracht werden müsse, und das gleiche galt für das, was der Verkehrung ins Gegenteil oder der Verschiebung unterlag. Aber wann sollte das Sich-Entfernen von der ursprünglichen Erfahrung als eine gefährliche Ausflucht (was es häufig ist) behandelt werden und wann sollte es als ein Versuch respektiert werden, die Erfahrung in einem sichereren, erträglicheren Kontext zu erforschen? Wann erinnert die Therapeutin das Kind, wenn es uns in der Gegenübertragung zu mißbrauchen beginnt, daran, daß es vor seinem eigenen Mißbrauch flüchtet, und wann ist sie still und kommentiert nur die Tatsache, daß es dem Kind zu gefallen scheint, der Therapeutin scheußliche Dinge anzutun? Ich meine hier natürlich nicht sexuellen Mißbrauch im buchstäblichen Sinne, obgleich viele Kinder versuchen, zum Mißbrauch einzuladen oder ihrerseits die Therapeutin zu mißbrauchen. Ich kann mich an einige erinnern, die ihrer Therapeutin ins Gesicht geschaut und ganz kühl gesagt haben: »Na los, tun Sie es! Ich weiß, daß Sie es möchten.« Aber ich dachte auch an die Kinder, die vor den Augen der Therapeutin masturbieren, nicht weil sie wirklich von der Erregung der Masturbation absorbiert wären, sondern weil sie den Schock und die Schmach, die sie nicht zum Ausdruck bringen, ja, nicht einmal fühlen durften, einem anderen zufügen wollen. Ich glaube, früher hätte es der psychoanalytische Therapeut möglicherweise für notwendig erachtet, das Kind daran zu erinnern, daß es seine eigene Schmach sei, die es projiziere. Heute geht das Verständnis eher in die Richtung, daß es für das Kind notwendig ist, daß jemand seine Erfahrung bewahrt, der sie besser ertragen kann als das Kind. Das kann eine Zeitlang dauern, Monate oder vielleicht Jahre, bis die Erfahrung weniger überwältigend und weniger unverdaulich geworden ist.

Ich möchte ein paar klinische Beispiele von Kindern anführen, die sich meines Erachtens in fortgeschritteneren Entwicklungsstadien befinden. Ich sollte klarstellen, daß ich nicht meine, daß alle mißbrauchten Kinder einem solchen Verlauf unterliegen, denn in der Tat sind viele von ihnen nicht so krank wie die, mit denen ich hier beginnen möchte. Ich beschreibe keine Stadien, sondern etwas, das, so vermute ich, die notwendigen Bedingungen dafür darstellen könnte, daß ein gewisses Maß an normaler Entwicklung einsetzt. Gelegentlich treten diese Bedingungen, auf die die Kliniker sich beziehen, tatsächlich im Einzelfall in ordentlicher Abfolge auf, aber der menschliche Geist ist so kompliziert und es sind sowohl innerlich wie auch von außen einwirkend so viele Faktoren am Werk, daß es Sprünge und Regressionen und Ausfallschritte gibt, die jeder Vorstellung von ordentlicher Abfolge zuwiderlaufen und sie über den Haufen werfen. Ich schlage sie nur als ein möglicherweise hilfreiches Ordnungsprinzip vor.

Bei dem ersten Kind handelt es sich um Sandra, ein sechsjähriges Mädchen, von dem man zu Beginn der Behandlung annahm, daß es retardiert sei. Sandras geistige Funktionsweise war die eines 18 Monate alten Babys. Sie war in einer schweren Geburt schlaff und blau zur Welt gekommen. Als Baby war sie passiv und ruhig. Als sie ihre Behandlung mit drei Sitzungen pro Woche begann, verfügte sie nur über wenige Wörter. Sie war mit vier Jahren über einen langen Zeitraum von einem Beischläfer ihrer Mutter anal und genital – zumeist anal – mißbraucht worden. Sie trug noch Windeln. Ihr Spiel war außerordentlich bruchstückhaft-fragmentierend: So nahm sie zum Beispiel bestimmte Puppen oder Gegenstände in die Hand und schaute sie an, versuchte manchmal, sie zu benennen, aber selbst wenn es ihr gelang, legte sie sie einfach wieder hin. Es gab kein zusammenhängendes symbolisches Spiel.

Nichts geschah mit den Puppen, noch bewirkten sie, daß etwas geschah. Doch ein Thema begann sich zu wiederholen: Den Puppen wurde immer wieder gesagt: »Leg dich hin!« Das war alles; nichts sonst. Recht bald war es meistens das kleine Puppenmädchen, das sich hinlegen mußte; später war es der Puppenmann. Sie begann, anstatt die Knetmasse in Stücke zu brechen, sie zu stoßen, Zeichen in sie einzudrücken und mit dem Finger hineinzustoßen. Sie war weit davon entfernt, mit Hilfe der Knetmasse irgend etwas herzustellen, sie drückte nur ein Zeichen in sie, ihr Zeichen, und das schien ihr große Freude zu machen. Außerdem war ihr Umgang mit dem Puppenmann allmählich etwas rauher geworden. Ich sollte erwähnen, daß sie sich in der Schule erheblich verbessert hatte; man dachte daran, die Diagnose von Entwicklungsverzögerung in Autismus zu ändern und stellte entsprechende Untersuchungen an.

Was mich daran interessierte, war die Vorstellung, daß solch ein fragmentiertes Kind vielleicht nur die Fragmente seiner Erfahrung erforschen konnte, jeweils nur ein einzelnes Fragment. Zuerst »Sich-Hinlegen«. Vielleicht mußte sie auch untersuchen, was für ein Gefühl es war, den Finger in die Knetmasse zu stoßen, lange bevor sie geistig erfassen konnte, wie es sich für sie angefühlt, wie es sie mit Entsetzen und Wut erfüllt hatte, daß jemand in ihren Körper eindrang. Für den Augenblick war es ihr vielleicht nicht möglich gewesen, die Fragmente »sich hinlegen« und »penetriert werden« und schließlich »ich« zusammenkommen zu lassen. Ich dachte, daß die Therapeutin ihrem Schritttempo folgen und jedes Fragment mit ihr zusammen untersuchen sollte, indem sie sehr genau darauf achtete, wie das Kind sich fühlte, als sie dieses kleine Stückchen Spiel in die Tat umsetzte, und was ihrem Gefühl nach die Puppe fühlte. Auf diese Weise konnten die Dinge wirklich zusammenkommen. Ich glaube nicht, daß wir wie bei einer Operation Bruchstücke des menschlichen Geistes wieder zusammennähen können. Wir können gelegentlich bei dem Prozeß assistieren, meistens jedoch müssen wir sie einfach wieder zusammenwachsen lassen. Der an Sandra veranschaulichte Zustand hat etwas mit der Stufe der Integration oder mit kognitiver Fähigkeit oder, psychoanalytisch ausgedrückt, mit dem Ich und der introjektiven Ausstattung zu tun, die ein Kind besitzt und mit deren Hilfe es über die Erfahrung nachdenken kann. Dieses Kind mußte einen langen Weg zurücklegen.

Herr P hatte einen borderline-schizophrenen Jungen namens Alan behandelt. Er war möglicherweise von seinem Bruder sexuell mißbraucht worden, doch er war selbst sehr gewalttätig, und zwar so sehr, daß man ihn, nachdem er von einer Pflegefamilie aufgenommen worden war, ins Heim zurückschicken mußte. In der Schule fand man es schwierig, ihn dort zu behalten. Seinem Therapeuten gegenüber war er noch nicht gewalttätig geworden, aber er sprach ihm gegenüber von seiner »Üblen-Mistkerl«-Seite. Er machte fast alle seine Mitteilungen mit toter, gleichgültiger Stimme. Außerdem hatte er merkwürdige Klangassoziationen. Aus »hole [Loch]« konnte »halo [Heiligenschein]« werden und daraus wiederum »holy [heilig]«. Nachdem er einige Monate in Behandlung gewesen war, begann seine wöchentliche Sitzung damit, daß er über Gott sprach, der den Teufel einer Gehirnwäsche unterziehe und ihn einsperre, wobei er so redete, als wäre er selbst dieser grausame Gott. Die Aufzeichnungen des Therapeuten hierzu lauten:

> Später nahm er eine alte Zeichnung aus seinem Fach und sagte zu mir, daß, wenn ich sie später weiter ausmalen wolle, ich das tun könne, ich sei »frei wie ein Vogel«, ein Ausdruck, den er mehrere Male benutzte. Als ich etwas dazu sagte, erklärte er mir, dies sei eine *Metapher* und Metapher bedeute, daß jemand das, was er sage, nicht wirklich meine. Er versuchte zu definieren, was eine Metapher ist. Als Beispiel führte er an, daß er, falls ich ihn schlagen sollte, sagen würde: »Dafür werden Sie sterben«, aber das heiße nicht, daß er mich wirklich erstechen würde. Ich sagte, daß ich glaube, ihm sei vielleicht tatsächlich danach zumute, mich niederzustechen, und auch, daß ihm zwar danach zumute sein könne, er es aber nicht tun unbedingt tun müsse. Ich sagte auch, daß ein solches Gefühl ihn nicht unbedingt zu einem schrecklichen Menschen mache, was er zu glauben scheine. Ein wenig später sprach er davon, wie er in der Schule gegen seine Gegner kämpfe (in der Schule ist er oft in sehr bösartige Auseinandersetzungen verwickelt) und daß er sie außer Gefecht setze. Ich hatte den Eindruck, daß er Angst bekommt, wenn ihm jemand begegnet, und daß er dann angreift. Dann werden die anderen wütend, und er sagt zu ihnen: »Ihr versteht keinen Spaß«, und dann werden sie wild.

Ich möchte die Aufmerksamkeit insbesondere auf den Begriff Metapher lenken und auf die Vorstellung, daß die anderen »keinen Spaß verstehen«. Ich meine, daß es bei solchem Material wichtig wäre, *nicht* den Wunsch des Kindes, jemanden niederzustechen, zu deuten (was Herr P nicht getan hat), sondern die *Angst* des Kindes, daß es jemanden niederstechen könnte, und außerdem seine Angst, daß nicht nur es selbst, sondern auch sein Objekt den Unterschied zwischen Gedanke und Tat vielleicht nicht kennt. Mir scheint, daß dieser Junge sicher auch ein Problem mit seiner eigenen Gewalttätigkeit, noch mehr jedoch mit der seines *Objektes* hatte. Er hatte gesagt, daß seine Gegner keinen Spaß verstünden. Meines Erachtens suchte er verweifelt nach einem Objekt, das gewalttätiges Handeln bewahren und in gewalttätige Metaphern verwandeln kann. Aufdeckende und entlarvende Deutungen (die Herr P glücklicherweise unterließ) mit dem Ziel, Alans Gewalttätigkeit sich selbst gegenüber zu offenbaren, hätte Alan, so glaube ich, als Verstärkung, Eskalation und Vorwurf verstanden und nicht als aufnahmebereites Containment seines Wunsches, seine gewalttätigen Objektbeziehungen zu mäßigen.

Später nahm er das grüne Auto, das zuvor immer voller Übeltäter gewesen war, und setzte auf einmal je einen der drei Übeltäter in eines der drei anderen Autos, wo man sie unter Kontrolle halten konnte. Sie konnten das grüne Auto in den Abgrund stürzen lassen und es so loswerden. Es war ein interessantes Modell für den Versuch, das überwältigende Problem durch Fragmentierung oder Spaltung oder Aufteilung einzukapseln und in den Griff zu kriegen. In einer späteren Sitzung zeichnete er einen Plan von Bristol mit vielen Grenzlinien, die er dann zu dünn fand. Er zog sie nach und verwandelte sie in Grenzen, die »viel stärker sein würden«. Er verstärkte sie, vor allem die Grenze zwischen Avon und Gloucestershire. Das tat er, weil »in Gloucestershire verrückte Dinge passierten. Drei Sekunden zum Beispiel konnten zehn Minuten sein. Die Leute fuhren auf der falschen Straßenseite. Die Brücke zwischen Avon und Gloucestershire öffnete und schloß sich sehr, sehr schnell.«

Alan schien zu versuchen, die Schranke zu verstärken, die die verrückten Dinge nicht einließ, weil er das Gefühl hatte, daß sie mit verblüffender, unregelmäßiger Geschwindigkeit kommen und gehen konnten. Wenn die symbolbildende Funktion und die Alphafunktion bei einem Patienten sehr schwach sind und wenn diese Funktionen auch bei seinem inneren Objekt unzulänglich sind, kann es wichtig sein, daß der Therapeut keine Deutungen gibt, die symbolische Gleichsetzungen begünstigen, sondern eher Deutungen, die es ermöglichen, daß lebenswichtige ersehnte Unterscheidungen getroffen werden. Dann kann am Ende vielleicht eine wirkliche symbolische Entwicklung einsetzen.

Kanter (1984) hat im *International Review of Psychoanalysis* darauf hingewiesen, daß angesichts des zunehmenden Gewichts der ambulanten Behandlung und Rehabilitation schizophrener Patienten das Konzept der »Resozialisierung« häufig benutzt, aber selten definiert oder geklärt werde. Vielleicht sei dies eine Folge des mangelnden Dialogs zwischen dem Bereich der Psychoanalyse und der psychiatrischen Rehabilitation. Mit seiner Arbeit versucht er, diese Kluft zu überwinden, indem er eine psychoanalytische entwicklungsbezogene Perspektive einnimmt und die »Entfaltung intrapsychischer und intrapersonaler Prozesse«, wie er es nennt, bei chronisch schizophrenen Erwachsenen in einer Tagesklinik untersucht. Die entwicklungsbezogene Perspektive konzentriert sich auf die Defizite in der Persönlichkeit des Patienten, Defizite, die sich aus der »inadäquaten Bewältigung von Aufgaben der Latenzzeit, insbesondere was die Ichfähigkeiten in bezug auf die außerfamiliäre soziale Umgebung betrifft,« ergeben. Kanter hält daran fest, daß, wenn der Schizophrene in seiner Tagesklinik beginnt, Phantasien auszubilden und mit anderen Menschen der Station Phantasien zu teilen, selbst wenn es sich dabei um Phantasien in der Art makabrer Witze handelt, dies einen wichtigen Schritt über die Halluzination hinaus darstelle. Dies scheint mir nicht allzu fern von Bions Idee jenes Prozesses, durch den ein Beta-Element in Material transformiert werden kann, das sich zum Träumen oder Denken eignet. Kanter meint, daß die Grenze zwischen einer Halluzination und einem Witz, so makaber er sein mag, respektiert werden müsse.

Was Sandras Fall betrifft, so meine ich, daß das Kind sich erst dann an den Mißbrauch erinnern kann, wenn es weiß, wie man sich erinnert. Und was Alan betrifft, so muß er vielleicht zunächst das Empfinden für ein Objekt aufbauen, das nicht Vergeltung und Mißbrauch übt und das den Unterschied zwischen Phantasie und Tat kennt, bevor er auch nur anfangen kann, über den realen Mißbrauch und die Gewalt, die ihm angetan wurden, nachzudenken. Das Kind muß möglicherweise in erträglichen und sicheren Verhältnissen mit der Erinnerung beginnen, während es zugleich ein wenig vergißt und damit einen nicht mißbrauchten Aspekt seiner Persönlichkeit aufzubauen beginnt. Ein Kind war erst nach einigen Monaten Therapie zum erstenmal imstande, über den Mißbrauch zu sprechen und sich wirklich daran zu erinnern, nachdem es festgestellt hatte, daß sein Therapeut es beschützte und ihm half, über ein paar gefährliche Jungen in den Fluren, die zum Schultherapiezimmer führten, »hinwegzukommen« (Sinason, 1986). Solange der Mißbrauch von allen Seiten droht, ist Erinnerung in dem bei Hartmann und Pynoos beschriebenen kathartischen Sinne vielleicht unmöglich.

Ein dritter Zustand oder eine dritte Stufe zeigt sich bei den Kindern, die den Glauben an eine nicht mißbrauchende Welt zu entwickeln begonnen haben oder die vor dem Mißbrauch einen besseren Anfang erlebt hatten und deren Vertrauen nie völlig zerstört worden ist. Aber damit dieser nicht mißbrauchte Anteil stärker werden kann, muß es dem Kind vielleicht zeitweilig erlaubt sein zu vergessen. Das läßt sich mit psychoanalytischen Überlegungen zur Latenzperiode in Zusammenhang bringen. Der Umgang mit Kindern, die im Vorschulalter zu sexuellem Erwachen gezwungen wurden, flößt uns neuen Respekt vor der »Ruhe« der Latenzperiode ein. Es ist interessant zu betrachten, was geschieht, wenn mißbrauchte Kinder Interesse für die nicht-sexuelle, nicht-mißbrauchende Welt zu entwickeln beginnen. Wie viele der Kinder, deren psychotischer oder borderline-psychotischer Zustand sich bessert, wenn sie gesünder werden, brauchen sie offensichtlich ein Höchstmaß an Schutz vor Phantasie und Symbol. Anders als normale Kinder in der Latenzzeit, denen Witze mit Wortspielen zu Toilette oder zu sexuellen Konnotationen größtes Vergnügen bereiten, konnte ein Kind, das gerade versuchte, seine Präokkupation mit analer Masturbation zu vergessen, den Witz nicht verstehen. Der Junge war im Alter von zwei Jahren regelmäßig anal penetriert worden und hatte, bevor er in Behandlung kam, selbst starke Perversionen entwickelt. Später jedoch weinte er fast, als er seinem Therapeuten in der Sitzung von einem »bun [Brötchen]« erzählen wollte und statt dessen immer wieder »bum [Hintern]« sagte. In solchen Augenblicken scheint mir, daß der Teil der Persönlichkeit, der den Mißbrauch zu vergessen versucht, vielleicht mehr Aufmerksamkeit nötig hat als der Teil, der nicht umhin kann, sich zu erinnern. Ich meine nicht, daß Therapeuten je mit Versuchen, Geschehenes zu verleugnen, paktieren sollten, aber sie sollten versuchen, den Unterschied zwischen Bewältigungsbemühungen und Verleugnungsversuchen zu erkennen. Das ist leichter gesagt als getan.

Ein kleines Mädchen aus einer Familie von Kinderprostituierten, das von sich selbst sagte, es gehöre in die Gosse, sagte nach vielen Jahren Behandlung und großen Fortschritten zu ihrer Therapeutin, sie wolle ihre Kaulquappen im Teich aussetzen, damit sie Junge kriegen könnten. Die Therapeutin fragte, wie das geschehen solle, und das Mädchen erwiderte: »Sie kommen mit ihrem Gefährten [mate][1] dorthin.« Die Therapeutin begann den sexuellen Inhalt zu deuten, aber das Kind korrigierte sie, und die Therapeutin verstand, daß das Wort *mate* im Cockney-Sprachgebrauch des Mädchens Freund bedeutete (Hunter, 1986). Mir scheint, daß dieses Kind insofern einen sehr wichtigen Entwicklungsschritt gemacht hatte, als es sich vorstellen konnte, daß Freundschaft und Freundlichkeit etwas mit Kindermachen zu tun haben könnte. Das letzte, was es an diesem Punkt nötig hatte, waren vielleicht sexuelle Aufklärung und Gedanken über körperliche Intimität. Die Konzentration auf einen Gedanken, eine Aufgabe oder ein Thema erfordert gebündelte Aufmerksamkeit, aber ebenso die Fähigkeit, andere Gedanken, Aufgaben und Themen zu ignorieren, die Fähigkeit, diese anderen beiseite zu lassen. Und es scheint eine Bereitschaft von Gedanken, Aufgaben und Themen notwendig zu sein, im Hintergrund zu bleiben und zu warten, bis ihre Zeit gekommen ist, insofern geht es auch um eine Art Objektbeziehung zu den eigenen Gedanken.

Die vierte Stufe oder der vierte Zustand, den ich beschreiben möchte, betrifft eine Situation, in der Erinnern und Vergessen gleichzeitig aufzutreten scheinen. Hartmann hat behutsam beschrieben, wie der traumatische Inhalt im normalen Heilungs- und Integrationsprozess gehandhabt und so in das übrige normale Leben integriert wird. Ich möchte hierfür ein beziehungsreiches und nachdenklich stimmendes Beispiel anführen, indem ich die Bilder eines Mädchens beschreibe, das von seinem Vater einmal im Alter von vier Jahren und mehrere Male im Alter von acht Jahren mißbraucht worden war. Der Vater steckte jedesmal seinen Penis in Catherines Mund, während er sie zwischen den Beinen stimulierte. Beide Eltern waren zeitweise in psychiatrischen Kliniken stationär behandelt worden. Die Mutter hatte jedoch in Zeiten, wo die Kinder nicht in Pflege waren, ganz gut für sie sorgen können. Catherine schien nicht so beschädigt zu sein wie andere Kinder, die ich beschrieben habe. In ihren frühen Bildern während der ersten Monate ihrer Behandlung gab es Anzeichen einer Art nervöser Spannung. So gingen zum Beispiel Kraftlinien vom wedelnden Schwanz eines Hundes aus, der vor einem Baum mit einer Katze angespannt darauf wartete, daß die Katze herunterkam. Der Hund sah nicht besonders beängstigend aus, aber das Gefühl der Dringlichkeit in ihm war spürbar. Bei einer anderen Gelegen-

[1] Mate = Gefährte/Gefährtin, to mate = sich paaren [Anm. d. Ü.]

heit malte Catherine einen riesigen Leuchtturm, der Lichtstrahlen aussandte und sich zwischen zwei steilen Hügeln erhob. Draußen auf dem Meer war ein Schiff, und das Bild war gut ausgeführt und eindrucksvoll. Der Leuchtturm wies einige bemerkenswerte Eigenschaften auf: Er sah einem Phallus außerordentlich ähnlich, dominant und bezwingend. Während jedoch bei dem Hundebild das Licht von der Decke ausging und die Dringlichkeit vom Schwanz des Hundes, ging hier anstelle bebender Dringlichkeit und Spannung das Kraftfeld von einer Lichtquelle aus – einem sehr machtvollen Licht von machtvoller Bedeutung und hohem Wert, einem Beschützer der Schiffe auf See. Vielleicht war hier eine Art von integrativem Prozeß am Werk, vielleicht war etwas von dem Verständnis und der Intelligenz der Therapeutin introjiziert und bewundert worden, vielleicht auch die Liebe der Eltern und ihre Entschlossenheit, mit ihren Kindern in Kontakt zu bleiben. Dennoch blieb es ein sehr phallischer Leuchtturm, und die Hügel sahen aus wie Schenkel. Man erinnere sich, daß Catherine oral mißbraucht worden war. Als ich die Bilder zum ersten Mal sah, interessierte mich der technische Bezug zur Latenz: Ich dachte, die Therapeutin sollte den Leuchtturm einen Leuchtturm sein lassen und die Aufmerksamkeit nicht auf seine phallischen Eigenschaften lenken. Wenn Catherine eine Faszination in bezug auf Leuchttürme entwickeln sollte, so war das viel besser für sie, als eine Prostituierte zu werden. Und wen interessierte hier seine phallische Beschaffenheit? Zwei andere sexuell mißbrauchte Kinder sprachen in einer Weise, die anzuzeigen scheint, daß es ein vollständiges Vergessen nicht geben kann, nicht nur weil es eine so böse Erfahrung war, sondern auch, weil sie so machtvoll war. Ein Kind sprach von einer Blume, die zu früh geöffnet worden sei (Sinason, 1988). Vielleicht gibt es eine Erweckung, manchmal zu einer machtvollen sinnlichen Erfahrung, bei der das Kind nicht anders kann, als Ehrfurcht zu empfinden und zu bewahren. Besonders kompliziert ist die Situation, wenn eine tiefe Liebe für den mißbrauchenden Elternteil bestehen bleibt. Man würde in solchen Momenten mit großem Feingefühl arbeiten müssen, wenn man dem Kind helfen will, zwischen Liebe und sexueller Perversion und beides von einer nahezu anbetungsvollen Einstellung gegenüber der Sinnlichkeit zu unterscheiden. Chronischer oder regelmäßiger Mißbrauch kann das gesamte Sein des Kindes in einer Weise durchdringen, die hochkomplex ist und bewirkt, daß diese Durchdringung niemals leicht, wenn überhaupt je, aufgehoben werden kann. Der Leuchtturm hinterläßt viele unbeantwortete Fragen in meinem Kopf.

Ich habe vier mögliche Zustände für den Prozeß der Genesung von sexuellem Kindesmißbrauch darzulegen versucht. Erstens ist es erforderlich, um sich nutzbringend zu erinnern, daß man überhaupt die Fähigkeit besitzt, zu denken und sich zu erinnern und wenigstens zwei Gedanken und zwei Gefühle zusammenzubringen. Zweitens muß das Kind sich möglicherweise von einer sicheren und geschützten und hoffnungsvollen Perspektive aus erinnern können, die vielleicht notwendige »Verschiebungen« und »Projektionen« impliziert oder eher noch notwendige Ersetzungen und Perspektiven. Vielleicht impliziert sie auch, daß zunächst ein nicht-mißbrauchendes Objekt gefunden wird und ein Objekt, das feste Grenzen zwischen Tat und Phantasie, Handlung und Metapher einzuhalten vermag. Drittens muß der Therapeut vielleicht das Bedürfnis des Kindes respektieren, Mißbrauch und Vergangenheit auszugrenzen, während diese nicht-mißbrauchende Welt aufgebaut wird. Viertens müssen wir, auch wenn viel notwendige Verdauung, Integration und Heilung stattfindet, wohl die Entwicklung des Kindes in der Latenz respektieren. Aber wir sollten nicht überrascht sein, wenn wir entdecken, daß der Mißbrauch selbst in den gesündesten Symbolisierungen noch immer eine mächtige Rolle spielt.

13

Jenseits des Unlustprinzips

Spiel und Symbol

In Kapitel 2 habe ich beschrieben, wie an einem bestimmten Tag die Dringlichkeit in meiner Stimme Robbie aus seinem langen Schlaf des Autismus zu wecken schien und er mich, als er auftauchte, wie einen lange verlorenen Freund mit einem überraschten und freundlichen »Hallo!« begrüßte. Obgleich uns an jenem Tag tatsächlich eine Trennung bevorstand, war, was ihn zum Leben erweckte, meines Erachtens nicht so sehr das Gewahrsein der Trennung, sondern vielmehr meine offenkundige Beunruhigung darüber, daß er dem psychischen Tod so nahe zu sein schien. Ich glaube, er sah mich plötzlich als eine reale Person, real und wahrhaftig für ihn da. Nicht so sehr die Aussicht auf meine Abwesenheit als vielmehr die Evidenz meiner und seiner Anwesenheit weckte ihn auf. Unmittelbar danach erlitt er einen therapeutischen Zusammenbruch, dem als Konsequenz eine Intensivierung der Behandlung und einige Monate später schließlich die Rettungsleinen-Sitzung folgte. Ich habe in den vorausgegangenen Kapiteln dargelegt, daß ich zu dem Schluß gekommen bin, daß die Verfügbarkeit des Objekts so belebend und denkanregend sein kann – besonders bei Kindern, deren Objekt sich in allzu großer Entfernung befindet – wie die Nicht-Verfügbarkeit des Objekts bei Kindern, die seine Anwesenheit für allzu selbstverständlich halten. Über diese Ideen möchte ich nun im Hinblick auf Spiel- und Symboltheorien diskutieren.

Milan Kundera sagte einmal, daß Laurence Sterns Roman *Tristram Shandy* durch seine weitschweifige, frei-assoziative Form zum Ausdruck bringe, daß wahre Poesie nicht im Handeln liege, sondern dort, »wo das Handeln innehält, wo die Brücke zwischen Ursache und Wirkung zerbrochen ist und das Denken sich in süßer, träger Freiheit verliert« (1986). Kundera bezieht sich hier offensichtlich auf das spielerische Element der Poesie. Es könnte lehrreich sein, einige der psychoanalytischen Theorien des Spiels mit den Theorien und Ergebnissen der Säuglingsforscher zu vergleichen. Die psychoanalytischen Theorien konzentrieren sich eher auf die ernsten Elemente, die im Spiel wirksam sind, und die Säuglingsforscher eher auf die Elemente, die etwas damit zu tun haben, was mein Zwangspatient John einmal voller Überraschung »Spaß« genannt hat. Es überrascht natürlich nicht, daß Kinderanalytiker und Kinderpsychotherapeuten eher für die ernsten Motive im Spiel ihrer Patienten sensibel sind angesichts des Ausmaßes an Krankheit und Kummer, auf die sie bei ihren Patienten zu achten gewöhnt sind. Einmal sah ich ein Bild, das ein sehr deprivierter kleiner Junge gemalt hatte – nichts Ungewöhnliches im Fundus jenes Therapeuten –, das Bild von einem Kind, das lebendig begraben war: Sein Arm ragte aus einem Sarg hervor und reckte sich zum Himmel. In gewisser Weise schien dieser suchende Arm einen Hauch von Hoffnung zu signalisieren, aber das Problem war, daß zumeist bösartig aussehende alte Weiber und Hexen den Friedhof über dem Grab bevölkerten. Es war nicht weit her mit süßer, träger Freiheit und Spaß.

In der Tat haben viele chronisch depressive, deprivierte Kinder große Schwierigkeiten, ihre Phantasie überhaupt zu benutzen; manche sind kaum imstande zu malen oder zu spielen, und viele können sich selbst in ihrem Spiel so gut wie gar nicht vorstellen, daß das Leben auch anders sein könnte oder daß sie ihr Schicksal selbst lenken könnten. Ich glaube, es ist wesentlich, daß wir bei Kindern, die vielleicht ihr Leben lang klinisch depressiv gewesen sind, unsere Aufmerksamkeit für die Momente schärfen, wo sie aus der Depression auftauchen, und daß wir sorgfältig unterscheiden zwischen den narzißtischen Identifikationen des wirklich manischen Patienten, die auf Allmachtsgefühlen basieren, und den ersten Anfängen neuer Identifikationen und neuer Internalisierungen, die auf Potenzphantasien beruhen. Beide Motive können natürlich jederzeit bei ein und demselben Patienten gegeben sein, und sie sollten nicht verwechselt werden.

Schon 1921 begann Klein sich dafür zu interessieren, wie das Lernen, eine doch wohl intellektuelle Tätigkeit, durch Blockaden gestört werden kann, die von unbewußten Phantasien und Ängsten herrühren. Später galt ihr Interesse nicht nur den Blockaden des Lernens, sondern dem Lernvorgang selbst, und sie erklärte, daß alles, was ein Kind beim Spielen tue, Ausdruck seiner unbewußten Phantasie sei. In jenen frühen

Jahren waren es vor allem die unbewußten sexuellen Phantasien und deren symbolischer Ausdruck, die sie in dem Material wahrnahm. So konnte man zum Beispiel zwischen der Art und Weise, wie ein Kind Zahlen addierte oder Schwierigkeiten beim Subtrahieren hatte, und seinen Phantasien darüber, was geschieht, wenn Menschen zusammenkommen oder getrennt werden, einen Bezug herstellen (Klein, 1921 und 1932). Das ist natürlich nicht die ganze Geschichte. Oliver Sacks hat beschrieben, wie für Mathematiker oder Amateure, die eine Schwäche für Zahlen haben, Zahlen ein Wiedererkennen beinhalten können, Wärme, Gefühl, persönliche Beziehung. Er zitiert den Mathematiker Wim Klein, der gesagt hat: »Zahlen sind sozusagen meine Freunde. Für Sie ist das nicht so, stimmt's? Zum Beispiel 3844 – für Sie ist das bloß eine 3, eine 8, eine 4 und noch eine 4. Ich aber sage: ›Hallo, 62^2!« (Sacks, 1985, S. 271f.)

Ich habe an anderer Stelle in diesem Buch die neueren psychoanalytischen Ideen beschrieben, die über die früheren Entdeckungen oraler und sexueller Bedeutungen hinausgehen und sich der Erforschung von eher mentalen Phänomenen zuwenden. Ich habe auch einige der Forschungsergebnisse beschrieben, die annehmen lassen, daß Neugeborene schon zu Beginn ihres Lebens in der Lage sind, zu abstrahieren und Muster wahrzunehmen. Es ist interessant, daß Michael Fordham, der so viel dafür getan hat, die jungianische Theorie für die Welt des Säuglings und des Kleinkindes zu öffnen, die körperliche Erfahrung noch mehr zu betonen scheint als einige der modernen Kleinianer, die von Bions Ideen beeinflußt wurden (Fordham, 1976). Mein Eindruck ist, daß, während die Jungianer auf den Boden der Wirklichkeit zurückkehrten, die Kleinianer den Himmel zu erreichen versuchten, und inzwischen haben sich die Wege beider Gruppen irgendwo in der Mitte gekreuzt. All diesen analytischen Richtungen ist jedoch die Überzeugung gemeinsam, daß das Spielen eine Bedeutung und selbst das ausdrucksloseste Spiel einen Sinn hat. Das erste ausführliche Beispiel für die Beobachtung des Spiels eines sehr kleinen Kindes und eine Diskussion über seine Bedeutung findet sich in Freuds *Jenseits des Lustprinzips*. Er beschreibt ein Spiel, das sein eineinhalbjähriger Enkel erfunden hat, ein »braver Junge«, der seine Eltern nachts nicht störte und niemals weinte, wenn seine Mutter, an der er sehr hing, ihn für einige Stunden allein ließ. Freud hatte beobachtet, daß er häufig ein Spiel mit seinen Spielsachen spielte, das, so Freuds Überzeugung, etwas mit Fortsein und mit dem Fortgehen seiner

Mutter zu tun hatte. Eines Tages machte Freud eine Beobachtung, die seine Auffassung bestätigte. Das Kind nahm eine hölzerne Garnrolle, an die es eine Schnur gebunden hatte, und warf sie in sein Kinderbettchen, so daß sie verschwand, und rief: »O-o-o-o.« Dann zog es die Rolle wieder aus dem Bett hervor und begrüßte ihr Wiederauftauchen mit einem freudigen »Da«. Freud meinte, daß das ganze Spiel – Verschwinden und Wiederkommen – »im Zusammenhang mit der großen kulturellen Leistung des Kindes [stand], mit dem von ihm zustande gebrachten Triebverzicht, ... das Fortgehen der Mutter ohne Sträuben zu gestatten. Es entschädigte sich gleichsam dafür, indem es dasselbe Verschwinden und Wiederkommen mit den ihm erreichbaren Gegenständen selbst in Szene setzte.« (1920, S. 12)

Freud verwies darauf, daß es nutzlos sei, so zu tun, als ob die Inszenierung der freudigen Wiederkehr der Hauptteil des Spiels wäre, da der erste Akt, nämlich der des Fortgehens, auch als ein Spiel inszeniert worden sei und zwar viel häufiger als die ganze Episode. Er betonte, daß es die unangenehme Erfahrung des Abschieds sei, die hier dargestellt werde, doch das Lustprinzip spiele noch immer eine Rolle, weil eine passive Erfahrung in eine aktive verwandelt werde. Es ist festzuhalten, daß das Element der Lust in der Tat in diese frühe psychoanalytische Theorie des Spiels eingeht, aber die Lust an der freudigen Wiederkehr des Objekts und an der Kontrolle über das Fortgehen des Objekts wird vor allem als Abwehr gegen die Unlust verstanden. Freud verwies in seiner gewohnt sorgfältigen und intellektuell aufrichtigen Manier auf das Problem, daß die freudige Wiederkehr als Hauptteil des Spiel erscheinen mochte, beharrte jedoch darauf, daß sie es nicht sei. In gewisser Weise konnte er vielleicht nicht umhin, sie als weniger bedeutsamen Teil zu sehen aufgrund seiner Auffassung der Realität als etwas, das grundsätzlich frustrierend, schmerzvoll und enttäuschend sei, dem man deshalb ins Auge sehen und mit dem man zurechtkommen müsse. Diese Betonung und diese Theorie sind hilfreich, um das Spiel eines Kindes zu verstehen, das auf einem einigermaßen gesunden oder auch neurotischen Niveau funktioniert, das Vertrauen in die Erreichbarkeit seines Objekts hat, das aber die Lücken und Brüche in seiner Sicherheit bearbeiten und darstellen muß. Eine solche Betonung und eine solche Theorie müssen jedoch möglicherweise ergänzt werden für die Arbeit mit Kindern, denen eine andere Art der »Realität« fehlt, so daß sie erst auf diese hinarbeiten müssen, eine, die Hoffnung, Sicherheit und auch Lust impliziert.

Auch Susan Isaacs hat eine Diskussion über das Garnrollenspiel geführt, aber in einer etwas anderen, von der Objektbeziehungstheorie herkommenden Sprache. Isaacs spricht vom »Triumph des Kindes, indem es Verlustgefühle beherrscht«, aber sie sagt auch, daß das Kind sich durch das Spiel über die Abwesenheit der Mutter »tröste« (Isaacs, 1952, S. 73). Nichtsdestoweniger fehlt in ihrer Darstellung die wichtige, doch zu der Zeit noch recht neue kleinianische Unterscheidung zwischen Prozessen der Abwehr gegen Schmerz und Depression und solchen, die dazu bestimmt sind, Schmerz und Depression zu überwinden und Wachstum zu fördern. Von daher wäre der innere Zustand der Objektbeziehungen des Kindes zum Zeitpunkt des Garnrollenspiels ausschlaggebend: Ob es vor allem spielte, um die Abwesenheit der Mutter und, was noch wichtiger ist, ihre Bedeutung zu verleugnen (was sich, mit den Worten Segals, auf der Ebene der symbolischen Gleichsetzung abspielt), oder ob es spielte, um Kontrolle zu gewinnen und die Abwesenheit der Mutter erträglicher zu machen (was sich auf der Ebene dessen abspielt, was Winnicott Übergangsobjekt genannt hat), oder ob das Kind weder an der Bedeutung noch an der Abwesenheit der Mutter zweifelte, wobei es die unabhängigen Eigenschaften eines absentierbaren Objekts erforschte und etwas über sie herauszufinden versuchte (was sich auf der Ebene dessen abspielt, was Segal als echte Symbolbildung beschrieben hat). Diese drei Möglichkeiten beziehen sich, wie ich angedeutet habe, auf die Theorie des Symbols, wie sie Hanna Segal 1957 und Winnicott 1958 dargelegt haben. Vielleicht lohnt es sich, eine vierte Möglichkeit in Betracht zu ziehen.

Segal verdanken wir die Unterscheidung zwischen einer symbolischen Gleichsetzung und einem Symbol in der psychoanalytischen Theorie (1981). Sie hatte den Unterschied festgestellt zwischen den Schwierigkeiten, die ein neurotischer Patient beim Geigespielen haben mochte, und denen eines schizophrenen Patienten, der erklärte, daß er nicht mehr Geige spiele, weil man nicht von ihm erwarten könne, daß er in der Öffentlichkeit masturbiere. Im zweiten Fall, dem einer symbolischen Gleichsetzung, hob sie hervor, daß die dem Substitut eigene Beschaffenheit, seine Geigenhaftigkeit, nicht erkannt oder eingestanden werde. »Die symbolische Gleichsetzung wird benutzt, um die Abwesenheit des idealen Objekts zu verleugnen oder um ein verfolgendes Objekt unter Kontrolle zu halten. Sie gehört zu den frühesten Entwicklungsstufen. ... Andererseits scheint das eigentliche Symbol das Objekt zu repräsentieren. ... Seine charakteristischen Merkmale (die des Objekts) werden erkannt, respektiert und benutzt. Es taucht auf, wenn depressive Gefühle die paranoid-schizoiden überwiegen, wenn die Trennung vom Objekt, ambivalente Gefühle von Schuld und Verlust erlebt und ertragen werden können.« (1981, S. 57) Das Symbol wird benutzt (im neurotischen oder normalen Kontext), nicht um den Verlust zu verleugnen, sondern um ihn zu überwinden. Tustin hat den Blick auf die technischen Implikationen ihrer Auffassung gelenkt, daß die autistischen Objekte autistischer Kinder als symbolische Gleichsetzungen, nicht als Symbole verstanden werden sollten, das heißt, der Therapeut sollte solche autistischen Objekte nicht als Symbole, die für das reale Objekt stehen, behandeln, sondern als das Gegenteil: als ein Sich-Abwenden vom lebendigen menschlichen Objekt. Das autistische Objekt wird vom Patienten nicht als armseliger Ersatz, sondern als dem menschlichen Objekt weit überlegen angesehen (Tustin, 1981).

Winnicotts Konzept des Übergangsobjekts befindet sich entwicklungsgeschichtlich zwischen der symbolischen Gleichsetzung und dem echten Symbol. Er beschreibt es als einen Zwischenbereich der Erfahrung zwischen der reinen narzißtischen Illusion, daß alles zu einem selbst gehöre, und dem reifen Bewußtsein von Getrenntheit und Dankesschuld, in welchem echtes symbolisches Funktionieren möglich ist. Wenn das Kind seinen Teddy als Übergangsobjekt benutzt, so erkennt es einerseits, daß der Teddy etwas anderes ist als das Primärobjekt (Brust oder Mutter), und andererseits erkennt es dies nicht, und es sollte Winnicott zufolge auch nicht zu früh dazu angehalten werden. Winnicott betont, daß das Übergangsobjekt vielleicht der erste Nicht-Ich-Besitz des Kindes sei und daß dies ein Bereich sei, der unangefochten bleiben müsse und als ein Platz zum Ausruhen da sein solle, ein Paradoxon, das notwendig sei und respektiert werden sollte. Ich glaube, er meinte, daß der Therapeut den Patienten nicht fortwährend daran erinnern sollte, daß der Teddy nicht die Mama, sondern nur ein Abwehrmechanismus gegen Verlust und Trennung und Abhängigkeit sei. Er schien besorgt, daß dies den anderen Teil der Bedeutung vernachlässigen könnte – das heißt, daß das Übergangsobjekt die erste wichtige Erfahrung eines unabhängigen Besitzes für das Kind bedeutet –, und dies zu vernachlässigen könnte heißen, die Kreativität und die Entwicklung des Kindes zu behindern. Der Teddy gehört schließlich dem Kind. Winnicotts Betonung des Nicht-Ich als *Besitz* des Kindes erinnert uns daran, daß es sich bei dem, was Segal in ihrer Theorie des Symbols tatsächlich beschrieb, um zwei unterschiedliche Arten von Objektbeziehung handelte. So macht das Kind in der Zwischen- oder Übergangsphase die Erfahrung eines Objekts, das ganz und gar ihm gehört, aber es macht auch die Erfahrung seiner selbst als Besitzer. Das Endstadium, in welchem die Symbolik vollendet wird, das der Differenzierung, war nach Segals Auffassung ein reiferes Stadium als das vorhergehende, in welchem alles Gleichsetzung und Besitz ist, und das würde auch gelten, wenn, wie Winnicott gleichfalls glaubte, das Kleinkind sich von einem Zustand illusorischen Besitzes zu einem Zustand der Entwöhnung und des Verlusts bewegt.

Für das deprivierte Kind jedoch ist die Situation möglicherweise eine andere. Es hat vielleicht wenige Illusionen dieser Art gehabt; es kommt vielleicht aus einer ganz anderen Richtung. Seine Symbole können so öde und trostlos sein wie Becketts *Endspiel*. Ein Ball oder eine Puppe oder ein Teddy haben vielleicht nie symbolische Bedeutung erlangt, sind nie von symbolischer Bedeutung erleuchtet worden. Das Spiel eines solchen Kindes oder Babys wird selbst mit den neuesten Spielsachen verloren und leer sein. Das Kind hat möglicherweise keine Illusion von Einssein, sein Ausgangspunkt ist vielleicht eine Vorstellung von leerer Trostlosigkeit und Nichtigkeit – Asche. Seine ersten Schritte hin zu einer Phantasie, der Phantasie zu besitzen, ein ersehntes Objekt zu gewinnen, es zu erfreuen, Anziehung auf es auszuüben, mit ihm zusammenzukommen, müssen mit Deutungen willkommen geheißen werden, die nicht Omnipotenz, sondern Kraft und Potenz anerkennen, nicht Beruhigung, sondern das berechtigte Bedürfnis nach Zuversicht. Das deprivierte Kind kann mit Hilfe anderer die Übergangsebene erreichen beim Übergang von einem Ort, der anders ist als der von Segal und Winnicott beschriebene oder in gewisser Weise diesem vorausgeht. Dann erfährt es vielleicht nicht etwas über die Eigenschaften von Objekten, die verschwinden können, sondern etwas über die Eigenschaften von Objekten, die zurückkehren, und über seine eigene Fähigkeit, sie zurückkehren zu lassen. Wir brauchen Symbole für Sonnenuntergänge, aber auch für neue Tagesanbrüche. Das ist die vierte Möglichkeit, um die man die Theorie des Symbols ergänzen muß. Das deprivierte Kind bewegt sich nicht von einer symbolischen Gleichsetzung durch eine Übergangsphase zur echten Symbolbildung, sondern von einer symbolischen Leere durch eine Übergangsphase zur wirklichen Symbolbildung;

im letzteren Fall und auf dem letzteren Fluchtweg ist möglicherweise eine andere Akzentsetzung in den Deutungen des Therapeuten notwendig.

Das Realitätsprinzip

Viele psychoanalytische Theorien behaupten, daß die negativen Erfahrungen im Leben die großen Lehrmeister, die große anregende Kraft seien, daß Lust besänftige und Illusionen nähre und Unlust uns aufwekke und für die große äußere Welt der »Realität« öffne. Die prägnanteste Formulierung dieser Idee findet sich in Freuds Arbeit »Formulierungen über die zwei Prinzipien des psychischen Geschehens«. Hier hat Freud dargelegt, daß der Druck der inneren Bedürfnisse, dem die Enttäuschung über deren Befriedigung und dieser wiederum die Unzulänglichkeit halluzinatorischer wunscherfüllender Träume folge, den psychischen Apparat schließlich dazu treibe, sich eine Vorstellung von den realen Verhältnissen in der äußeren Welt zu machen und eine reale Veränderung dieser Verhältnisse anzustreben. »Damit war ein neues Prinzip der seelischen Tätigkeit eingeführt; es wurde nicht mehr vorgestellt, was angenehm, sondern was real war, auch wenn es unangenehm sein sollte. Diese Einsetzung des Realitätsprinzips erwies sich als ein folgenschwerer Schritt.« (1911 b, S. 231)

Die Erkenntnis, welchen Einfluß negative Stimulationen auf das Denken wirklich haben, wurde seit der Zeit, da Freud seine Auffassung der Frustration sexuellen Begehrens vertrat, sehr stark verfeinert. So ist etwa die kleinianische Vorstellung der Realität, der man sich zu stellen habe, damit Reife und Charakter sich entwickeln können, sehr viel privater und in gewisser Weise tragischer als die, welche Freuds kleiner Ödipus erdulden muß: Nicht die brutale Macht der Realität zwingt dem heranwachsenden Kind Bewußtheit auf; es ist vielmehr die Kraft seiner Liebe, deren Einfluß und eindämmender Druck auf den Haß, die es ihm ermöglichen, Verlust zu ertragen und zu akzeptieren, und nicht nur, sich diesem zu unterwerfen. Was hier stattfindet, ist nicht aufgezwungene Entsagung, sondern freiwilliger Verzicht, nicht Kontrolle, sondern Akzeptanz. So kann ein Kind in der paranoiden Position das Garnrollenspiel spielen, um über das Fortgehen der Mutter Kontrolle auszuüben und zu triumphieren; in der depressiven Position kann es, indem es spielt, ihr Verschwinden bewältigen.

Doch vielen Theorien einschließlich der von Winnicott und Bion ist die Tendenz gemeinsam, die Erfahrungen von Verlust, Trennung, Getrenntheit oder dem, was Winnicott Desillusionierung nennt, als die großen Stimulationen für das Lernen und für intellektuelles Wachstum und Entwicklung hervorzuheben. Der Gerechtigkeit halber sei darauf verwiesen, daß Winnicott tatsächlich das Gleichgewicht zwischen Illusion und Desillusion betont, nicht einfach nur Desillusionierung und Schmerz in der Gleichsetzung (1958). Auch zeigt eine sorgfältige Lektüre Kleins, daß sie eher das Gleichgewicht betont als nur das Negative, wenn auch das Positive weniger im Zusammenhang mit Verschmelzung steht als mit einer liebevollen und wacheren Beziehung. Ganz gewiß hat sie immer wieder hervorgehoben, daß die Introjektion der guten Brust das wesentliche Fundament für künftige Entwicklung sei (1937). Aber ist sie nur eine notwendige Bedingung der Entwicklung oder ist sie auch etwas Eigenständiges?

Von der psychoanalytischen Literatur über das Spielen zu den Arbeiten über die Kindesentwicklung überzugehen, ist beinahe komisch, weil die Akzente so unterschiedlich gesetzt werden. In dem von Bruner, Jolly und Sylva herausgegebenen Buch *Play* (1976) beginnt Bruners Einleitung damit, daß er das Spielerische des Spielens in gewisser Weise als selbstverständlich voraussetzt, und er führt die allgemein bekannte Beobachtung an, daß junge Schimpansen offensichtlich mit der größten Unbekümmertheit spielen können, wenn die Mutter in der Nähe ist, um Verwirrung und Druck auffangen zu können. Corinne Hutt verweist darauf, daß »Spiel ... nur in einer bekannten Umgebung stattfindet und wenn das Tier oder das Kind das Gefühl hat, die Eigenschaften des Objekts in dieser Umgebung zu kennen; dies zeigt sich in der allmählichen Entspannung der Stimmung, die sich nicht nur in Veränderungen des Gesichtsausdrucks niederschlägt, sondern auch in einer größeren Vielfalt und Veränderlichkeit der Aktivitäten. Im Spiel verschiebt sich die Betonung von der Frage ›Was tut dieses *Objekt*?‹ zu der Frage ›Was kann *ich* mit diesem Objekt tun?‹« (Hutt, 1966, S. 211)

Seit Freud hat sich die psychoanalytische Theorie insbesondere sehr intensiv mit dem Begriff des abwesenden Objekts beschäftigt (O'Shaughnessy, 1964). Viele klinische Untersuchungen und genaue Beobachtung von Säuglingen legen nahe, daß die Fähigkeit eines Menschen, Vertrauen in die Beständigkeit des geliebten Objekts zu haben, wenn es außer Sicht ist, außerordentlich wichtig ist für die kognitive und symbolische Entwicklung, für die Fähigkeit, die schmerzlichen Verluste und Krisen des Lebens auszuhalten und zu überleben, und für die geistige Gesundheit im allgemeinen. Die Erfahrung von Getrenntheit, Verlust und Schmerz scheint ein wichtiger Bestandteil dieser Entwicklung zu sein. Doch die Säuglingsforschung zum Problem der »Objektkonstanz« hat gezeigt, daß die Frage, wann »aus den Augen« auch »aus dem Sinn« bedeutet und wann nicht, außerordentlich komplex ist (Bower, 1974). Es scheint noch andere entscheidende Bestandteile außer der Erfahrung von Verlust zu geben. Babys im Alter von etwa einem Jahr, die außerstande waren, ein Objekt zu finden, das vor ihren Augen unter einer umgestülpten Tasse versteckt worden war (ein berühmtes Piagetsches Experiment), hatten kaum Schwierigkeiten damit, wenn das Bild eines lächelnden Gesichts auf der Tasse zu sehen war. Man stellte auch fest, daß die Aufgabe viel leichter war, wenn die das Experiment durchführende Person sich vorbeugte, den Blick des Kindes auffing und sagte: »Na los, du findest es schon!« Diese Worte schienen das Kind eindringlich darauf hinzuweisen, so die Wissenschaftler, daß die andere Person wirklich wollte, daß das Kind das Spielzeug finde, daß sie es nicht vor dem Kind, sondern für das Kind versteckt habe (Freeman et al., 1980). Natürlich könnte es sein, daß ein Objekt, das allzu leicht verfügbar ist, niemals Neugier und intellektuelles Interesse auslösen wird, aber mir scheint, daß ein Objekt, das allzu unerreichbar ist, die gleiche Wirkung hat.

Klinische Illustration

Frau H hatte ein neunjähriges Mädchen namens Molly behandelt, das wegen Lernschwierigkeiten und zurückgezogenem Verhalten in der Schule (Tagträumen und Schaukeln) vom Schulpsychologen überwiesen worden war. Ihre Mutter war unvermittelt zusammengebrochen und gestorben, als Molly zwei Jahre alt war, vier Monate nach der Geburt einer kleinen Schwester. Molly war schwarz, hatte einen liebevollen, hingebungsvollen Vater und ältere Geschwister, die fürsorglich und ihr zugetan waren. Die Familie zog nach London, um in der Nähe warmherziger, hilfsbereiter Familienangehöriger des Vaters zu sein. Es gab jedoch eine Zeit, in der die Familie in einer anderen Stadt lebte und der Vater eine feste Beziehung mit einer Frau hatte, die den Kindern gegenüber außerordentlich grausam und unachtsam war. Inzwischen hat sich der Vater von dieser Frau getrennt. Ich gehe also davon aus, daß Molly aufgrund ihres frühen Verlusts und der Mißhandlung ein depriviertes Kind ist, aber es ist klar, daß sie keineswegs so verzweifelt und abgeschnitten ist wie manche der überwiesenen Kinder oder solcher Kinder, die zahlreiche Betreuerwechsel hinter sich haben. In ihrer dritten Sitzung begann sie zu weinen, und es sah aus, als könnte sie nie wieder damit aufhören. In einer späteren Sitzung fragte sie, ob Frau H hinter ihr herspringen würde, um sie zu retten, wenn sie, Molly, aus dem Fenster springen würde.

Die Sitzung, die ich zur Diskussion stellen möchte, fand im Anschluß an kurze, nicht eingeplante Ferien statt. Eine solche Situation kann leicht frühere Ängste, frühere Depressionen und Gefühle des Verlassenseins aufrühren. Molly hatte einige Monate Behandlung hinter sich, und wenn ihre Hoffnung und ihr Vertrauen auch noch unsicher waren, zurückgezogen war sie gewiß nicht mehr. Die Therapeutin schreibt:

> Molly kam schnell mit mir aus dem Wartebereich, dann blieb sie etwa drei Meter vor meiner Tür stehen. Sie rief aus: »Sag nichts! Du bist kein Freund.« Ich sagte, hinter ihr stehend, daß es eine lange Pause gewesen sei und daß sie sich frage, ob wir noch immer Freunde seien. »Du bist kein Freund.« Sie deutete mit heftigen Bewegungen ihres Arms an, daß ich in dem schmalen Durchgang an ihr vorbeigehen solle. Ich sagte, ich hätte das Gefühl, daß sie möchte, daß ich wie gewöhnlich in meinem Zimmer auf sie warten sollte, wenn sie hereinkäme, und das ich das nun tun würde. Ich ging hinein und befand mich in meinem Sessel sitzend in einem Winkel von etwa 60 Grad zur Tür. Sie direkt anzuschauen, wenn sie hereinkommt, ist zugleich verfolgend und erschreckend für sie, so ambivalent ist ihre Bindung.

Im weiteren Verlauf der Sitzung ist das Kind sehr defensiv, bitter und ablehnend gegenüber der Therapeutin, doch es nähert sich ihr Schritt für Schritt.

Sie kletterte auf den kleinen Tisch und balancierte mit den Füßen auf dem Türgriff, wobei sie sich mit den Händen an der oberen Kante der offenen Tür festhielt (eine recht gefährliche Position). Sie sah zu mir herab und lachte: »Hast du Angst?« Sie bewegte die Tür. »Habe ich dir Angst gemacht?« Ich fügte die Äußerung hinzu: »Hast du mich zu Tode erschreckt?« »Ich kann machen, daß du stirbst«, behauptete sie mit ruhigem, überzeugtem Ernst. Ich sagte, daß es manchmal schwer sei zu hoffen, daß wir nicht getötet würden – oder unsere gemeinsame Zeit –, wenn sie böse auf mich sei.

»Komm!« Sie sprang herunter. »Laß uns Verstecken spielen.« Ich drehte mich um, und sie versteckte sich. Viermal. Sie war jedesmal voller Entzücken, wenn ich sie entdeckte, und ich bot ihr die naheliegende Deutung über Verlorengehen (der eine jeweils unsichtbar für den anderen) und Wiedergefunden-Werden im Zusammenhang mit der überstandenen Trimesterpause und den bevorstehenden großen Ferien. [Dann kommentiert die Therapeutin in ihren Aufzeichnungen nicht das Kind, sondern interessanterweise, daß dies eine Inszenierung, wie sie selbst AKTIV nach Molly suchte, gewesen sei, was in den Trimesterferien natürlich nicht stattgefunden habe.] Es war Zeit aufzuhören, und sie schien zufrieden zu sein.

Dieses Material ist zum Teil wegen der Entwicklung interessant, die sich einstellte, nachdem die Therapeutin gezeigt hatte, daß sie die Zweifel des Kindes an seiner eigenen Güte und Vertrauenswürdigkeit ernst nahm. Ich möchte jedoch aus einer theoretischen und technischen Perspektive auf das gefährliche Spiel mit der Tür und dem Versteckspiel eingehen. Einerseits läßt sich die Sitzung so verstehen, daß es hier um die Bewältigung von Verlust geht. Andererseits jedoch könnte man es so sehen, daß Molly immer klarer die Vorstellung ausprobiert und inszeniert, daß diese Frau offensichtlich zurückgekehrt ist und daß sie, Molly, es offensichtlich vermocht hatte, sie zurückzuholen. Gewiß ist sie einerseits im Begriff, sich von einer Erfahrung der Machtlosigkeit zu befreien, aber zugleich macht sie wohl auch die Erfahrung eines angenehmen Gefühls der Macht – der Macht, ein mütterliches Objekt dazu zu bewegen, sie, Molly, zu erwählen. Sollte die Therapeutin dem Kind deuten, daß es verleugne, was in der Woche zuvor geschehen war – das heißt Verlust und Trennung und Im-Stich-gelassen-Werden –, oder sollte sie sagen, daß Molly offensichtlich sicher sein wolle, daß ihre Therapeutin wirklich nach ihr schaue, sich wirklich um sie kümmere und wirklich zurückgekehrt sei? (Man beachte, daß die Therapeutin sorgfältig darauf bedacht war, sowohl das Verloren-Sein wie das Wiedergefunden-Werden zu deuten, und in der lebendigen klinischen Situation ist dies kaum eine Frage des Entweder-Oder.) Würde die zweite Deutung Beruhigung und die Verleugnung eher schmerzlicher Realitäten beinhalten? Ich glaube nicht. Ich vermute, daß für manche Menschen, die sehr früh in ihrem Leben oder für eine sehr lange Zeit ihres Lebens gelitten haben, Freude, Spaß und das Vermögen, das Objekt an sich zu ziehen, Elemente der »Realität« sind, die ebensoviel Verdauen und Lernen mit sich bringen wie ihr Gegenteil. Frau H sprach von Mollys »Entzücken« in dem Spiel, nicht von ihrem manischen Triumph.

Alle Kinder außer den ganz ängstlichen spielen gern Verstecken. Ihr Vergnügen besteht meistens aus einer komplizierten Mischung von Emotionen, und wahrscheinlich ist diese Mischung selbst Teil des Vergnügens. Da ist inszenierte Angst, Erregung, gefürchteter Verlust, aber auch die Freude zu finden und die Freude gefunden zu werden. Die Freude und das Entzücken des Kindes, wenn es einen Menschen entdeckt, der es ausfindig macht, wenn es sich versteckt oder sich verirrt hat, und der es *wirklich sucht und es finden will*, erwachsen nicht notwendigerweise aus narzißtischen oder Abwehrmotiven. Sie sind ein natürlicher und notwendiger Teil der normalen Entwicklung, und Mollys Therapie scheint eine überaus heilsame Wirkung gehabt zu haben.

Abschließend sei gesagt, daß ich nach einem Wort oder einem Begriff gesucht habe, der sich Freuds großer Theorie der »Trauerarbeit« gegenüberstellen ließe und der ebensolches Gewicht und ebensolche Würde beinhalten würde. Wörter wie frohlocken, preisen, danken vermitteln nicht die Langwierigkeit und Langsamkeit des Prozesses von Geburt und Entwicklung der Hoffnung – wie das Trauern in seiner Langsamkeit – bei einem Kind, das vielleicht sein Leben lang klinisch depressiv gewesen ist. Am nächsten kommt dem vielleicht die »Arbeit der Wiederherstellung, der Wiedergeburt« oder, Daniel Stern und George Herbert paraphrasierend, »die langsame, folgenschwere Entdeckung, daß ein verwelktes Herz frisches Grün bewahren kann«.

14

Wildeste Träume und Lügen

Streben und Identifizierung bei depressiven Kindern

Eines der Dinge, die mich an Robbies geistiger Verfassung immer wieder erstaunten, war das völlige Fehlen jeglicher Vorstellung von Zukunft. In den ersten Jahren war er völlig unbeweglich und verloren, ohne das geringste Gefühl für die verstreichende Zeit. Und selbst als er schließlich anfing, sich zu bewegen und aus dem aufzutauchen, was er seinen tiefgefrorenen Zustand nannte, wirkte er wie jemand, der rückwärts in die Zukunft ging, da sein Geist ganz und gar mit der Vergangenheit beschäftigt war. Wenn es so etwas wie die Zukunft gab, so wußte er nichts davon und es kümmerte ihn auch nicht. Es war etwas viel Kränkeres als Verleugnung; da, wo die Zukunft hätte sein sollen, war einfach eine leere Stelle. Es dauerte Jahre, bis er schließlich das Futur in seiner Rede gebrauchte, und, wie ich in Kapitel 16 zeigen werde, weitere Jahre, bis er den Konjunktiv oder den Konditional benutzte. Ich erinnere mich in der Tat, daß er einmal meinte, als er noch voller Gefühl über die Halluzination oder den Traum sprach, von einem Felsen hinunter in den Abend zu fallen, er könne einen einzelnen Stern sehen. Er schien sehr schwach und weit entfernt zu sein, aber ich nehme an, daß dies ein Anfang war. Es zeigte sich ein Schimmer der Idee, daß vor ihm Leben und Licht liegen könnten. Äußerst fremd jedoch war die Vorstellung einer offenen Zukunft, einer sicheren Zukunft, eines Ortes, der einen anzieht und auf den man sich mit Schwung zubewegt. Später fiel mir auf, daß diese Vorstellung bei anderen, eher paranoiden Kindern fehlte und daß sie bei depressiven Kindern unzureichend entwickelt war. Die psychoanalytische Technik hat einen langen Weg zurückgelegt von ihrer ursprünglichen Betonung der Vergangenheit hin zu einem stärkeren Interesse an den Übertragungsereignissen des lebendigen Hier und Jetzt in der aktuellen Beziehung des Patienten zu seinem Analytiker. Es könnte jedoch besonders bei der Arbeit mit chronisch depressiven Kindern notwendig sein, auch die Bedeutung dieser anderen Phantasien genauer zu betrachten. In der jungianischen analytischen Theorie, in Margaret Lowenfelds Ideen und in Vygotskys Psychologie hatte das zukünftige, vorwärts schauende und strebende Element immer einen wichtigen Stellenwert.

Klein meinte, daß Trauer und Wiedergutmachung für den Prozeß der Überwindung (im Gegensatz zur Abwehr) klinischer Depression von zentraler Bedeutung seien. In diesem Kapitel möchte ich darlegen, daß die Fähigkeit, Träume zu träumen, ebenfalls ein wichtiger Schritt auf dem Weg zur Überwindung klinischer Depression ist. Natürlich sind Träume von Ruhm und Größe häufig eine Abwehr gegen schmerzliche Verluste oder Schamgefühle in der Vergangenheit oder Gegenwart, aber manchmal können sie auch etwas anderes sein: Ich bin zu dem Schluß gekommen, daß sie ein wesentlicher und kraftschöpfender Bestandteil normaler Entwicklung und des normalen kindlichen Phantasielebens und Spiels sind; sie sind, so meine ich, eine Notwendigkeit in der Entwicklung.

Das deprivierte oder schwer depressive Kind ist jedoch außerstande, solche Phantasien zu haben oder sich auch nur vorzustellen, daß es solche Phantasien haben könnte. Daher reicht es nicht aus, daß der Psychotherapeut, der als elterliches Objekt fungiert, darauf vorbereitet ist, für solche Phantasien empfänglich zu sein oder sie zu teilen, da das depressive Kind diese Phantasien vielleicht gar nicht hat. Wenn sie dann auftauchen, müssen sie zunächst nicht im Geist des Kindes, sondern durch eine besondere Art der projektiven Identifizierung (die meines Erachtens eine andere Bezeichnung verdient) im Geist des Therapeuten oder Lehrers oder Betreuers auftauchen. Es mag so *scheinen*, als hätte das Kind in solchen Augenblicken grandiose Phantasien, weil der *Inhalt* der Phantasie grandios ist, in Wirklichkeit jedoch ist das Kind vielleicht viel zu deprimiert, um grandios zu sein. Es mag ihm an Überzeugungskraft fehlen, aber vielleicht probiert es die Phantasie an einem anderen Menschen aus, versuchsweise und möglicherweise zum ersten Mal, um zu sehen, ob der andere bereit ist, die Phantasie an seiner Stelle zu haben, in seinem Namen. Der Prozeß kann den genuin grandiosen Mitteilungen eines genuin manischen und narzißtischen Kindes ähneln, tatsächlich jedoch ganz anders beschaffen sein.

Ich meine, daß bestimmte scheinbar ganz angenehme und grandiose prahlerische Phantasien, selbst Lügen und manipulativer Druck den Keim einer versuchsweisen und bescheidenen Hoffnung enthalten können. Hier mag eine rezeptive Containing-Bereitschaft auf seiten des Therapeuten erforderlich sein, was keine Kollusion mit dem Lügen oder dem Verrat an der Wahrheit implizieren muß. Solche »Lügen« können Ausdruck einer defekten Entwicklung im Bereich der kindlichen Bestrebungen und in seiner Beziehung zu einem elterlichen Objekt sein, das im Falle eines normalen Kindes in der Lage wäre, stellvertretend für das Kind Bestrebungen zu haben. Für solche Lügen oder erdichteten Mitteilungen an den Therapeuten, obgleich häufig als projektive Identifizierungen bezeichnet, wäre antizipatorische Identifizierung eine bessere Bezeichnung, die dem zukunftsträchtigen und vorwärtsschauenden Element der menschlichen Entwicklung das rechte Gewicht verleihen würde, besonders der Entwicklung eines menschlichen Wesens, das noch ein Kind ist. Der Begriff der Antizipation, den ich einem Spätwerk Bions (1980) entliehen habe, nimmt auch Bezug auf das Versuchshafte der Identifizierung, eine Versuchshaftigkeit, die leicht hinter der offensichtlichen Grandiosität des Inhalts verborgen bleiben kann.

Ich möchte auch zeigen, daß dieses zukunftsträchtige Element eine wichtige Dimension im normalen Spiel und in der Entwicklung der Symbolbildung ist. Segal verwies darauf, daß das Symbol oder die Repräsentation für eine Realität stehe, die man einst besessen hat und besitzen konnte – was nun vorbei ist – und um die man trauert (zum Beispiel Proust, der Erwachsene, der sich an seine verlorene Kindheit erinnert). Im Falle des Kindes jedoch (besonders eines Kindes, das aus einer Depression auftaucht) kann das Symbol oder die Repräsentation für eine hoffnungsvolle Realität stehen, die noch nicht existiert, die aber in der Zukunft wirklich werden könnte. Sie könnte also eines Tages zu haben sein oder zuallermindest, nämlich in Fällen von Ungerechtigkeit und Mißbrauch, ist zu sehen und zu sagen, daß es so sein sollte. Wenn der Therapeut Verlust, Abwesenheit und Verzicht in solchen Fällen zu sehr betont, könnte dies wichtigen Entwicklungen in der Symbolbildung zuwiderlaufen. Die Grammatik des Spiels muß sich möglicherweise über die Vergangenheit und die Gegenwart hinaus erstrecken, um auch das Futur und den Konditional und den Konjunktiv zu umfassen – das heißt um zu umfassen, was sein wird, was sein könnte, und sogar das, was sein sollte. Eine solche Grammatik könnte interessante Implikationen für eine Psychologie des Willens haben.

Im vorigen Kapitel habe ich mich mit drei möglichen Arten des Garnrollenspiels in der Theorie der Symbolbildung bei Segal und bei Winnicott auseinandergesetzt. Außerdem habe ich auf eine vierte Möglichkeit des Garnrollenspiels verwiesen, bei der das Kind nicht das Thema von Verlust, Abschied und Getrennheit inszeniert, sondern Gewinn, Rückkehr und Zusammenkommen. Nun möchte ich eine fünfte Möglichkeit anführen: Ich möchte über die Idee des Kindes, das im Spiel mit der Holzspule das Gefühl hat, es habe die Macht, die Mutter zurückkehren zu lassen, hinausgehen und darlegen, daß es manchmal vielleicht von noch größeren künftigen Kräften träumt. Ich möchte auch anführen, daß es durch die Phantasien seiner Eltern für das Kind und über das Kind Unterstützung erfahren hat; das könnte ein wichtiges Element in der Theorie der Funktion des Elternteils als Container der projektiven Identifizierungen des Kindes sein. Zusätzlich zu ihrer Funktion, daß sie die Frustration und sogar die Freuden ihres Babys oder Kindes bewahrt und verwandelt, fungiert die Mutter möglicherweise sehr oft auch als Container für seine Strebungen. Bion meinte, daß der Traum eines Kindes von heldenhaften Leistungen daher nicht nur eine Verleugnung kindlicher Ohnmacht bedeuten müsse; er könnte, so Bion, die Antizipation künftiger Erwachsenheit und künftiger Kräfte sein.

Gewiß läßt sich das gleiche über Tagträume und kindliches Spiel sagen. Wir benötigen die psychoanalytische Perspektive, damit wir die Eichel im Eichbaum sehen können, das Baby im Kind oder die verlorene Brust im kuscheligen, weichen Teddy des Kindes. Aber vielleicht benötigen wir die Perspektive Jungs und der Säuglingsforscher, damit wir den Eichbaum in der Eichel sehen können, den Menschen, zu dem das Kind wird und der es ist *im Prozeß des Werdens*. Der Teddy ist daher vielleicht nicht nur ein Übergang von der verlorenen wirklichen Mutter zu einem passenden Symbol für die Mutter, sondern auch ein Übergang von der verlorenen wirklichen Mutter zu der antizipierten künftigen Frau. Ein Kind enthält mehr als seine Gegenwart und seine Vergangenheit. Ein Kind ist mehr als jeder Erwachsene angefüllt mit einem Gefühl für seine Zukunft – natürlich unter der Voraussetzung, daß es nicht schwer depressiv ist. Es ist klar, daß Mütter und Väter diesen Prozeß unterstützen oder behindern können. Mütter und Väter hegen nicht nur ein Gefühl für das Baby, das es einmal war und zum Teil noch ist, sondern auch ein Gefühl für den Mann oder die Frau, die es einmal werden wird und *schon zu werden im Begriff ist.*

Vor einigen Jahren kam ein kleiner Junge namens Tommy zu mir in die Sitzung. Er hatte ein Maske dabei, die Maske eines Marineoffiziers mit einem großen kantigen Kinn – es war kurz vor Halloween –, und setzte sie sofort auf. Ich sagte, daß er wohl möchte, daß ich ihn an diesem Tag ebenso stark und mächtig sähe. Dann fügte ich hinzu, daß ich glaube, wir beide wüßten den Grund dafür, nämlich daß er furchtbare Angst habe, weil seine Behandlung Weihnachten, wenn er mit seiner Familie in den Norden Englands umziehen müsse, vorzeitig zu Ende gehe. Wir hatten in der letzten Zeit sehr viel darüber gesprochen, und er fürchtete sich nicht nur vor der Kälte, sondern auch in einer alptraumhaften Weise vor Gewalt, Schrecken und Armut. Als ich jedoch auch davon sprach, daß die Maske eine Abwehr gegen seine Ängste und seine Furcht vor Schwäche sei, rief er mit schrecklicher Verzweiflung einfach: »Nein!« Ich dachte an einige der Bücher, die ich in jener Zeit zum Thema Abwehr gelesen hatte, und einige Minuten später, als er die Maske wieder aufsetzte, wiederholte ich, es sei klar, daß ich ihn heute als einen starken, mutigen, widerstandsfähigen Burschen sehen sollte. Aber diesmal ließ ich den zweiten Teil meiner Deutung fort; ich sagte nicht, daß er hinter der Maske voller entsetzlicher Angst sei. Er hörte angespannt zu und sagte dann langsam und mit großer Erleichterung: »Jaaa.« Eine Weile später meinte er, daß er wegen des Umzugs in der Tat todunglücklich sei.

Ich habe seitdem viel über die Maske nachgedacht. Zuerst verstand ich sie so, daß Tommy gern stark sein wollte, aber wir beide wüßten, daß er es nicht sei. Diese Idee entsprach der Theorie, daß im Spiel versucht werde, die Realität zu kontrollieren oder ihr auszuweichen oder über sie zu triumphieren. Und manchmal, sogar häufig erfüllt das Spielen genau diese Funktion. Bei einem weniger kranken Patienten mit mehr Ichstärke und mehr Vertrauen, auf das er hätte zurückgreifen können, wäre eine solche Deutung vielleicht angebracht gewesen. Sie hätte ihm vielleicht das Gefühl vermittelt, daß er über seine Ängste sprechen könne. Aber angenommen, Tommy brauchte sein Objekt, nicht damit es ihn an die gegenwärtige traurige, beängstigende, jammervolle Realität, sondern an die Möglichkeit erinnerte, daß er eines Tages stark sein würde? Dem kleinen Zweijährigen, der seinen neuen Cowboyhut trägt, begegnet man nicht mit dem Hinweis, daß er noch nicht erwachsen sei. Die Mutter sagt: »Mann, bist du heute ein toller Kerl!« Sie bewahrt nicht nur seine Enttäuschungen, sondern auch seine Strebungen. Sie spielt das Spiel mit, nicht indem sie bei einer symbolischen Gleichsetzung so tut »als ob« und bejaht, daß er ein Papa oder ein Cowboy *ist*, sondern indem sie die Möglichkeit in Betracht zieht, daß, obgleich es ein »Als-ob«-Spiel ist, es eben nicht nur »Als-ob« in einem mindernden oder herabsetzenden Sinne ist. Sie kann im Geiste den Glauben an die Möglichkeit seines künftigen Erwachsenseins bewahren.

Klein schrieb zwei klassische Arbeiten über den Prozeß der projektiven Identifizierung. In der einen Arbeit (1946) beschrieb sie, wie ein Mensch unerwünschte böse Teile – oder, alternativ, unerwünschte gute Teile – seiner Persönlichkeit in einen anderen Menschen verlagert. Sie zeigte, wie das Ich durch solche Spaltungen und Projektionen verarmen kann. Aber sie schrieb auch über eine andere Art der projektiven Identifizierung (für die ich mir eine andere Bezeichnung wünschen würde), bei der ein Mensch, intrusiv, invasiv, in die Identität eines anderen eindringen und sie beinahe vollständig übernehmen kann (1955). Jeder kennt das Phänomen des Schülers, der nicht nur den Stoff seines Lehrers wie ein Echo wiedergibt, sondern wie dieser zu gehen, zu sprechen und seine Eigenarten anzunehmen beginnt; dieses Phänomen löst Irritation und Unbehagen bei denjenigen aus, die es mit anschauen oder sein Gegenstand sind. Der Lehrer kann sich unter solchen Umständen entblößt fühlen. Kleinianer unterscheiden sorgfältig zwischen dieser Art der Identifizierung und einer gesünderen, die manchmal auch als »introjektive Identifizierung« bezeichnet wird, bei der die betreffende Person sich mit einem bewunderten Objekt identifiziert, die Unterschiede jedoch erkennt und respektiert. Bei der »introjektiven Identifizierung« wird die neue Identität nicht gestohlen, sondern als Geschenk von einem freundlichen, gut behandelten Objekt erworben oder einfach empfangen.

Aber was läßt sich über den *Prozeß der Entwicklung* von dem eher unguten und ausschließlichen Zustand der projektiven Identifizierung hin zu dem gesünderen Zustand sagen, der Entwicklung vom Stehlen der Identität eines anderen zu deren dankbarem Gebrauch? Was über die Zwischenstadien? Oder über die Entwicklung bei einem Kind vom Zustand einer Verzweiflung, die zu groß ist, als daß es sich vorstellen könnte, jemals wie die bewunderten oder idealisierten Figuren zu sein, die einfach zu weit entfernt und unerreichbar erscheinen, zu einem Zustand, in dem es beginnt, sich diese Möglichkeiten vorzustellen? Ein solches Kind bewegt sich möglicherweise von einem Zustand projektiver Nicht-Identifizierung durch einen Übergangszustand hindurch, in welchem es eine neue Identifizierung ausprobiert. Was läßt sich über Identitäten sagen, die nicht gestohlen sind, sondern nur zum Anprobieren ausgeliehen, um die passende Größe herauszufinden?

Bion meinte, wie gesagt, daß wir Träume nicht nur als Versuche betrachten sollten, die Vergangenheit neu zu schreiben. Wir sollten sie vielmehr als lebendige Lebensereignisse, als Lebenserfahrungen betrachten. Er meinte jedoch auch, daß wir sie darüber hinaus in gewisser Weise als auf die Zukunft verweisend verstehen könnten. Ich hatte einen Patienten, einen kleinen Jungen, der träumte, er habe ein Fossil in seinem Garten gefunden, und als er aufwachte, war er so traurig, daß es »nur ein Traum« gewesen war, denn er habe sich immer gewünscht, ein Stück Geschichte zu berühren. Bion glaubte, daß der Traum meines Patienten und andere, ähnliche Träume nicht »nur Träume« seien, das heißt, nicht unbedingt Verleugnungen kindlicher Ohnmacht; vielmehr könnte man sie als Antizipationen künftigen Erwachsenseins verstehen. Dieses prospektive Element ist in Jungs Denken von großer Bedeutung, der lange vor Bion darüber schrieb (siehe Storr, 1983). In zwei Büchern, die auf Jung Bezug nehmen, werden Masken nicht so verstanden, daß sie als Verschleierung dienen, sondern als Experimente mit einer neuen Identität, als »Anprobieren« (Muir, 1987; Wells, 1985). Es mag nützlich sein, Winnicotts Begriff des »Übergangs« für solche Identifizierungen zu benutzen. Es ist vielleicht sogar notwendig, noch ein wenig weiter zu gehen und das Element der Zukunft – und der Möglichkeit – zu unterstreichen durch einen Ausdruck wie »antizipatorische« Identifizierung.

Bevor ich mich weiterem klinischem Material zuwende, ist es vielleicht hilfreich, die Bedeutung der Arbeit des großen russischen Psychologen Vygotsky näher zu betrachten. Er verwies darauf, daß »Kinder im Spiel sich immer über ihr Durchschnittsalter, ihr alltägliches Verhalten hinausgehend verhalten; im Spiel ist es, als wären sie einen Kopf größer als in Wirklichkeit. Wie im Brennpunkt eines Vergrößerungsglases enthält das Spiel alle Entwicklungstendenzen in verdichteter Form und ist eine Hauptquelle der Entwicklung« (1978; S. 102). Bondioli, Achinto und Savio (1987) haben darauf verwiesen, daß in diesem Sinne Vygotsky im Spiel die Erschaffung einer potentiellen Entwicklung sehe. Vygotsky läßt die Tatsache außer acht, daß es auch regressives Spielen gibt – das heißt Spiel, bei dem das Kind sich einen Kopf kleiner als in Wirklichkeit gebärdet und Baby spielt –, aber seine Betonung der vorwärtsschauenden Qualität des Spiels ist interessant. Im Bereich des Lernens weist er darauf hin, daß die meisten Tests ausgereifte Funktionen, die Früchte der Entwicklung, messen, daß wir jedoch auch die Knospen oder Blüten der Entwicklung messen sollten. Die erstgenannte Art des Messens charakterisiert die geistige Entwicklung retrospektiv, die letztere prospektiv. Die letztere »berücksichtigt Prozesse, die sich gerade im Zustand der Entstehung befinden, die gerade zu reifen und sich zu entwickeln beginnen«. Er hebt hervor, daß der Zustand der geistigen Entwicklung eines Kindes nur dann bestimmt werden könne, wenn man sich über seine zwei Ebenen Klarheit verschaffe: die aktuelle Entwicklungsebene und die »Zone der proximalen Entwicklung« (Vygotsky, 1978).

Betty Joseph, die Bions Idee des Analytikers als Container für Teile des Selbst des Patienten benutzte, meinte, daß der Analytiker vielleicht sogar dazu gebracht werde, die Intelligenz des Patienten zu halten. Ich selbst bin immer wieder erstaunt, wenn ich einen Patienten frage, was er denke, und er erwidert, sein Kopf sei völlig leer, und wenn ich dann so schlau bin, ihn zu fragen, was er glaube, daß *ich* denke, zu entdecken, daß sein Kopf vor Ideen geradezu summt. Ein solches Kind ist vielleicht intelligent und hat ein reges geistiges Leben, das es aber leider abgespalten und in eine andere Person verlagert hat. Doch was ist mit den kränkeren Kindern – den chronisch depressiven oder chronisch mißbrauchten –, die bestimmte Aspekte ihrer Persönlichkeit nie richtig entwickelt haben? Solche Kinder benötigen vielleicht ein Objekt, das die Hoffnung für sie oder den Glauben an sie übernehmen kann, nicht weil sie etwas projizieren, das einmal ihnen gehört hat, sondern weil sie noch nie wirkliche Hoffnung entwickelt haben und selbst noch keine Hoffnung ertragen können. Solche Kinder mögen ein sehr geringes Zukunftsempfinden haben; sie sehen vielleicht überall geschlossene Türen und grauen Himmel. Es mag für sie ein unmöglicher Traum sein, wie ihre Helden zu werden. Sie halten sich selbst oft für sehr dumm oder sehr häßlich. Wir riskieren es nicht, falsche Versprechungen oder blinde Bestätigung anzubieten, aber wir müssen sehr wach und bewußt für die ersten Momente des Lichts sein, denn für das Kind ist es vielleicht notwendig, zuerst zu entdecken, ob solche Bewußtheit in uns stattfinden kann, bevor es diese in sich selbst zulassen kann.

Ein zweites klinisches Beispiel: Eine deprivierte Jugendliche, Carol, aus einem Heim wurde zur Psychotherapie überwiesen, weil ihr rüdes Verhalten gegenüber verschiedenen Pflegeeltern bewirkt hatte, daß sie als nicht vermittelbar galt. Die Ablehnung seitens der Pflegefamilien war sehr schmerzlich für sie, da sie die einzige von ihren Geschwistern war, die von ihrer leiblichen Familie abgelehnt wurde. Sie war jedoch kein verhärtetes Kind, und ihre Hoffnung wuchs, als ihre Therapie begann. Eines Tages brachte sie ein Foto von sich und jemandem, den sie als ihren »Onkel« ausgab, mit. Die Therapeutin stellte fest, daß dies ein Onkel aus einer der Pflegefamilien sein müsse, die Carol abgelehnt hatten. Frau B, die das Gefühl hatte, es sei an ihr, diesem scheinbar großspurigen, innerlich jedoch leeren und deprivierten Kind zu helfen, mit ihrer lebenslangen Depression und ihren Verlustgefühlen zurechtzukommen, sagte freundlich so etwas wie: »Ich denke, du möchtest gern, daß ich glaube, dies sei dein Onkel, aber wie wir beide wissen, ist die traurige Wahrheit, daß er wohl ein Onkel aus deiner Pflegefamilie ist.« Ihre Deutung gleicht sehr meinem ersten Kommentar gegenüber dem kleinen Jungen mit der Maske. Aber angenommen, wir nehmen zur Kenntnis, daß hinter Carols großspuriger Unverfrorenheit eine sehr vorsichtige, versuchsweise *Frage* steht, nämlich: »Können Sie sich vorstellen, daß jemand wie ich jemals einen Onkel haben könnte?« So könnte die Therapeutin sagen: »Ich glaube, heute könnte ich dich als jemanden sehen, der eine leibliche Familie haben könnte.« Oder: »Du hast das Gefühl, daß du und ich einander kennenlernen, ein bißchen wie in einer Familie.« Ich glaube nicht, daß sie sagen sollte: »Du möchtest, daß ich dich als ... sehe«, denn die Idee des Wollens schiebt zu viel Verantwortung auf ein Kind, das vielleicht noch nicht stark oder hoffnungsvoll genug ist, um für sich selbst zu wollen. Es könnte für das Kind notwendig sein, daß die Therapeutin jene hoffnungsvolle Phantasie für es trägt. Drei Jahre später konnte Carol endlich in eine Pflegefamilie vermittelt werden, und sie sagte nicht nur, daß sie festgestellt habe, daß sie ihre Hauptbetreuerin im Heim vermissen werde, sondern daß sie »einander sehr nahe gekommen« seien. Ihre äußeren Verhältnisse konnten sich verändern, als ihre inneren Beziehungen freundlicher geworden waren. Die Phantasie ist die großartige heilsame Grundlage und der großartige Bereich möglicher Entwicklung für das, was sein kann, und für das, was sein sollte. Ich meine, dieses Potential kann man respektieren, ohne mit den Realitätsverleugnungen zu kolludieren.

Ein drittes klinisches Beispiel: Danny, ein achtjähriger Junge, wurde zu mir geschickt wegen Lernschwierigkeiten in der Schule, Effeminiertheit, aggressivem Verhalten und einer besorgniserregenden Faszination fürs Zündeln. Seine Eltern hatten das Gefühl, daß er als Baby und kleines Kind eine Menge entbehrt habe, weil sie hauptsächlich mit der lebensbedrohenden Krankheit seiner älteren Schwester beschäftigt gewesen seien. Die Schwester hat sich inzwischen erholt, und die Familie hat begonnen, sich im Bewußtsein des Schadens, den das jüngere Kind erlitten hat, zu disziplinieren. Danny stellte sich als wichtigtuerischer, großsprecherischer und zugleich lebloser, depressiver Junge dar, der lange, ausführliche Vorträge hielt über Dinge, die ihm gerade zugestoßen waren – immer mit einer sehr hölzernen Stimme. Er hatte keine Ahnung, wie man spielt. Er konfabulierte und erzählte großsprecherische Lügen, aber wenn ich den Fehler machte, allzu vorsichtige Fragen zu stellen, die Zweifel an seiner Wahrhaftigkeit verrieten, verfiel er in defensives Schweigen. Allmählich wurde mir klar, daß meine Fragen ihn furchtbar verletzten und daß es nicht nur um Überheblichkeit, Wut und Abwehr ging, obgleich er ein überhebliches Kind zu sein schien, das offensichtlich davon ausging, daß seine Zuhörer alles schlucken würden, und das außer sich geriet, wenn sie es nicht taten.

Danny war ein dicker Weichling, ein Muttersöhnchen, das in der Schule verachtet und abgelehnt wurde und kaum Freunde hatte. Nach etwa einem Jahr Behandlung hatte er gelernt, wie er seine aggressiven Ausbrüche zügeln konnte, wie er ein bißchen weniger großsprecherisch sein, abnehmen und ein paar Freunde gewinnen konnte. Eines Tages kam er herein und sagte, daß er und eine Gruppe von Jungen in der Schule ein neues Spiel spielten. Sie machten Turniere; er sei das Pferd, und sein Freund, einer der kleinsten Jungen, sei der Reiter. Er sei das Pferd, so erklärte er stolz, weil er »die stärksten Schultern in der Klasse« habe. Er und sein Freund seien das beste Paar in der Gruppe. Ich kommentierte seine Freude und seinen Stolz darüber, daß er mir eine freundliche und starke Seite seiner selbst zeigen konnte, und er fuhr aufgeregt fort, daß sein Freund ihn morgens manchmal zu Hause anrufe und daß sein Freund vom Balkon auf seine Schultern springe, genau wie in der Fernsehserie *Die drei Musketiere*. Dann fügte er hinzu, während er mich beobachtete: »Manchmal galoppiere ich mit ihm den ganzen Weg zur Schule!« Ich wußte – und ich bin mir sicher, er wußte, daß ich es wußte –, daß dies eine Lüge war, aber der Druck und die Bedeutsamkeit der Phantasie waren so machtvoll, daß es mir richtig erschien, die Aussage in diesem Augenblick nicht in Frage zu stellen. Ich hatte früher schon allzu oft gesehen, wie er ohne jede Hoffnung in sich zusammensank. Ich glaube, es war wichtig für ihn, daß ich ihn als heldenhaft, verwegen und männlich sehen sollte, und so formulierte ich es für ihn. Ich sagte nicht: »Du möchtest, daß ich dich als ... sehe.« Einige Tage später, als er in einer stabileren geistigen Verfassung war, konnte ich die Tatsache kommentieren, daß er tatsächlich übertrieb, und er stimmte mir zu. Aber in dem unbearbeiteten, angreifbaren Moment, da er seine wildesten Träume mit mir teilte, wäre ein ernüchternder Kommentar meines Erachtens falsch gewesen. Und ich habe festgestellt, daß dann, wenn es mir gelang, für die versuchsweise antizipatorische Qualität, die sich in den Angebereien verbarg, sensibel zu sein, Danny mehr, nicht weniger bescheiden wurde.

So bin ich zu dem Schluß gekommen, daß wir möglicherweise eine Grammatik des Spiels benötigen. Winnicott (1971) meinte, daß Spielen in dem großen Zwischenbereich zwischen totaler Phantasie und absoluter Realität stattfinde – es ließe sich ergänzen: zwischen dem, was nicht ist, und dem, was ist. Man könnte sich also vorstellen, daß es beim Spielen um das geht, was sein kann, was sein sollte (Sinn für Gerechtigkeit ist entscheidend für das psychische Heil chronisch mißbrauchter Kinder), was sein könnte und sogar was sein wird. Das Garnrollenspiel, das von einem chronisch vernachlässigten und hoffnungslosen Kind zum ersten Mal gespielt wird, impliziert möglicherweise die Frage, ob manche Objekte wohl zurückkehren: Das Kind beginnt vielleicht die Vorstellung zu entwickeln, daß es eines Tages die Macht haben wird, diese Objekte zurückzuholen. Eine Maske, eine Photogaphie oder eine Lüge können ein Angebot implizieren, das nicht unbedingt die Verleugnung vergangener Realität oder gegenwärtigen Schmerzes enthält, sondern die probeweise Frage nach der Möglichkeit einer neuen Version der Gegenwart und sogar nach einer neuen Sicht der Zukunft. Die Psyche des Therapeuten, Lehrers oder Elternteils muß vielleicht manchmal das Versuchsgelände bereit stellen, auf dem solche Vorstellungen erprobt werden. In theoretischen Begriffen: Während das manische Kind sich von pathologischen projektiven zu introjektiven Identifizierungen entwickeln kann, mag sich das depressive Kind von unzureichenden oder nicht vorhandenen zu introjektiven Identifizierungen durch Prozesse entwickeln, die man als antizipatorische Identifizierungen bezeichnen könnte. Über etwas Ähnliches hat Goethe in *Mignons Lied* im *Wilhelm Meister* geschrieben:

So laßt mich scheinen, bis ich werde,
Zieht mir das weiße Kleid nicht aus!
Ich eile von der schönen Erde
Hinab in jenes feste Haus.

15

Autismus

Die Kontroversen

> Wissenschaftliche Beobachtung ist keine reine Beschreibung separater Fakten.
> Ihr hauptsächliches Ziel ist es, ein Ereignis aus so vielen Perspektiven wie nur möglich zu betrachten.
> *Alexander Lurija*

Ich möchte nun einige der immer größer werdenden Bereiche untersuchen, in denen bestimmte nicht-psychoanalytische, organzentrierte Theorien des Autismus sich mit den psychoanalytischen überschneiden. In mancher Hinsicht haben sich die Vorstellungen der gegensätzlichen Lager einander angenähert, obgleich es noch immer wesentliche und ernstzunehmende Unterschiede gibt. Ganz sicher haben beide Seiten ihre früheren stark divergierenden Positionen weiterentwickelt und modifiziert. Die Brücke zwischen beiden stellt vielleicht die Erforschung der Säuglingsentwicklung und der Mutter-Kind-Interaktion dar sowie die Konzepte der in England entwickelten modernen psychoanalytischen Objektbeziehungstheorie.

Die Organmediziner und die Psychodynamiker waren sich sowohl über die Ätiologie wie über die Behandlung uneins: Die Organmediziner plädierten für eine biochemische und neurologische Verursachung und für eine medikamentöse oder verhaltenstherapeutische Behandlung; die Psychodynamiker, vor allem in Amerika, beschuldigten die Umwelt, das Milieu, und empfahlen therapeutische Gemeinschaften oder Psychotherapie (Bettelheim, 1967). (Britische psychoanalytische Autoren sind durchweg sehr viel weniger umweltbezogen.) Meines Erachtens gäbe es viel weniger Verwirrung, wenn der Streit über die Behandlung nicht so häufig mit der Frage der Ätiologie verknüpft wäre: Es ist zum Beispiel sehr wohl möglich, daß neurologisch geschädigten Patienten mit psychoanalytischer Therapie *sowohl in emotionaler wie in kognitiver* Hinsicht geholfen wird (Spensley, 1985; Sinason, 1986). Die Arbeit der Psychoanalytikerin Betty Joseph impliziert, daß selbst eine so offenkundig angeborene Begabung wie Intelligenz definiert werden müsse, nicht nur im Sinne einer Ein-Personen-Psychologie, sondern im Sinne von Objektbeziehungen, also einer Zwei-Personen-Psychologie (Joseph, 1975). Zwei meiner Patienten zum Beispiel, Borderline-Psychotiker, die über Jahre von ihren Eltern und Lehrern für retardiert gehalten wurden, drückten ihre Gedanken und Anmerkungen zum Teil deshalb in stupider Form aus, weil sie sich fortwährend vorstellten, sie würden mit einem dummen Menschen kommunizieren. Einige von Sinasons Patienten litten zum Teil deshalb an sekundärer Behinderung, weil sie mit Menschen sprachen, die ihrer Vorstellung zufolge von ihnen erwarteten, daß sie dumm seien. Positive Ergebnisse in der Anwendung der psychoanalytischen Methode bei autistischen Kindern beweisen nicht unbedingt, daß bei der ursprünglichen Erkrankung organische Elemente keine Rolle spielten. Gianotti und andere in Rom haben gezeigt, daß Psychotherapie die Elektroenzephalogramme autistischer Kinder verbessert (zitiert bei Tustin, 1990). Positive Ergebnisse mögen jedoch Beweise liefern für die interpersonalen und intrapersonalen Elemente in dem psychischen Zustand, der sich schließlich in einem sekundären, tertiären oder noch viel späteren Stadium zeigte im Verlauf einer interaktiven Kausalitätskette, die das Kind auf einem autistischen Weg abwärts führt. Autismus beginnt möglicherweise häufig mit einer neurologischen Fehlfunktion, aber die spätere besondere Form des psychischen Defizits bedarf wohl der Beschreibung, Erforschung und auch Behandlung in einem Bezugsrahmen, der die Objektbeziehungen sowie das Entwicklungsniveau in den Objektbeziehungen und in der Fähigkeit des Kindes zu emotionaler Kommunikation berücksichtigt.

Ätiologische Fragen

Sowohl die organzentrierten wie die umweltorientierten ätiologischen Theorien des Autismus leiten ihre Autorität von zwei anscheinend widersprüchlichen Schlußfolgerungen her, die in Kanners ursprünglicher Arbeit, einem Meilenstein zum Syndrom des früh-kindlichen Autismus, enthalten sind (Kanner, 1944). In der Arbeit werden elf Kinder beschrieben, die eine Kombination von Merkmalen aufwiesen: extremes Alleinsein seit ihrem Lebensanfang, die Unfähigkeit, Sprache mit Bedeutung zu füllen, und ein angstvoll-obsessives Festhalten am immer Gleichen. Einerseits bezog Kanner eine umweltbezogene Ätiologie mit ein, indem er feststellte, daß der Familienhintergrund sehr viel Zwanghaftigkeit und starke Beschäftigung mit Abstraktionen zeige, und er fügte hinzu, daß es in der Gruppe »nur sehr wenige wirklich warmherzige Väter und Mütter« gebe. Dies führte zu ausufernden Theorien über eiskalte Mütter und simplizistische psychogene Verursachungen, besonders bei manchen amerikanischen Psychodynamikern (Bettelheim, 1967). Es brachte zudem sehr viel Leid und Schuldgefühle für die Eltern solch tragischer Kinder mit sich. Andererseits gab Kanner aber auch zu bedenken, daß die Berichte über das Alleinsein der Kinder seit ihrem Lebensanfang (wo das Hochrecken der Arme in der Erwartung, auf den Arm genommen zu werden, oder das Anschmiegen des Körpers an die Person, die sie auf dem Arm hielt, nicht stattgefunden hat) gegen die Eltern als primäre Verursacher spreche. Er landete schließlich bei den Organmedizinern und kam zu dem Schluß, daß die Kinder »mit einer angeborenen Unfähigkeit, den normalen, durch die Biologie gewährleisteten affektiven Kontakt zu anderen herzustellen, zur Welt kamen so wie andere Kinder mit angeborenen körperlichen oder geistigen Behinderungen«. Inzwischen gibt es einen ansehnlichen, immer größer werdenden Fundus mit Dokumentationen der Abnormitäten im Gehirn autistischer Kinder (Dawson und Lewy, 1989b; Frith, 1989; Gillberg, 1990).

Viele Autoren, organzentrierte ebenso wie psychodynamische, tendieren heute dazu, eine multiple Verursachung anzunehmen, wenn auch für viele Organmediziner diese sogenannte Multiplizität rein medizinischer Natur ist. Gillberg führt jedoch Untersuchungen an, die zeigen, daß das Verhalten autistischer Kinder mit nachweisbaren neurologischen Fehlfunktionen sich von dem autistischer Kinder ohne solche Fehlfunktionen *nicht unterscheidet* (1990). Die Organmediziner (mit Ausnahme von Hobson, 1990) scheinen leider nicht zu bemerken, daß psychodynamische Autoren in England wie Tustin, Meltzer und Reid nicht an einer streng umweltbezogenen Auffassung festhalten, sondern auch von einer multiplen Verursachung ausgehen, die komplex und interaktiv ist. Diese multiple Verursachung schließt jedoch psychogene Faktoren mit ein (Tustin, 1981; Meltzer, 1978; Reid, 1990). Tustin zum Beispiel legt dar, daß sich aus sehr unterschiedlichen auslösenden Umständen und Reaktionen ein und dasselbe Krankheitsbild ergeben kann. Sie weist darauf hin, daß das organische Handicap das Kind daran hindern könne, »das frühkindliche Gehegtwerden angemessen zu nutzen, so daß pathologische autistische Kompensationen herangezogen werden müssen. Diese führen in Verbindung mit den neurologischen Beeinträchtigungen dazu, daß das Kind den Kontakt mit der Realität weitgehend verliert. So können organische Faktoren das gleiche äußere Erscheinungsbild bewirken wie psychogene Faktoren« (Tustin, 1981, S. 18). Ich würde noch hinzufügen, daß ein Baby mit leichten neurologischen Dysfunktionen und einem schlaffen, schwammigen oder desorganisierten Lebensansatz, das als Kind einer bereits depressiven Mutter geboren wird, deren Depression sich wiederum angesichts ihres Unvermögens, mit einem apathischen Baby zurechtzukommen, weiter verschlimmert, daß ein solches Baby Interesse und Bindung verliert, was wiederum die Depression der Mutter verstärkt. Und so weiter. Andererseits kann eine sehr schwere Beeinträchtigung sogar die Bezogenheit einer gesunden, glücklichen Mutter stark belasten (siehe Fraiberg, 1974, zu den Schwierigkeiten, die Mütter von blinden Babys haben können, deren Responsivität ihnen gegenüber zu bemerken). Ein normales Baby ohne jede neurologische Beeinträchtigung mit all seiner Bereitschaft, sich auf Beziehungen einzulassen, könnte in einem solchen Maße mit der Depression oder dem Rückzug seiner Mutter konfrontiert sein, daß es *widerstrebend und langsam, aber sicher aufhört*, die Aufmerksamkeit seiner Mutter fesseln zu wollen, was verheerende Folgen für seine emotionale und kognitive Entwicklung hat. Diese Vorstellungen sind keine Ausgeburten der Phantasie; sie beruhen auf klinischer Beobachtung und Forschung von Fachleuten in England und Italien (DiCagno et al., 1984; Miller et al., 1989; Murray, 1991) sowie vom Under 5's Counselling Service der Tavistock Clinic, der es sich zur Aufgabe gemacht hat, solche bösartigen Kreisläufe in gutartige umzuwandeln. Ein auf die ersten Lebenstage und -wochen angewandtes interaktionelles Feedbackmodell – wo Natur *und* Pflege zu ihrem Recht kommen, doch ebenso *die respektgebietende Macht von Effekten, die ihrerseits zur Ursache werden* – sollte für die künftige Erforschung der Ätiologie des Autismus ein vielversprechendes Terrain darstellen. Viele Kliniker und Beobachter haben die Folgen eines Feedbacksystems erlebt, in welchem beide Beteiligten der Mutter-Kind-Beziehung immer unempfindlicher für die immer schwächeren Signale des anderen werden, was schwerwiegende Implikationen für die emotionale Entwicklung des Babys und meines Erachtens auch für seine Intelligenz hat. (Siehe Bronwyn Hockings mutigen und bewegenden Bericht, 1990, über eben diesen Vorgang zwischen ihr und ihrem Baby.) Der wachsende Fundus an klinischer Beobachtung und wissenschaftlicher Forschung zur Responsivität des Babys im Mutterleib auf Umwelteinflüsse vereinfacht die Situation nicht gerade, aber sie könnten als notwendige Warnung vor vereinfachenden, linearen ätiologischen Theorien des Autismus dienen (Piontelli, 1987; Liley, 1972). [Dieses Interaktionsmodell hat etwas mit der mathematischen Chaostheorie gemeinsam, die nicht-lineare Gleichungen einsetzt, um das Wetter, Erdbeben, Baumwollpreise, Herzversagen und die Dynamik von Flüssigkeiten zu untersuchen. Der Chaostheorie zufolge können winzige Unterschiede im Input sehr schnell zu überwältigenden Unterschieden im Output werden, ein Phänomen, dem man die Bezeichnung »sensible Abhängigkeit von Ausgangsbedingungen« gegeben hat. Gleick erklärt: »Auf die Meteorologie übertragen, versteht man darunter die Erscheinung, die unter dem nur halb scherzhaften Begriff ›Schmetterlingseffekt‹ bekannt geworden ist: die Vorstellung, wonach ein einzelner Schmetterling, der mit seinen Flügeln in Peking die Luft bewegt, einen Monat später Sturmsysteme über New York beeinflussen kann.« (1987, S. 19.)]

Wenn wir die Art und Weise verstehen wollen, in der angeborene Faktoren mit der Umwelt interagieren, brauchen wir möglicherweise nicht eine einzelne Kausalkette mit zwei auslösenden Faktoren am Anfang, sondern eine Doppelhelix, bei der Erbgut und Umwelt sich in interagierenden Spiralen umeinanderschlingen wie Hofstadters »seltsame Schleifen«. Am Ende eines solchen Prozesses kann es sein, daß die kognitive Beeinträchtigung in keinerlei Verhältnis mehr zu dem ursprünglichen schwachen Erbgut oder der ursprünglichen unzulänglichen Umwelt oder auch zu beidem steht. Die Schwere und Tiefgründigkeit der autistischen Erkrankung bieten sich für starke Reaktionen und weitreichende, aber allzu vereinfachende Erklärungen an. Etwas so furchtbar Unmenschliches bei einem Menschenkind erweckt den Eindruck, als müßte es eine ebenso furchtbare und weitreichende einzige Erklärung dafür geben.

Die psychischen Merkmale des Autismus: die Notwendigkeit einer Objektbeziehungstheorie

In ihrer Diskussion über ätiologische Fragen lenkt Uta Frith, die zur organmedizinischen »Fraktion« gehört, die Aufmerksamkeit auf eine auf Enzymmangel beruhende Krankheit, bei der die Einführung des Medikaments *am falschen Punkt* der kausalen Ereignisse keinerlei positive Effekte bewirkt. Sie kommt zu dem Schluß, daß, solange noch keine vollständige Klarheit über die Ätiologie des Autismus erreicht ist, es »notwendig sein wird, die psychischen Symptome des Autismus zu berücksichtigen zusätzlich zu aller Hoffnung auf biologische Heilung« (1989). Zwar werde ich darlegen, daß durch die Anwendung einer Ein-Personen-Psychologie die psychologischen Beschreibungen begrenzt sind, aber es ist vielleicht besser als gar keine Psychologie, wo Beschreibungen nur in Begriffen von Gehirnfunktionen gegeben werden. Ob dieses psychologische Wesen irgendeinen Zusammenhang mit dem Kind hat, das mit der psychoanalytischen Methode untersucht wird, ist ein Thema, dem ich mich jetzt zuwenden möchte.

Eines der wesentlichen Ergebnisse der 1979 von Wing und Gould durchgeführten, wahrhaft umfangreichen Untersuchung an 35.000 Kindern war, daß die drei Merkmale, die man bis dahin als typisch für den Autismus betrachtet hatte, in der Tat eine Dreiheit bildeten. Seitdem haben viele Organmediziner zu erklären versucht, warum diese drei Merkmale so miteinander verbunden sein sollten, welche zugrundeliegenden Charakteristika sie gemeinsam haben könnten und welches die sie verbindende Kraft sein könnte. Die drei Merkmale – 1. schwere soziale Beeinträchtigung, 2. gravierende Kommunikationsprobleme in verbaler ebenso wie in nonverbaler Hinsicht, 3. das Fehlen imaginativer Strebungen einschließlich der Als-ob-Spiels, statt dessen Wiederholungsverhalten – sind alle im Begriff der Beeinträchtigung enthalten. Von einem rein deskriptiven und ein wenig oberflächlichen Standpunkt aus mag »schwere soziale Beeinträchtigung« gleichbedeutend mit »gravierendem autistischem Alleinsein« erscheinen. Aus einer anderen Perspektive mag das, was das Kind *nicht* ist, Vorrang vor dem haben, was es *ist*. Alleinsein ist persönlicher, ist näher an der subjektiven Erfahrung eines Menschen und kann den Weg zu weiteren Fragen zum subjektiven

Zustand des Kindes bereiten: Fühlt es sich allein? Gibt es verschiedene Arten und Weisen des Alleinseins? Leistet ihm etwas Unsichtbares Gesellschaft? Wie könnte es sich anfühlen, das Kind zu sein? Wie fühlt es sich an, mit ihm zusammen zu sein? Und, vielleicht das Wichtigste von allem, unter welchen zwischenmenschlichen Bedingungen gibt es Veränderungen in seinem Gefühl des Alleinseins? Variiert es zum Beispiel im Zusammenhang mit Veränderungen im Gefühl des Therapeuten in bezug auf das Kind? Solche Fragen zum Zustand der inneren Welt der Selbstobjektbeziehungen des Kindes können gar nicht gestellt werden, wenn die Debatte durch das Konzept der neurologisch bedingten sozialen Beeinträchtigung schon abgeschlossen ist. Der Ausdruck Beeinträchtigung ist in gewisser Weise noch stärker als der Ausdruck Defizit, da er starke ätiologische Implikationen der Beschädigung beinhaltet. Rutter jedenfalls legte in seiner Übersicht der Forschungsliteratur (1983) dar, daß alle Symptome durch ein ihnen allen zugrundeliegendes kognitives Defizit zu erklären seien. Er betonte, daß dies eher eine Unfähigkeit zur Kognition als einen gestörten Gebrauch derselben impliziere, und er kritisierte Kanner und Tinbergen für ihre Auffassung, daß der autistische Rückzug und das Verlangen nach dem immer Gleichen psychische Beweggründe habe wie Angst oder das Bedürfnis nach Sicherheit. Rutter und Frith sind zutiefst kritisch eingestellt gegenüber dem, was sie als die psychodynamizistische Tendenz verstehen, die autistische Symptomatik im Sinne von Widerstand, Vermeidung und Abwehr zu erklären, und sie schenken der Literatur britischer Psychodynamiker leider keine Beachtung, die sich einer sehr viel komplexeren Psychologie bedienen, nämlich der des depressiven Zusammenbruchs. Tustins Konzept der »Kompensationen« pathologischer autistischer Art zum Beispiel unterscheidet sich von der Vorstellung einer Abwehr *gegen* etwas; es scheint eher die Idee zu beinhalten, mit weniger als genug »auszukommen«. In ihrem neueren Buch (1990) hebt sie hervor, daß der autistische »Panzer« nicht nur der Kompensation diene; er habe auch eine Schutzfunktion. Tustin schreibt ebensoviel über Probleme der Verzweiflung und Ekstase wie über Panik und Wut. (Daniel Sterns Unterscheidung zwischen Abwehr und *Coping*- oder *Ausführungs*mechanismen des den Blick abwendenden normalen Kindes, das auf eine intrusive, überstimulierende Mutter reagiert (1977, S. 110-114), wirft meines Erachtens die interessante Frage auf, wie ein ganz normaler Mechanismus im Lauf der Zeit erstarren kann und ob wir nicht unterschiedliche

Bezeichnungen und Mechanismen brauchen, um die Qualität des fehlenden Kontakts während der verschiedenen Stadien des Prozesses zu erfassen. Eine Coping-Maßnahme in Form des Rückzugs von einem allzu intensiven oder störenden Kontakt kann allmählich zu einer Abwehr gegen Überstimulierung werden oder zu einer Kompensation für zu geringe Stimulierung; mit der Zeit kann sich beides zu einer suchthaften oder gar perversen Lebensweise entwickeln.)

Kliniker scheinen in der Tat ebensosehr ein Interesse daran zu haben, Subkategorien des Autismus zu unterscheiden wie die generellen Merkmale des Autismus zu skizzieren. Tustin hat dieses Problem in mehreren ihrer Bücher aufgegriffen, und Reid vom Autismus-Workshop an der Tavistock Clinic wird ihre Auffassungen zu diesem Thema in ihrem nächsten Buch darlegen. Tustin (1981, 1990) unterscheidet zwischen den »Schalen«-Kindern, die ihren Autismus möglicherweise als Abwehr oder Schutz einsetzen, und den »amöboiden« Kindern, die viel schutzloser sind. Mein Patient Robbie stellte sich als ein sehr amöboides Kind dar; später, als er Kontakt aufzunehmen begann, wurde er sehr »verwickelnd« – eine andere Subkategorie bei Tustin –, und noch später, als er an Zähigkeit gewann, konnte er seinen autistischen Rückzug ganz gut wie eine Schale im Sinne von Widerstand benutzen. Ich möchte also nicht behaupten, der Begriff des Widerstands sei aus dem Denken psychoanalytischer Kliniker ganz und gar verschwunden, er hat nur einen bescheideneren Platz einnehmen müssen. Die Kliniker wissen heute, daß sie mit einem Defizit arbeiten müssen, das sowohl in emotionaler als auch in kognitiver Hinsicht besteht (siehe Kapitel 7).

Tustins Beschreibung des psychotischen depressiven *Zusammenbruchs* ist also klar zu unterscheiden vom Rückzug als Abwehr gegen Angst. Eine ähnliche Aussage macht Meltzer: »Die innere Raumlosigkeit des Selbst und des Objekts bei der nach-autistischen Persönlichkeit ist ein *fortbestehender Defekt*, der nichts mit Angststreß zu tun hat.« (1975, S. 19; meine Hervorhebung) Meltzer stellt fest, daß die autistischen Zustände selbst »nicht als Abwehrmechanismen gegen die Angst zu verstehen sind, sondern eher durch eine Bombardierung der Sinnesorgane zustande kommen angesichts« unzureichender Ausstattung und mißlungener Abhängigkeit« (S. 21). Auch Tustin hat ein Konzept des Defizits, wenn sie von der Schwierigkeit des Kindes, Erfahrung zu filtern, spricht. (Keiner der beiden Autoren behauptet, daß das Problem des Filterns oder der Bombardierung nur psychogen sei.) Beide diskutieren des weiteren über die Auswirkungen des ursprünglichen autistischen Rückzugs bei der Erzeugung von Defizit (oder vielleicht sollte man lieber von fortschreitendem Defizit sprechen). Tustins Äußerungen sind klar in bezug auf die Art und Weise, wie der autistische »Stöpsel« oder die »Schale« das Kind in der Tat daran hindert, neue Erfahrungen zu introjizieren, und Meltzer unterscheidet zwischen dem autistischen Zustand selbst und den autistischen Residuen. Er spricht auch von der kumulativen Funktion der Menge versäumter Lebenszeit während des Zustands der Seelenlosigkeit des Kindes. Es sollte klar sein, daß keiner dieser Autoren eine vereinfachende lineare Kausalität postuliert etwa durch die Behauptung, Autismus werde durch Abwehrstrategien gegen Verletzungen aus der Umwelt verursacht.

Doch der große Unterschied zwischen ihren Schriften und denen von Rutter und Frith liegt in dem Modell des menschlichen Geistes, das per definitionem eine Zwei-Personen-Psychologie impliziert. Das heißt, der menschliche Geist enthält nicht nur ein Selbst mit besonderen Eigenschaften und Orientierungen und möglichen Defiziten; er enthält auch die Beziehung zu und mit dem, was wir »innere Objekte« oder »Vorstellungsmodelle« nennen (Klein, 1936; Bowlby, 1988). Diese Auffassung impliziert natürlich, daß die Menschen objektsuchend und objektbezogen geboren werden (das heißt, es ist ihnen angeboren, den Bezug zu anderen Menschen zu suchen und zu brauchen), eine Implikation, die von Analytikern der interpersonalen und intersubjektiven Denkrichtung in den USA geteilt wird (Sullivan, 1953; Stolorow et al., 1987). Die Objektbeziehungstheoretiker jedoch legen besonderes Gewicht auf die Verinnerlichung dieser Beziehungen zu anderen und auf die Tatsache, daß Phantasien und Erfahrungen oder ein Mangel an Erfahrungen in bezug auf diese lebendigen menschlichen Figuren ebensosehr ein Teil des menschlichen Geistes sind wie das Selbstempfinden. Um es im Sinne Bions zu formulieren: es gibt immer zumindest eine Präkonzeption eines lebendigen (und denkenden) menschlichen Objekts. Ohne eine adäquate Verwirklichung in der Erfahrung, um dieser Präkonzeption gerecht zu werden, kann ein adäquates Konzept dieses lebendigen menschlichen Objekts nicht entstehen. Aber die Präkonzeption ist möglicherweise noch feststellbar. So müßte die Frage nach dem Defizit im Selbst mit der Frage einhergehen, welche Art von Defizit beim Objekt bestehen könnte. (Das innere Objekt würde niemals als mit dem äußeren Objekt identisch gesehen werden. Es wird vielmehr so vorgestellt, daß es zum Teil von Elementen geformt wird, die in der Natur und dem Phantasieleben des Babys liegen.) Es ist die deskriptive Psychologie, nicht die Ätiologie, die so ganz anders ist in einer Zwei-Personen-Psychologie, die das innere Gefühl der Zweiheit für nicht völlig abhängig von äußerer Erfahrung hält (Bion, 1962).

Und obwohl Robbies Verhalten von einem verhaltensmäßigen oder äußeren Standpunkt aus betrachtet das am wenigsten objektbezogene war, das ich je außerhalb der geschlossenen Abteilungen psychiatrischer Kliniken gesehen habe, stellte ich mir die Frage: Auf was für eine Art von Objekt oder Beinahe-Objekt oder Nicht-Objekt bezieht er sich bzw. gelingt es ihm nicht, sich zu beziehen? Seine Antwort lautete, als er schließlich imstande war, sie in Worte zu fassen: »Ein Netz mit einem Loch.« Wenn Bion von seinem schizophrenen Patienten spricht, der in einen Raum projiziere, der nahezu unendlich weit zu sein schien, bedient er sich doch eines Objektbeziehungsmodells, das meines Erachtens von bezwingender explanatorischer und deskriptiver sowie therapeutischer Kraft ist. Der Therapeut muß verstehen, daß Menschen mit der inneren Vorstellung eines Zuhörers sprechen und sich unterhalten; ihre Worte sind zielgerichtet, und wenn sie das Gefühl haben, daß kein Ziel da ist, warum sollen sie dann sprechen? Autistische Kinder sprechen gelegentlich *vor* jemandem, aber nicht *zu* jemandem. Meine verwirrte Frage in bezug auf Robbies Netz war gewesen: »Wie kann ich dicht genug, substantiell genug, konzentriert genug werden, um ihm etwas oder jemanden zur Verfügung zu stellen, der seinen Geist sammeln könnte?« Einfach nur aufnahmebereit und allzu passiv auf ihn in seinem unendlich diffusen und schlaffen Zustand zu warten, hätte ein ganzes Leben gedauert. Und es dauerte einige Zeit, bis ich mir schließlich mit einiger Verzögerung über meine Aufgabe klarer wurde.

Die organzentrierte Auffassung des psychischen Defizits

Rutters (1981) Schlußfolgerung war, daß die sozialen Abnormitäten autistischer Kinder von einer Art »kognitiven« Defizits herrühren müßten, im Sinne eines Defizits im Umgang mit sozialen und emotionalen

Aufgaben. Er machte deutlich, daß es in der Forschung keine Hinweise für ein Defizit bei der Verarbeitung von Reizen in irgendeiner besonderen sensorischen Modalität gebe, vielmehr seien die Reize, die Schwierigkeiten bereiteten, diejenigen, die emotionale oder soziale Bedeutung beinhalteten. Es gibt heute verschiedene, durch außerordentlich erfindungsreiche Experimente gestützte Theorien, welche die genaue Beschaffenheit des zugrundeliegenden Defizits zu bestimmen versuchen. Meines Erachtens leiden sie alle an einer zu engen Perspektive, da sie die Tendenz haben, das Defizit im Sinne einer Ein-Personen-Psychologie von sehr begrenzter Art zu definieren. Dawson ist ein Organmediziner, nach dessen Auffassung die Kinder an einer Schwierigkeit leiden, Erregungszustände zu regulieren, und ich werde in dem Kapitel über Stereotypien die Problematik dieser Erklärung ansprechen (Dawson und Lewy, 1989a).

Friths (1989) Auffassung des Defizits unterscheidet sich ein wenig von der Dawsons. Sie stimmt mit Leslie überein, wenn sie argumentiert, daß es dem autistischen Kind an einer Theorie des Geistes fehle, was aus einem Defizit an höheren Gehirnfunktionen resultiere, bei denen es um Metarepräsentation gehe. Sie argumentiert eindringlich, daß die seltsamen Höhepunkte in der intellektuellen Leistung autistischer Kinder – die sogenannten Fähigkeitsinseln und die Leistungen des mechanischen Gedächtnisses bei den *Idiots-Savants* – Zeichen einer Dysfunktion seien, die in einer übergroßen Fähigkeit, Kontexte zu ignorieren, begründet seien. Dem autistischen Menschen, so Frith, fehle es an »einer zentralen zusammenhaltenden, ordnenden Kraft«, die sie mit einem stark strömenden Fluß vergleicht, der »große Mengen an Information (viele Nebenflüsse) zusammenzieht«. Diese besondere Metapher, auf die Frith in ihrem Buch immer wieder zurückgreift, ist meines Erachtens ein interessantes Beispiel für die Grenzen der Ein-Personen-Psychologie und der Art und Weise, wie Frith diese einsetzt. Denn ganz gewiß ist es nicht so, daß der Fluß die Nebenflüsse zusammenzieht. Die Schwerkraft ist die zentrale Ordnungskraft, die das Wasser aus den Bergen zu den Nebenflüssen hin zum mächtigen Strom und schließlich ins Meer zieht. Wie eine geographische Metapher unvollständig ist ohne eine gewisse Beachtung der physikalischen Gesetze der Mechanik, so ist es auch eine Ein-Personen-Psychologie, die die Rolle der Betreuungsperson (zunächst als äußeres, später als verinnerlichtes Objekt) ignoriert beim Ermutigen, Konzentrieren, Kanalisieren und Steigern angeborener Kapazitäten, des Dranges nach Kohärenz und der Fähigkeit zur Objektsuche, mit denen der Säugling sein Leben beginnt, auf welchem Ausgangsniveau auch immer. Jedenfalls stützt die Augenfälligkeit der sozialen Fähigkeiten des Neugeborenen die Annahme, daß es mit einem Drang nach Kohärenz, der keineswegs nur kognitiver Natur ist, zur Welt kommt. Diese Evidenz führt auch dazu, daß man Friths Auffassung, eine Theorie des Geistes sei ein spät reifender Mechanismus, d.h. er reife erst im zweiten Lebensjahr heran, in Frage gestellt hat. Die zentrale zusammenhaltende Kraft ist meines Erachtens unsere angeborene Fähigkeit zur menschlichen Beziehung und ihre schließliche Verwirklichung in Interaktionen und in der Verinnerlichung dieser Interaktionen. Wir werden als objektsuchend geboren, möglicherweise sogar gezeugt.

Es gibt jedoch rudimentäre Entsprechungen zwischen den Vorstellungen der Kognitivisten, daß es den Autismusforschern an einer Theorie des Geistes fehle, und Meltzers nachdrücklicher Betonung der Geistlosigkeit autistischer Zustände sowie Tustins Betonung der Bedeutungslosigkeit und asymbolischen Natur »autistischer Objekte«. Aber damit hören die Gemeinsamkeiten auch auf. Tustin und Meltzer zum Beispiel heben beide hervor, daß es in der Tat Momente der Sinnhaftigkeit bei ihren Patienten gebe, und sie haben immer eine hohe Aufmerksamkeit für die Potenz des Kindes zu einer Präkonzeption des Geistes, wie Bion es nannte, wenn nicht sogar zu einer vollständig entwickelten Konzeption (1962). Auf jeden Fall messen die psychoanalytischen Autoren »Geist« mehr Bedeutung bei als die Kognitivisten. Was den Beschreibungen der Kognitivisten so auffällig mangelt, ist die Idee einer inneren Welt voll lebendiger Objekte, Erinnerungen und Gedanken, die von Bedeutung erleuchtet sind. Der menschliche Geist ist ein weites Panorama von Gefühlen, über die nachgedacht wird, und Gedanken, zu denen man Gefühle hat, und diese Gefühle und Gedanken befinden sich in fortwährender Interaktion miteinander. Sie sind dynamisch und energiegeladen. Gedanken haben ihre eigene Lebenskraft: Wir können über sie nachdenken, wir können ihnen hinterherjagen, wenn wir sie zu verlieren meinen, wir gehen ihnen nach, soweit wir können. Wir können sie ausschließen und niederhalten. Manchmal wenden sie sich gegen uns und jagen uns und setzen uns zu. Manchmal gelingt es uns, zwei von ihnen zusammenzubringen, manchmal kommen sie von allein ohne unsere Erlaubnis zusammen. Manchmal suchen sie uns heim wie ein Spuk, oft entziehen sie sich uns. Friths und Baron-Cohens Konzept des menschlichen Geistes erscheint trocken und dürr, knapp definiert im Sinne der Experimente, auf denen die Theorie beruht (Baron-Cohen, 1988).

Die Experimente selbst jedoch sind erfinderisch und phantasievoll, so mangelhaft sie auch sein mögen bezüglich der Aufmerksamkeit für die Emotionalität und die Dynamik, von denen das Denken angetrieben und begleitet wird. Baron-Cohen, Leslie und Frith wandten ein Experiment an, das von Wimmer und Perner erdacht worden war, um die Entwicklung einer Theorie des Geistes bei kleinen Kindern zu untersuchen. Sie benutzten zwei Puppen, Sally und Anne. Sally hat eine Murmel, die sie in ihren Korb legt. Dann geht sie aus. Während Sally fort ist, nimmt Anne Sallys Murmel und legt sie in ihre eigene Schachtel. Sally kommt zurück und will mit ihrer Murmel spielen. Die Leiter des Experiments fragen das zuschauende Kind: »Wo wird Sally nach ihrer Murmel suchen?« Die meisten nicht-autistischen Kinder fangen schon an zu kichern wegen Sallys mißlicher Lage, erfassen diese richtig und zeigen auf den Korb. Die meisten autistischen Kinder liegen falsch und zeigen auf die Schachtel, weil sie selbst wissen (aber die arme Sally weiß es nicht), daß die Murmel sich darin befindet. Friths Erklärung lautet, daß autistische Kinder nicht begreifen, daß sehen wissen bedeutet und nicht sehen nicht wissen bedeuten kann (Frith, 1988, S. 159ff.). Sie ist der Überzeugung, daß das, was Kanner und noch früher Hobson für eine affektive (emotionale) Störung halten, sich besser mit dem Fehlen einer zentralen zusammenhaltenden Kraft im Gehirn erklären lasse, d.h. mit einem Defizit kognitiver Natur. Psychoanalytische Beobachter wären im Falle eines solchen Forschungsunternehmens, ohne organische Faktoren auszuschließen, sehr viel detaillierter bei der Untersuchung eines solchen Phänomens. Ich glaube, ihr Interesse würde der Unfähigkeit mancher autistischer Kinder, sich *mit* Sally *zu identifizieren*, gelten. Denn das bedeutet einen Sprung vom eigenen Selbst zum dem des anderen. Die Fähigkeit, sich mit dem inneren Zustand eines anderen zu identifizieren oder mit dem eines phantasierten anderen, wird weder als nur kognitiv noch als nur emotional verstanden; sie wird vielmehr so verstanden, daß sie von beidem etwas hat und zugleich sehr spezielle Prozesse impliziert, die nicht einmal ansatzweise in einer Ein-Personen-Psychologie untersucht werden können. Kliniker würden auch vermuten, daß einige der stärker entwickelten Kinder des »Schalentyps« möglicherweise gar nicht wissen wollen, daß sehen wissen bedeutet (Hobson, 1989).

Baron-Cohen, ein weiterer Verfechter der kognitiven Theorie, scheint auf den ersten Blick eine Position einzunehmen, die der psychoanalytischen gleicht, da er in Betracht zieht, daß das, was den Kern des Autismus ausmacht, die Schwierigkeit des autistischen Kindes sei, die inneren Zustände anderer Menschen zu verstehen. Aber mit dem »Verstehen der inneren Zustände anderer Menschen« meint er eine rein kognitive – und in der Tat sehr komplizierte – Aktivität, denn er stellt sich das Ganze so vor, daß es logisch und schlüssig funktionieren müsse. Und natürlich täte es das auch, wenn unser kognitives Verständnis dessen, was andere fühlen und glauben, nie durch empathische oder projektive Identifizierungen, durch die Fähigkeit, mit anderen zu fühlen und zu leiden, angetrieben und geprägt würde. Baron-Cohen trifft, so scheint mir, eine falsche Unterscheidung zwischen dem Verstehen *geistiger* Zustände und dem Verstehen emotionaler Zustände, was er für viel leichter hält. Er meint, daß geistige Zustände anders als emotionale nicht direkt beobachtbar seien und daher gefolgert werden müßten, was einen »komplexen kognitiven Mechanismus erfordert«. Zu verstehen, was jemand glaubt, sei komplizierter, als zu verstehen, was jemand fühlt, weil Glauben und Begehren immer einen bestimmten *Inhalt* hätten. Man hat jedoch nicht den Eindruck, daß die normalen Kinder, die über Sallys mißliche Lage lachten, sich in eine komplizierte Abfolge schlußfolgernder Berechnungen in der Manier von Sherlock Holmes verwickelten. Die projektive Identifizierung mit einer anderen Person kann augenblicklich erfolgen; wenn man also erst den Standpunkt des anderen eingenommen hat, ist es leicht herauszufinden, wie von dort aus die Dinge aussehen und erscheinen; wenn man einmal in Sallys Haut steckt, weiß man sofort, daß sie glaubt, die Murmel sei noch in ihrem Korb. Und ich meine, daß man ohnehin schon etwas darüber weiß, wie es sich anfühlt, wenn man etwas verloren hat, denn verlorene und vermißte Objekte stellen diejenigen, die sie verloren haben oder vermissen, wohl nicht nur vor kognitive Probleme. Außerdem scheint Baron-Cohen grob zu vereinfachen, wenn er meint, daß emotionale Zustände wie Glück, Traurigkeit, Angst und Wut nicht unbedingt einen Inhalt hätten und als solche für die Vorhersage und Sinngebung sozialen Verhaltens weniger nützlich seien.

Als Klinikerin bin ich es gewohnt zu versuchen, die vielen verschiedenen Arten von Zurückgezogenheit eines autistischen Kindes herauszufinden. Ich habe das Gefühl, daß ich schon hunderte verschiedener

Arten ihres Unvermögens, den eigenen Verstand zu benutzen, erlebt habe. Daher überrascht mich bei dem Sally-Anne-Experiment die nahezu nur »einen Gott« anerkennende Suche der Forscher nach einer einzigen Erklärung und einer einzigen Beschreibung. Ich würde zum Beispiel vermuten, daß einige der autistischen Kinder den Test nicht bestanden, weil sie in ihrer gedankenlosen Art die Antwort gaben, die ihrer Erwartung nach der Leiter des Experiments von ihnen hören wollte. Was sie hörten, waren nicht die genauen Einzelheiten der Frage »Wo, glaubt Sally, ist die Murmel?«, sondern: »Wo ist die Murmel?« Häufig halten sie sich nur an solch einem Stück eines ganzen Satzes fest; sie scheinen schwach, ineffektiv, schlaff und manchmal verzweifelt nach dem Ende eines Satzes zu greifen, nicht in der Hoffnung, daß es einen großen Unterschied machen würde, sondern eher als glaubten sie, irgend etwas sei besser als gar nichts (sie greifen nach Strohhalmen, so wie Robbie sich an einem Büschel Gras festhielt, als er das Gefühl hatte, einen steilen Abhang hinunter in den Abend zu stürzen). Sich mit Sally zu identifizieren, liegt außerhalb ihrer Möglichkeiten, aber das gilt auch für ein zuversichtliches Innehalten, um über die Frage nachzudenken. Ihre offensichtliche Gedankenlosigkeit hat viele Determinanten, wobei manche einen früheren Platz in der Kausalkette haben und andere einen späteren, stärker abgeleiteten. Es muß sich nicht immer um einen organischen Defekt handeln; es kann auch die Folge eines massiven Verzichts auf die Benutzung ihres Geistes sein (möglicherweise die Folge eines chronischen depressiven Zusammenbruchs mit einer nachfolgenden Atrophie der mentalen Funktionen) oder aufgrund einer massiven Projektion ihrer Denkfunktionen in andere Menschen. Für Robbie zum Beispiel lag es zu bestimmten Zeiten einfach außerhalb seiner Möglichkeiten, an die Existenz geistigen Lebens überhaupt zu glauben; in späteren, ein wenig besseren Zeiten hatte er in der Tat das Gefühl, daß jemand denken könne und Antworten bereit halte, aber ganz bestimmt nicht er. Wenn ich ihm also eine Frage stellte, suchte er in meinen Augen nach der Antwort, obgleich er selbst sie sehr wohl wußte. Ich habe erlebt, wie andere autistische Kinder irgendeine Antwort gaben, nur um den Fragenden loszuwerden.

Hobson, der Hauptverfechter der affektiven, im Gegensatz zur kognitiven Theorie des Autismus, nähert sich in seiner Arbeit »Beyond Cognition« (1989) einer psychoanalytischen Objektbeziehungsperspektive stark an. In dieser Arbeit hält er, im Gegensatz zu Baron-Cohen, daran fest, daß Gefühle immer etwas oder jemanden zum Inhalt haben. Seine Forschung, die auf einer Reihe von Experimenten mit Photographien von Gesichtern beruht, welche unterschiedliche Emotionsgrade zeigen, hat erwiesen, daß autistischen Menschen eine spezifische Abnormität in der Art und Weise, wie sie Emotionen in den Gesichtern von Menschen wahrnehmen, eigen ist. Er argumentiert, sie hätten eine biologisch bedingte Beeinträchtigung ihrer affektiv-strebenden Bezogenheit zur Umwelt. Es scheine ihnen an der Koordination von sensomotorisch-affektivem Verhalten und Erfahrung zu mangeln, die ein gewöhnliches Merkmal sowohl innermenschlichen wie auch zwischenmenschlichen mentalen Lebens sei. Der Mangel könne mit einer neurologischen Dysfunktion zu tun haben, müsse es aber nicht. Er betont jedoch nachdrücklich, daß die kognitiven Defizite – etwa in bezug auf die Sprache, Symbole, das Scheitern beim Sally-Anne-Test – bei autistischen Kindern eine Folge der Unfähigkeit seien, am affektiven Leben des anderen teilzunehmen und »so ein Wissen von Personen als Personen aufzubauen«.

Eine modifizierte Objektbeziehungstheorie

In seiner späteren Arbeit »On psychoanalytic approaches to autism« (1990) geht Hobson noch weiter. Er stellt fest, daß ein psychoanalytischer Objektbeziehungsansatz, vorzugsweise ein »umsichtiger und selbstkritischer«, einen wichtigen Platz in der Erforschung des Autismus einnehmen könne. Es könne eine gegenseitige Bereicherung zwischen den Organmedizinern und den Psychodynamikern geben, und seines Erachtens könnte die Erforschung des Autismus es erforderlich machen, die Objektbeziehungstheorie zu modifizieren und in der Tat die hereditär bestimmten Grundlagen und die sehr frühen Erfahrungsgrundlagen für die Objektbezogenheit neu zu überdenken. Mir scheint jedoch, daß einige der notwendigen Modifizierungen bereits vorgenommen wurden und daß uns jene Art des neuen Denkens, auf das Hobson anspielt, bereits zur Verfügung steht. Diese Entwicklungen machen die scheinbar unmögliche Aufgabe, eine Objektbeziehungstheorie auf Kinder anzuwenden, die per definitionem so deutlich *nicht*-objektbezogen sind, ein wenig leichter. Robbie zum Beispiel, der auf einer bestimmten Ebene als völlig nicht-objektbezogen bezeichnet werden kann, bezieht sich andererseits in der Tat auf ein Objekt, jedoch ein minimales Objekt, ein Netz mit einem Loch oder ein dünnes Grasbüschel, an dem er sich festhalten kann, um nicht in den Abgrund zu stürzen.

Seit der Arbeit Melanie Kleins in den dreißiger und vierziger Jahren ist die Idee des Objektes in der psychoanalytischen Theorie weiter entwickelt und modifiziert worden in Abgrenzung zur Idee der ganzen Person, wie sie sich etwa im Geist eines normalen dreijährigen Kindes darstellt und auf die sich autistische Kinder von drei oder mehr Jahren, denen Rutter, Frith, Baron-Cohen und Hobson ihre Untersuchungen gewidmet haben, so offenkundig nicht beziehen. Klein (1937) hob die Bedeutung der Teilobjekte wie der Brust hervor, Winnicott (1960) die haltende Funktion der Mutter, Bion (1962) die »Behälter«-Funktion der Mutter. Weitere wesentliche Modifikationen ergeben sich aus der Arbeit von Rosenfeld (1987) zum Identifikationsobjekt beim Narzißmus, Bicks Untersuchung (1968) des zweidimensionalen Objekts, Meltzers Untersuchung (1978) zum fragmentierten Objekt, Tustins Arbeit (1981) über autistische Objekte und Bollas Theorien (1989) zum alternativen Objekt. Ich würde diese Reihe gern durch meinen Vorschlag zur Bedeutung des regenerierenden Objekts ergänzen (siehe Kapitel 4 und 5). Nachfolgende Theoretiker haben sich dem Gebrauch einer durchgängig mentalen Sprache immer stärker verschrieben und die Definition des mütterlichen »Objekts« weiter modifiziert: Sterns Untersuchung (1985) zur mütterlichen Abstimmung, Trevarthens Erforschung (Trevarthen und Marwick, 1986) zur »Mutter«-Sprache, Bions Betonung der Funktion der Mutter, die Mitteilungen und Projektionen ihres Babys zu transformieren, enthalten sämtlich bedeutsame Neuformulierungen bei der Beschreibung dessen, was »Wissen von Personen als Personen« implizieren kann. Darüber hinaus belegen die Arbeit von Klaus, Kennell und Brazelton und, so würde ich ergänzen, das machtvolle Bild von Robbies Rettungsleine die belebenden, ermunternden, beanspruchenden und regenerierenden Funktionen der Betreuungsperson (Klaus und Kennell, 1982; Brazelton et al., 1974).

Damit steht uns ein umsichtiger und selbstkritischer psychoanalytischer Objektbeziehungsansatz schon zur Verfügung und kann uns sehr nützlich sein, wenn es darum geht, den Forschenden in Sachen Autismus bessere Instrumente zur Beschreibung seiner psychischen Bedingungen an die Hand zu geben. Kognitive Defizite oder affektive Defizite oder auch kognitiv-affektiv-soziale Defizite, die sämtlich im Sinne einer Ein-Personen-Psychologie verstanden werden, können möglicherweise besser beschrieben und besser verstanden werden, wenn man sie im Sinne eines Defizits im Selbstempfinden wie auch im inneren Objekt begreift. Das erste Symptom in dieser Triade, die soziale Beeinträchtigung, könnte also so verstanden werden, daß sie eine Beeinträchtigung oder ein Defizit in der »Sozialität« des inneren Objekts beinhaltet. Möglicherweise mangelt es nicht nur dem Kind an Interesse für das Objekt, sondern es geht davon aus, daß das Objekt seinerseits kein Interesse hat. Ebenso müßte das zweite Symptom, die Kommmunikationsschwierigkeiten, in seiner Beschreibung und Definition auch eine Beschreibung der Kommunikationsschwierigkeiten (hinsichtlich Ausdruck, Empfänglichkeit und Ermunterung) im inneren Objekt umfassen. (Eine Diskussion des dritten Symptoms, der Stereotypie, erfolgt im nächsten Kapitel.)

Die Bereicherung geht dabei natürlich in zwei Richtungen: Die Erforschung des Autismus kann, wie Hobson impliziert, auch zu noch weitergehenden Modifizierungen der Objektbeziehungstheorie führen. Ganz gewiß hat sie mich gelehrt, ebenso genau auf das Defizit in den Objektrepräsentanzen des autistischen Kindes zu achten wie auf das Defizit in seinen Selbstrepräsentanzen. Bions Modell der Mutter als eines »Behälters« impliziert ein Baby, das voller noch nicht zu bearbeitender Emotionen oder undenkbarer Gedanken ist, die nach außen projiziert werden, damit die Mutter sie bewahren und verarbeiten kann. Das Selbst des Babys, so belastet und unreflektiert es in solchen Momenten auch sein mag, wird hier so verstanden, daß es *mit etwas angefüllt* ist. Brazeltons Modell jedoch und viele gewöhnliche Beobachtungen zeigen das Selbst mancher neugeborener Babys sehr viel losgelöster, schlaffer und versprengter – alles in allem ein leereres Bild des Selbst und dennoch ein Selbst, das *von einer Mutter zusammengehalten werden kann, die sich auf das Baby konzentriert und sich selbst (konzentriert) als Aufmerksamkeitsfokus anbietet.* Ich werde auf diese interessante Frage eines Defizits im Selbstempfinden im letzten Kapitel zurückkommen. Wenn man ein autistisches Kind mit »du« anspricht, so schaut es manchmal über die Schulter, als könnte es sich selbst nicht finden. Bei dieser Aufgabe brauchen solche Kinder räumliche Hilfe.

Eine weitere bedeutungsvolle Modifizierung des Objektbegriffs ist die Unterscheidung, die Bion zwischen einem Konzept und einer angeborenen Präkonzeption trifft. Bion zufolge wird das Baby zwar nicht mit einem Konzept, jedoch zumindest mit einer Präkonzeption der Brust geboren. Seine eigene Auffassung, daß das Baby mit einem Trieb »K«, dem Bedürfnis, mit psychischer Qualität in Berührung zu kommen oder, einfacher ausgedrückt, mit dem Bedürfnis, jemanden kennenzulernen, auf die Welt komme, impliziert, daß das Baby mit mehr als einer Präkonzeption der Brust geboren wird; es wird auch mit einer Präkonzeption dessen, was O'Shaughnessy (in einer persönlichen Mitteilung) als »psychisches Objekt« bezeichnete oder was, in Anlehnung an Trevarthen, »lebendige, intelligente Begleitung« genannt werden kann. Was Bion eine Präkonzeption nennt, scheint mir einem Konzept näher zu kommen als alles, was ich bisher bei manchen der ausdrucksloseren, leereren Babys beobachtet habe, Babys, die ich im Rahmen von Säuglingsbeobachtungen und in Mutter-Säugling-Therapien beobachtet habe. Vielleicht waren die von Bion beobachteten Babys aus einem stärkeren Stoff gemacht als zumindest einige von denen, die etwa Brazelton beschreibt. Gewiß fällt einem bei den stärkeren, wacheren Neugeborenen auf, daß sie sehr viel mehr als eine Präkonzeption eines Objekts haben; sie scheinen beinahe schon ein Konzept zu haben, und man kann sie sicher als objektsuchend oder objektbezogen bezeichnen oder, um es mit einer anderen Formulierung zu versuchen, als intelligenzsuchend oder intelligenzbezogen. Was die schwächeren, schlafferen, noch nicht erwachten Neugeborenen betrifft (deren Gehirn unbeeinträchtigt sein kann; diese Diskussion gehört zur deskriptiven Psychologie, nicht zur Ätiologie des Autismus), so können wir allenfalls sagen, daß sie in der Tat eine Präkonzeption eines intelligenten Objekts in dem Sinne haben, daß sie objektbereit und objektfordernd sind. Das heißt, es ist ihnen angeboren, daß sie auf die Beziehung zu einem intelligenten Wesen *vorbereitet* sind und diese *brauchen* und daß sie darauf antworten können, wenn *dieses Wesen die richtigen Voraussetzungen schafft.* Diese Präkonzeption mag bei solchen weniger wachen Babys auf eine sehr spezifische Art der Realisierung in der Erfahrung angewiesen sein, wenn sie zu einem Konzept von einem intelligenten Wesen, einem sinnhaften, interessanten, interessierten und aufmerksamen Verstand werden soll. Und die spezifische Art muß vielleicht dem besonderen Entwicklungsdefizit des Kindes, möglicherweise Problemen in der Entwicklung während der ersten Lebenstage und -wochen, ganz genau entsprechen.

Im nächsten Kapitel werde ich versuchen, einige dieser spezifischen Realisierungen im Verlauf psychotherapeutischer Behandlung zur Diskussion zu stellen.

Zusammenfassung

In diesem Kapitel habe ich versucht, einen Weg durch das Minenfeld der Kontroversen zu finden, die das tragische Krankheitsbild des Autismus einrahmen. In einer Diskussion um seine Ätiologie habe ich mich bemüht, die Begrenzungen einer auf linearer Kausalität beruhenden ätiologischen Theorie zu meiden, und ein interaktionelles Modell dargelegt, das der schreckenerregenden Art und Weise Rechnung trägt, in der eine Wirkung zu ihrer eigenen Ursache werden kann. Ich habe über einige der psychischen Merkmale des Autismus gesprochen und die Auffassung vertreten, daß diese eher im Bezugsrahmen einer Zwei-Personen-Psychologie als einer Ein-Personen-Psychologie untersucht werden könnten. Eine modifizierte Objektbeziehungstheorie, die eine Konzeption primitiver oder minimaler Objekte oder von Präobjekten sowie Unterscheidungen von Präkonzeptionen und Konzepten miteinschließt, findet sich, so möchte ich betonen, schon in den Werken von Klein, Bion und den Säuglingsforschern.

16

Riten und Rituale im Autismus

Der Gebrauch der Gegenübertragung
Robbie mit 30

Die Gegenübertragung im Dienste der Beschreibung

Es besteht kein Zweifel, daß der Autismus eine Erkrankung ist, die bei denjenigen, die sie erforschen, extrem starke Reaktionen hervorruft. Vielleicht ist es die Tiefe des Rückzugs und die scheinbar kalte Entschlossenheit, in diesem Rückzug zu verharren, die so zermürbend sind und diese extremen Reaktionen hervorrufen. Die Organmediziner reagierten mit einer Distanziertheit, die ein Kliniker als übermäßig, vielleicht sogar als defensiv bezeichnen würde. Die Reaktion der Kliniker, zumindest meine eigene während der ersten Jahre, bewirkte ein allzu großes Engagement in dem Sinne, daß sie mit Entschiedenheit und Beharrlichkeit dort Bedeutungen zu finden versuchten, wo so offenkundig Bedeutungslosigkeit herrschte. Es gab größere Differenzen nicht nur hinsichtlich der Ätiologie, sondern auch in der Sprache der Beschreibung. Den Wechsel von Kanners Beschreibung des ersten wesentlichen Symptoms als eines »extremen Alleinseins vom Lebensanfang an« hin zu Wings »gravierender sozialer Beeinträchtigung« habe ich bereits kommentiert. Doch die Differenzen zwischen Kanner und Wing hinsichtlich der Beschreibung und Definition des dritten Symptoms sind noch dramatischer. Kanners »ängstlich zwanghaftes Verlangen nach Einssein« (1944) wird bei Wing zum »Fehlen von imaginativem und Als-ob-Spiel, an dessen Stelle repetitives Verhalten tritt« (1979). Die späteren Beschreibungen scheinen Kanners Annahmen zur menschlichen Motivation, zum Verlangen und zum menschlichen Wollen sorgsam zu meiden. Aber eine rein verhaltensbezogene Beschreibung läßt wichtige deskriptive Merkmale außer acht. Ist repetitives Verhalten einfach repetitives Verhalten oder können wir uns die Freiheit zugestehen, das Tödliche darin zu sehen, die Leere und möglicherweise sogar etwas noch Schlimmeres? Implizieren die gefühlsbetonten Adjektive zwangsläufig, daß man etwas in das Verhalten hineinliest oder sollten sie vielleicht ein wohlüberlegter Teil der Beschreibung des Verhaltens sein? Denn selbst in Kanners etwas gefühlsbetonterem Bericht ist eines ausgespart: das Entsetzen, der Unglaube und die quälende Langeweile, die bei jedem ausgelöst werden, der bereit ist, *lange genug bei einem austistischen Kind zu sitzen*, das in seine typischen autistischen Rituale vertieft ist, bereit, sich ganz und gar darauf einzulassen, wie sich dies anfühlt, und sowohl das Verhalten des Kindes wie auch die eigenen Gefühlszustände, die durch dieses Verhalten hervorgerufen werden, zu reflektieren und zu untersuchen. Diese Emotionen in der Gegenübertragung in bezug auf das autistische Kind können den Kliniker natürlich in die Irre führen: Er kann sich zum Beispiel versucht fühlen, Bedeutung in die Bedeutungslosigkeit hineinzulesen. Handhabt man sie jedoch angemessen und umsichtig, so werden sie nicht nur das Lebenselixier der Therapie sein, sondern ein wesentliches Instrument für die genaue und detaillierte *Beobachtung* der autistischen Symptomatik. Daher werde ich der gefühlsbetonten Sprache Einlaß gewähren, zum Teil, weil ich mir dessen bewußt bin, daß ich überhaupt erst in irgendeiner Form weiterkam, als ich es mir gestattete, die tiefe Langeweile angesichts von Robbies repetitivem Verhalten zu fühlen und überdies das zunächst verleugnete Entsetzen über Robbies fehlendes Empfinden von Langeweile und Dringlichkeit in bezug auf die verstreichende Zeit zu akzeptieren, zum nächsten, um seine innere Verfassung zu verstehen, und zum letzten, um ihm beim Lebendigwerden zu helfen. Weder wissenschaftliche Distanziertheit noch Pseudoneutralität noch aufnahmebereites Containing in seiner passiveren Form waren angemessen. Sind unsere auf Lebendigkeit und Neuheit gerichteten normalen menschlichen Wünsche und Erwartungen und die entsetzte Reaktion auf die Leblosigkeit und Langeweile der Rituale notwendigerweise ein »Hineinlesen« oder ist die Empfindung menschlicher Alarmiertheit und Dringlichkeit ein entscheidender Faktor, um unseren Aussagen eine angemessene deskriptive Kraft zu verleihen?

Es gibt einen weiteren Grund, warum eine gefühlvollere klinische Sprache ein geeignetes Mittel der genauen Beschreibung ist. Es hat etwas damit zu tun, wie der Kliniker die Beschaffenheit der Rituale im jeweiligen Augenblick wahrnimmt: das heißt, wie er einige sehr beunruhigende und unangenehme Eigenschaften, die dem Ritual eigen sind, wahrnimmt. Diese haben wenig mit den respektableren Motiven gemeinsam, an welche gemäß der Vorstellung von Organmedizinern die Kliniker glauben, wie zum Beispiel Vermeidung von Angst. Ich spreche vielmehr von den perversen Erregungen, dem Baden in irren Sensationen und Verzückungen und auch von den sadistischeren und destruktiveren Motiven, die sich den Ritualen anlagern und eine wesentliche Rolle bei ihrer Perpetuierung spielen können. Ich vermute, daß der reale Wahnsinn des Autisimus manchmal so verstörend ist, daß Organmediziner und Verfechter der Umweltätiologie nach einzelnen Erklärungen oder Ursachen suchen, die hinreichend separat von der psychischen *Existenz* des Kindes sind, um dem Zuschauer die Aufgabe zu ersparen, allzu genau hinzuschauen. Nicht immer sind die Rituale von perversen oder süchtigen Motiven begleitet, aber die meisten Kliniker betrachten sie als ein schlechteres prognostisches Zeichen für die Therapie, als wenn die Rituale eher nur kompensatorisch und nicht allzu festgelegt sind. Aber selbst ohne diese perversen Elemente ruft das *Ausmaß* des Rückzugs, das Ausmaß der Weigerung oder Unfähigkeit, auf unsere Annäherungsversuche zu antworten, mächtige Gefühle von Ablehnung, Unverständnis, Verzweiflung und auch Wut hervor. Manche Fachleute ziehen es vor, solch ein schwarzes Loch im menschlichen Geist aus einer großen professionellen Distanz zu betrachten. Andere beachten in ihrem Wunsch, näher zu kommen, vielleicht die Wichtigkeit der Bedingungen zu wenig, unter denen solche Distanzen überbrückt werden können.

Wenn Hobsons Behauptung (1989) richtig ist, daß der Autismus als ein sozial-affektives Defizit zu verstehen sei, das sich von falschen empathischen Interaktionen mit anderen herleitet, dann müßte das Untersuchungsinstrument nicht nur in der wissenschaftlichen Beschreibung quantifizierbarer Verhaltenseinheiten bestehen, sondern in der Erforschung der Methode der empathischen Interaktion selbst. Das autistische Kind zu untersuchen und dabei die interpersonale Dimension *zwischen uns* zu ignorieren, ist so, als würde man mit tauben Ohren Musik hören oder ohne Geruchsinn den Duft zweier Rosen vergleichen. Ein Musiker, der sich ein neues Cello kauft, besteht darauf, zunächst darauf zu spielen, um Ton und Resonanz beurteilen zu können. Um zu sehen, wie es auf sein Spiel reagiert, muß der Musiker sich fachmännisch und gekonnt auf das Instrument einlassen. Hamlet, der über Güldenstern spottet, weil dieser meint, er könne *ihn* spielen, sagt zu sich selbst: »... und in dem kleinen Instrument hier ist viel Musik, eine vortreffliche Stimme, dennoch könnt Ihr es nicht zum Sprechen bringen.« (*Hamlet*, 3. Akt, 3. Auftritt) Der psychoanalytische Beobachter studiert nicht nur die Reaktionen des Kindes auf ihn in der Übertragung, sondern auch seine eigenen Gegenübertragungsreaktionen auf das Kind und dann die Reaktionen des Kindes auf diese Gegenübertragungsreaktionen. Er untersucht die Reaktionen *im Kontext ihrer Beziehung und in ihrer Abfolge*, und er untersucht, wie sich ein sich verändernder Kontext auf die Reaktionen von einem Augenblick auf den anderen auswirkt. Was also untersucht wird, ist eine Beziehung, ein Duett, nicht ein Solo. Zwei meiner autistischen Patienten tun bestimmte Dinge nur, wenn meine Aufmerksamkeit für einen Moment abschweift, niemals, wenn sie meine volle Aufmerksamkeit haben. Ich muß ebenso meine Reaktionen im Blick behalten wie ihre. Intersubjektive Analytiker in Amerika haben darauf hingewiesen, daß, wenn einem Archäologen unbemerkt die Armbanduhr in ein Ausgrabungsloch fällt, es eine gewagte Aussage wäre, daß alles, was in der Grube gefunden werde, sich schon vor der Ausgrabung dort befunden haben müsse. Die Psychoanalyse ist, so Stolorow, Brandchaft und Atwood, insofern einzigartig unter den Wissenschaften, als der Beobachter zugleich Beobachteter ist (1987, 2001).

Diese Aufmerksamkeit auf seiten des Therapeuten/Beobachters für Veränderungen in seinem eigenen psychischen Zustand kann sehr erhellend sein für den offenkundigen Mangel an Interesse, den das autistische Kind gegenüber anderen Menschen zeigt. Frith hebt hervor, daß dieser Mangel sich nicht auf die bewußte Wahrnehmung eines anderen *Menschen* bezieht, sondern auf die bewußte Wahrnehmung eines anderen menschlichen Geistes. Frith stellt im weiteren das mangelnde Interesse des autistischen Kindes, gemeinsame Aufmerksamkeit herzustellen, zur Diskussion: So hat Curcio (1978) zum Beispiel gezeigt, daß bei jungen autistischen Kindern Hinweise auf Protoabsichten nie zu beobachten waren. Einmal hörte ich, wie Trevarthen ein wunderbares Beispiel dafür gab, wie wirksam dies für das »soziale Bezugnehmen« bei einem zehn Monate alten Baby war, einem Mädchen, das von seiner Mutter zum erstenmal ins Versuchslabor gebracht wurde. Das Baby zeigte offensichtlich mit Erstaunen und einem neugierig-erregten »Uh?« nach oben auf die Videokamera in ihrer Halterung. Die Mutter erwiderte vertrauensvoll und beruhigend: »Das ist eine Videokamera, mein Schatz«, und das Baby gab ein zufriedenes »Uh« von sich und wandte seine Aufmerksamkeit etwas anderem zu. Natürlich verstand das Baby nicht das Wort »Videokamera«, aber es verstand, daß seine Mutter das Gefühl hatte, daß dieses komische Gerät ein erkennbares Ding war. Frith versteht Curcios Feststellung als Beweis für eine (angeborene) Unfähigkeit, einen anderen menschlichen Geist zu erkennen. Aber angenommen, wir machen statt dessen ein *entstandenes Defizit aus* (eine Entwicklung, die in den ersten Lebenstagen und -wochen beginnt) *in der Fähigkeit und/oder dem Willen, einen anderen aufmerksamen menschlichen Geist zu erkennen, das heißt einen Geist, der hinreichend nicht-depressiv oder nicht-gestört ist, um an entzücktem Wiedererkennen teilzunehmen, und in der Lage, sich mit sich selbst zu befassen und sich auf sich selbst einzustimmen.*

Meine eigene klinische Erfahrung mit autistischen Kindern läßt mich annehmen, daß sie zwar ihr Interesse nicht *erklären* und einen nicht einladen, es mit ihnen in normaler, offener Art und Weise zu teilen, daß sie aber sehr wohl ihre eigenen Methoden finden, Interesse und Aufmerksamkeit *hervorzurufen* – und nicht immer nur Interesse und Aufmerksamkeit der bedürfnisbefriedigenden Art, sondern auch bedachtsame Aufmerksamkeit. Einer meiner autistischen Patienten, Mark, kann sich eine halbe Stunde lang damit beschäftigen, immer wieder über den Tisch zu reiben, im Kreis zu laufen, über den Tisch zu reiben und wieder im Kreis zu laufen am anderen Ende des Zimmers, während mein Blick auf ihm ruht. Genau in der Minute, wahrscheinlich sogar in der Sekunde, da meine Gedanken und wahrscheinlich mein Blick sich von ihm entfernen, verändert sich der Kreis zu einem Oval. Das bringt ihn wieder in mein Gesichtsfeld, und er gewinnt meine Aufmerksamkeit zurück! Erst dann und nur dann läuft er wieder einen Kreis. Würde ich nur sein Verhalten studieren und nicht auch meinen eigenen Geisteszustand überwachen, würde mir dieser Zusammenhang entgehen und ebenso seine Responsivität auf meinen Mangel an Responsivität. Robbie schien selbst auf der Couch, von wo er mich überhaupt nicht sehen konnte, immer den Moment zu erkennen, in dem meine Aufmerksamkeit abschweifte, und setzte dann eines seiner entnervendsten Wortrituale ein, eine stets wirksame Art und Weise, jedermanns ganze Aufmerksamkeit auf sich zu ziehen. Asperger, der eine Unterart des Autismus auf einem höheren Niveau identifizierte, meinte, daß die Kinder viele Dinge wohl mit einem kurzen Seitenblick aufnehmen (Frith, 1989). Ich vermute, daß dies auch auf einige der kränkeren autistischen Kinder zutrifft. Das Problem ist, daß das Kind sein scheinbar am stärksten nicht-objektbezogenes Symptom, ein stereotypes Ritual, möglicherweise auf höchst indirekte, aber dennoch stark objektbezogene Weise benutzt. Ich werde das später näher erläutern.

Erklärungen für die Rituale

Schauen wir uns nun noch einmal an, wie in der Literatur das Problem der Stereotypie oder des repetitiven Verhaltens bisher diskutiert wurde. Ich habe im vorigen Kapitel Dawsons Auffassung erwähnt, daß die Erklärung für den Mangel an Gewöhnung bei autistischen Kindern in ihrer Unfähigkeit liegen könnte, einen Erregungszustand zu modulieren (Dawson und Lewy, 1989a). Das ist eine interessante Beobachtung, aber nicht unbedingt eine kausale Erklärung. Kanner (1944) selbst hat zwar auf Handlungen und rhythmische Bewegungen hingewiesen und festgestellt, daß die damit einhergehende ekstatische Leidenschaftlichkeit stark auf das Vorhandensein masturbatorischer Befriedigung verweise, aber diese Beobachtung ist meines Wissens in der organzentrierten Literatur nicht wieder aufgetaucht. Das Verstehen von perversen sexuellen Handlungen oder perversen Phantasien mit perversen Inhalten hat eine lange Geschichte in der Psychoanalyse, die Auffassung jedoch, daß perverse Phantasien sich in eher indirekter Weise nicht durch den Inhalt, sondern durch die *Form* der verbalen Darstellung ausdrücken können, ist eine relativ neue Formulierung (siehe Josephs Beobachtungen zum »Nörgeln« in ihrer Arbeit »Die Sucht nach Todesnähe«, 1982; Hinshelwood, 1989).

Meine eigene Erfahrung mit Robbie legt nahe, daß eine bestimmte repetitive Präokkupation sich als eine Methode entwickeln konnte, mit Zuständen von Gestörtheit oder Leere fertig zu werden, oder auch etwas später in der Behandlung als ein Objekt echten, unverdorbenen Interesses. Aber was den Prozeß dann am Laufen hielt, sein Treibstoff, war nicht die Störung oder die Leere oder das neue Interesse, sondern etwas anderes. Perversionen und Süchte können wie Bronze ihre Gestalt auch dann behalten, wenn die Gußform entfernt wurde. Ist die Gußform erst einmal festgelegt, mögen die Bindemittel insgesamt einem anderen System gehorchen und lassen sich nicht einfach weganalysieren durch schlichte erklärende Deutungen, die auf das verweisen, was immer die Aktivität zuallererst in Gang gesetzt haben mag.

Dawson diskutiert über die psycho-physiologische Evidenz, daß es bei autistischen Kinden Abnormitäten in der Aufmerksamkeit gibt: das heißt, sie gewöhnen sich nicht. Die Klinikerin, die diese Kinder behandelt, kann das Gefühl haben, sich zu Tode zu langweilen, wenn sie zum hundertsten oder tausendsten Mal einer repetitiven Aktivität beiwohnt, doch dem Kind scheint es nie langweilig zu werden! Mein Eindruck ist in der Tat, daß eine genaue Untersuchung sowohl der Momente, wenn die Therapeutin sich zu langweilen beginnt – was für sie ein Hinweis sein kann, daß es auch dem Kind allmählich langweilig werden sollte –, als auch der subtilen qualitativen Veränderungen in der repetitiven Aktivität des Kindes offenbaren könnte, daß das Kind sich tatsächlich zu langweilen beginnt, dies aber nicht deutlich zeigt. Manchmal macht es einfach weiter, weil es nicht weiß, wie es aufhören soll, manchmal zwingt es sich weiterzumachen, weil es sich nicht vorstellen kann, daß es etwas anderes tun könnte, manchmal steht es unter einem inneren Drang weiterzumachen, manchmal macht es weiter, weil es ihm gefällt, Langeweile bei uns zu erzeugen, und manchmal macht es weiter in einer Art ekstatischer Besessenheit, weil diese besondere Stereotypie es fasziniert. Oder es macht auf eine ziellose Weise ohne Sinn und Verstand weiter, aber es macht weiter. Der Mangel an Gewöhnung muß meines Erachtens sehr viel genauer und detaillierter untersucht werden.

Dawson weist darauf hin, daß autistische Kinder sich auch dann keinem neuen Reiz zuwenden, wenn sie sich gewöhnen. Diese Momente, in denen das Kind plötzlich von einer Stereotypie genug hat, stellen den Therapeuten vor schwierige, aber entscheidende technische Probleme. Solche Momente sind, wie gesagt, ohnehin sehr schwer zu erkennen und, da das Kind oft nicht weiß, was es sonst mit seiner Aufmerksamkeit anfangen soll, wieder vorbei, bevor der Therapeut sich schnell genug einschalten konnte, um sie auszunutzen und dem Kind entdecken zu helfen, daß es ein anderes interessantes Objekt finden kann. Viel hängt davon ab, ob das Kind einfach den Mut verloren hat oder ob es eher kalt entschlossen ist in seiner Weigerung, neue interessante Objekte zu finden. Dawson argumentiert, daß der autistische Patient unter der Schwierigkeit leidet, seinen Erregungszustand zu modulieren und daß dies unmittelbar seine Fähigkeit beeinflußt, sich mit sozialen wie auch nichtsozialen Informationen zu befassen und sie zu verstehen und letztendlich in beiden Bereichen anpassungsfähig zu funktionieren. Ihre Untersuchungen zu therapeutischen Interventionen zeigen, daß die Aufmerksamkeit autistischer Kinder für andere Menschen durch sensible interaktive Strategien gesteigert werden kann, die vereinfachte, vorhersagbare und weitgehend bedingte Reaktionen bereitstellen und es den Kindern erlauben, das Ausmaß der Stimulation zu kontrollieren und zu regulieren. Dies scheint mir ein vielversprechender Bereich zu sein – für weitergehende Überlegungen ebenso wie für die Behandlung – und in mancher Hinsicht den Entwicklungen in der Psychotherapie, wie ich sie in diesem Buch beschrieben habe, nahezukommen (Dawson und Levy, 1989a). (Siehe auch die interessante Erweiterung der Verhaltensmethoden, die Howlin und Rutter, 1987, in der Behandlung autistischer Kinder in ihrer häuslichen Umgebung anwenden.)

Es ist viel darüber gearbeitet worden, wie die Erregungsmodulation in den ersten Lebensmonaten in Millionen von Wiederholungen winziger rhythmischer und zyklischer Interaktionen zwischen dem Baby und seiner lebendigen, menschlichen, responsiven Betreuungsperson erreicht und angelegt wird. Stern und andere (Stern, 1974) haben zum Beispiel gezeigt, daß der mütterliche Blick und die Konstellation der Verhaltensweisen von Stimme und Gesichtsausdruck, die ihn möglicherweise begleiten, einen starken Einfluß darauf haben, wie der Blick des Säuglings eingefangen und festgehalten wird. Aufmerksamkeit muß, wie Meltzer (1975) meinte, »gezollt« werden und, so formulieren es Klaus und Kennell (1982), die ihrerseits Cassel und Sander (1975) zitieren, Gesicht, Stimme und Brust der Mutter fungieren als der »Magnet, der die Eisenspäne in eine Reihe bringt«. Später, wenn diese Erfahrungen internalisiert sind, wird auch die Anziehung des Magneten internalisiert und innerlich repräsentiert, so daß das normale Kind motiviert ist, Kontakt zu einem lebendigen Objekt zu suchen, das Neues mit sich bringt und das es nun zu finden erwartet. Mit anderen Worten, es ist die von einem lebendigen Objekt ausgehende *Anziehung*, die die Ablenkbarkeit zu bekämpfen hilft. Solange die Organmediziner nicht die Auswirkung dieser frühen Interaktionen in Relation zu und zusammen mit dem Faktor der neurologischen Funktionsstörung betrachten, ist ihre Perspektive, die von einer grundlegenden Beeinträchtigung des Gehirns als einzigem Kausalfaktor des Autismus ausgeht, als außerordentlich eingeengt zu bezeichnen. Dawsons Theorie leidet an derselben Schwierigkeit wie Friths »zentrale zusammenhaltende Kraft«: Beide leiten sich von einer Ein-Personen-Psychologie her. Mit Sicherheit spielt die Mutter in ihrer fokussierenden Funktion (Lisa Miller, persönliche Mitteilung) eine wesentliche Rolle in der zentralen zusammenhaltenden Funktion und ebenso bei der Erregungsmodulation. Vieles kommt vom Baby selbst, aber vieles kommt auch von ihr.

Friths Erklärung des repetitiven Verhaltens ist ein wenig anders: Es sei in der mangelnden Symbolisierung des Kindes und in den Schwierigkeiten begründet, die ihm das Verarbeiten von Empfindungen bereite. Sie glaubt, daß die erschreckende Macht von Empfindungen und das Repetitive beim Autismus zwei Seiten derselben Medaille seien – wobei die Beeinträchtigung der zentralen zusammenhaltenden Kraft die Medaille darstellt. An einer Stelle erwähnt sie die langsame Gewöhnung an neue Reize und fügt hinzu, daß, obgleich einige Untersuchungen nahelegen, daß Stereotypien bei normalen Menschen auftreten, um das Erregungsniveau zu senken, eine ausführliche Sichtung der Literatur ergeben habe, daß Stereotypien häufig die Erregung *steigern*. Auch das ist für den Kliniker nicht schwer zu erklären. Ein Symptom kann als Reaktion auf Streß seinen Anfang nehmen und würde also die Erregung mildern; es kann sekundäre Bedeutungen annehmen, wenn es die Erregung weder reduziert noch verstärkt; und schließlich kann es perverse Motivationen für sich selbst anhäufen und so die Erregung steigern. Jahrelange Beobachtung des wechselnden Gebrauchs eines einzelnen Symptoms erweisen die einfache Vorstellung von einer primären Funktion oder auch eines sekundären Zugewinns als allzu vereinfachend. Das Symptom kann zahllose neue Motivationen für sich selbst aufnehmen. Ich hatte bei einigen von Robbies Symptomen das Gefühl, daß fast seine ganze Persönlichkeit und eine riesige Palette komplexer Gefühle in einer einzelnen repetitiven Serie von Sätzen zusammengefaßt sein könnten. Oliver Sacks (1985, S. 267) zitiert Richard Wollheim, der (in *The Thread of Life*) entschieden zwischen Berechnung und dem, was er »ikonische« Bewußtseinszustände nennt, unterscheidet. Sacks diskutiert im weiteren über die schlauen *Idiot-Savant*-Zwillinge: »Anscheinend ›operieren‹ sie nicht mit Zahlen wie ein Rechner; sie ›sehen‹ sie unmittelbar, ikonisch, wie eine gewaltige Naturszene.« (1985, S. 268) Robbies ikonische Bilder waren viel begrenzter, aber er schien in der Tat eine Synästhesie zu erleben wie Lurijas berühmter Gedächtniskünstler, und manchmal, wenn Robbie einige seiner Lieblingssätze wiederholte oder jemanden beschrieb, der eine »hellgrüne, sehr samtige Stimme« habe, leuchtete sein Gesicht vor Freude. Also waren die Rituale keineswegs immer leblos oder pervers, vor allem nicht bei ihrem ersten Auftreten (Lurija, 1968; Wollheim, 1984).

Robbies Rituale: Die Notwendigkeit multipler Erklärungen

Robbies Wiederholungen durchliefen oft eine Reihe von Zuständen, die für mich schließlich etwas ganz Vertrautes waren. Zunächst schienen sie eine Reaktion auf die Angst zu enthalten oder ein agitiertes, nervöses Interesse und einen unzulänglichen Versuch, eine solche Erfahrung zu kontrollieren, festzuhalten und zu verarbeiten. Einmal entwischte er zum Beispiel, lange bevor er Straßen überqueren und sich allein in London fortbewegen konnte, aus dem Auto seiner Mutter und kam 15 Minuten zu früh zu seiner Sitzung. Ich wußte, daß er keine Ahnung von Sicherheit im Straßenverkehr hatte, und ich konnte mir nicht vorstellen, wie er so früh allein in diesem erregten Zustand hatte eintreffen können. Zu jener Zeit war er zu verrückt, um erklären zu können, was geschehen war, also blieb ich im Ungewissen, bis dann, völlig außer sich, seine Mutter kam. Meine Stimme verriet natürlich meine Besorgnis, die ich für ihn (und seine Mutter) empfand, als ich sagte: »Es ist ein bißchen zu früh, Robbie, könntest du einen Moment im Wartezimmer warten?« Noch Jahre später trat er nie durch meine Tür, ohne zu sagen: »Es ist ein bißchen zu früh.« Ich bin mir sicher, daß er am ersten Tag meinen Schock aufnahm und während des nächsten Tages oder länger versuchte, damit ins Reine zu kommen – und natürlich auch mit seinem eigenen. Aber ich versuchte jahrelang zu verstehen, was sich mir als seine Bedeutung darstellte, als der Satz tatsächlich längst zum Ritual geworden war. Ich dachte, seine Worte sagten etwas über die Tatsache, daß er das Gefühl gehabt hatte, ich sei nicht bereit für ihn, und daß es noch einen tieferen Sinn gab, nämlich sein Gefühl, die Welt sei für ihn noch nicht bereit gewesen. Das kann sehr wohl die Bedeutung in den ersten paar Tagen gewesen sein. Aber später veränderte sich die Situation. Hätte ich meine Gegenübertragung unverfälscht benutzt und den furchtbaren Überdruß anerkannt, den ich empfand, wenn ich Jahre danach die Tür öffnete und er immer noch diesen leblosen Satz in lebloser Manier von sich gab, dann wäre es mir vielleicht gelungen, nicht ebenso autistisch mit ihm zu verfahren, wie er es mit mir tat. Ich hätte ihm vielleicht auch zeigen können, was wir Jahre später zusammen lernten: daß er irgendwo sehr wohl wußte, daß diese leblose, idiotische Art und Weise, mit Leuten zu sprechen, bewirkte, daß sie ihm mit sehr wenig Willkommen und Responsivität begegneten.

Es gab viele andere Wortrituale, die, wenn ich und andere auf der falschen Ebene darauf reagierten, ihre Nützlichkeit nie überlebt hätten und nie auf die natürliche Art verdaut und verarbeitet worden wären. Nach dem ersten ursprünglichen Gebrauch tendierten sie dazu, in einen schalen, leblosen Zustand überzugehen, in dem sie keinerlei Bedeutung, Lebendigkeit oder Motivation zu haben schienen. Später, nachdem ich dafür wachsam geworden war, wurden meine Deutungen vorsichtiger, und Robbies repetitives Verhalten ließ nach – oder aber er benutzte es für die provokativen, irritierenden, aber gewiß sehr lebendigen und hoffnungsvollen Motive, die ich weiter oben geschildert habe. Mittlerweile waren die Rituale niemals planlos. Aber vor allem im Hinblick auf die planlosen Phasen scheinen mir Friths Beobachtungen sehr lehrreich: Sie betont, »was von einer zentralen Instanz gebraucht wird, ist Abschalten, nicht Anschalten«. Frith geht natürlich davon aus, daß dies im Gehirn geschieht, aber es kann ebensogut sein, daß es in den ersten Lebenstagen und -wochen erlernt wird, in der Interaktion mit einer nicht-depressiven Mutter, die dem Baby durch die Belebung ihres Gesichts, ihrer Stimme und ihrer Brust hilft, auf neue interessante Objekte *um*zuschalten.

Das Problem war, daß, wenn ein Symptom meiner Aufmerksamkeit entging – oder der seiner Eltern, da auch sie für dieses Problem Aufmerksamkeit entwickelten –, es dazu tendierte, in einen süchtigen oder sogar perversen oder fetischistischen Zustand überzugehen. Dies sind die Rituale, die sich möglicherweise sehr stark mit den von Wollheim und Sacks beschriebenen ikonischen Zuständen decken, doch ist ihre emotionale Bandbreite weitaus geringer. Es kam vor, daß Robbie in angstvollen Momenten offensichtlich zum Zweck der Selbstberuhigung die Innenseite seiner Unterlippe leckte; aber bei anderen Gelegenheiten schwelgte er in dieser Aktivität, er tat es mit maturbatorischem und stark sinnlichem Vergnügen, und sein Gesichtsausdruck war gemein, pervers, unangenehm lüstern und irgendwie obszön und triumphierend. Tustin (1981) und Meltzer, die beide aus einer psychoanalytischen Perspektive schreiben, sind die einzigen Autoren nach Kanner, die auf Fetischismus und Perversion im Autismus verweisen. (Reid vom Autismus-Workshop an der Tavistock Clinic arbeitet zu diesem Thema.) Meltzer spricht vom Lieblingsspielzeug oder -ritual des autistischen Kindes als einem »fetischistischen Spielzeug« (Meltzer, 1973, 1975, S. 28).

Frith und Dawson geben klare, wenn auch kaum gefühlsbetonte Beschreibungen des Mangels an Symbolisierung beim Autismus, sucht man jedoch genaue Beobachtungen der Art und Weise, wie autistische Kinder sich zwischen dem konkreten und einem stärker »symbolischen Modus« vor- und zurückbewegen, und der Bedingungen, unter denen dies geschieht, so muß man sich an psychoanalytische Kliniker halten. Tustin beschrieb bei ihren Vermutungen über die frühe Kindheit solcher Kinder die Prozesse, durch die das Saugen des Kindes an der Innenseits seiner Wange eine immer stärker abartige, perverse Qualität annehmen kann. Für Winnicott ist es klar, daß ein Übergangsobjekt zu etwas Perversem degenerieren kann, Meltzer jedoch scheint zu vermuten, daß das Übergangsobjekt als solches fetischistisch sei (Meltzer, 1973). Meltzers Vorliebe, klare Unterscheidungen zu treffen zwischen der paranoid-schizoiden Position und der depressiven Position, verleitet ihn manchmal zu einer Entweder-oder-Einstellung, welche die Möglichkeit allmählicher Entwicklungen oder von Übergangsentwicklungen von der einen Position zur andern unberücksichtigt läßt. An anderer Stelle jedoch verweist Meltzer selbst darauf, daß Abwehrmechanismen Modulationsvorrichtungen sein können, die für Entwicklungszwecke eingesetzt werden (1975, S. 219).

Meltzer hat eine zusätzliche Erklärung für das zwanghafte, repetitive Verhalten beim Autismus. Er sieht es als Ergebnis eines Prozesses der »Zerlegung des sensorischen Apparats in seine einzelnen Teile«. Infolge dieser Zerlegung heften sich die Sinne an das in jenem Augenblick am stärksten stimulierende Objekt. »Der wesentliche Aktivitätsmodus zielt darauf ab, eine anfängliche Erfahrung bedeutungslos zu machen durch Demontage in einen Zustand der Einfachheit bis weit unter das Niveau des ›gesunden Menschenverstandes‹, so daß sie nicht als eine ›symbolische Form‹, die emotionale Bedeutung enthalten soll, fungieren kann, sondern nur in ihren verschiedenen Teilen zufällig und mechanisch artikuliert werden kann.« (1975, S. 217) Man beachte die Aktivität und Intentionalität im Begriff des Demontierens und Bedeutungslos-Machens. Ich habe gewiß solche aktiven Angriffe auf die Bedeutung von seiten autistischer Kinder selbst erlebt, ich habe jedoch nicht das Gefühl, daß dies als einzige Erklärung für ihre Konkretheit herangezogen werden kann. Ich habe den Eindruck, daß ihre Erfahrung häufig »unmontiert« ist; einige dieser Fragmente sind einfach noch nie zusammengesetzt worden. (Eine ausführlichere Diskussion zu diesen Fragen von Defizit und Abwehr siehe Kapitel 7 und 10.)

Meltzer hat einige interessante Dinge über das zu sagen, was er den »eigentlichen autistischen Zustand« nennt im Gegensatz zu den autistischen Residuen. Er beschreibt dies als einen Zustand des Rückzugs, der die Übertragungsobjektbeziehungen unterbricht, wie atmosphärische Störungen eine Sendung im Radio unterbrechen, nicht aber den Stromkreis. Solche Unterbrechungen, meint er, seien reversibel, und die lebendige Beziehung könne fortgesetzt werden, als wäre sie nie unterbrochen worden. Er beschreibt, wie wir sehen können, wenn wir diese Unterbrechungen herauslöschen, daß etwas Fortlaufendes geschieht, ähnlich wie bei den Zeitrafferaufnahmen vom Erblühen einer Blume (1975, S. 6). Dies hilft uns, die außerordentlich verzögerten Reaktionen und das anrührende Wiedererkennen zu verstehen, zu denen diese Kinder imstande sind. Ich erinnere mich noch an mein Erstaunen über Robbies ersten Kommentar bei seiner Rükkehr nach der Pause von zehn Monaten: »Wo ist der Fahrschein?«

Aber die Reinheit dieser scheinbaren »Fähigkeitsinseln« (Frith) sind nicht, wie Frith betont, ein Zeichen besonderer Fähigkeit. Sie sind ein Zeichen für eine Funktionsstörung in dem Sinne, daß etwas mit Robbies Erinnerung hätte geschehen *sollen*. Von machtvollen Flashbacks einmal abgesehen, muß der menschliche Geist sich auf Prozesse des Vergessens einlassen, damit neues, gegenwärtiges Erleben seine Wirkung entfalten kann. Erinnerungen müssen ihren angemessenen Platz auf der Hinterbank des Gedächtnisses einnehmen. Robbie fand es nahezu unmöglich zu vergessen, und leider verfing sich meine anfängliche Technik, immer wieder auftauchendes Material verstehen zu wollen, mit seiner Sucht nach der Vergangenheit.

Der von Lurija untersuchte professionelle Erinnerungskünstler stieß am Ende auch auf das Problem, daß er Bilder, die er nicht mehr brauchte, nicht vergessen und nicht löschen konnte: Lange Reihen von Zahlen und Ergebnissen aus früheren Vorstellungen begannen sein Gedächtnis zu blockieren. Er versuchte auf seine konkrete Art und Weise, sich vorzustellen, daß er die Tafel löschte; er versuchte es auch damit, daß er die Zahlenreihen aufschrieb und die Zettel verbrannte. Aber nichts davon funktionierte, bis er eines Tages entdeckte, daß eine bestimmte Zahlenreihe nicht in seinem Gedächtnis auftauchte, weil *er es nicht wollte*. Er sagte: »Aha! Das heißt, wenn ich nicht will, daß die Zahlenreihen auftauchen, dann tun sie es auch nicht. Und ich mußte es einfach nur merken.« In Buñuels Film *Der Würgeengel* glauben die verzweifelten, hungernden Gäste, daß sie in dem Haus, in dem sie eine Dinnerparty besuchten, gefangen seien. Plötzlich, nach Tagen des Schreckens, entdecken sie, daß, wenn sie fortgehen möchten, sie es einfach nur *tun* müssen: fortgehen. Ebenso – und ebenso langsam – lernten Robbie und ich schließlich, daß er vergessen *konnte*. Er konnte sich der anscheinend zwanghaften Gedanken und Sätze entledigen, die seinen Geist zu beherrschen und auszufüllen schienen. Er konnte es, das heißt, wenn er es *wollte* und wenn er entschied, daß etwas anderes es wert war, dort einen Platz einzunehmen. Als er lernte, daß er die Handlungsvollmacht für seinen eigenen Geist übernehmen, eher ein Subjekt als ein hilfloses Objekt seiner Gedanken sein konnte und als er außerdem ein wenig zwischen einem Teil seines Geistes und einem anderen unterscheiden konnte (er schien sehr wenig Ich zu besitzen), *entschied* er oft, in seinen Wortritualen zu schwelgen. Das war jedoch eine ganz andere Aktivität als in der Vergangenheit, als die Rituale ihn beherrschten. Nun konnte er beschließen, gesund zu sein, er konnte ganze Sitzungen hindurch mit mir und sich selbst in vollem Kontakt bleiben, wenn auch alles ein wenig langsam vonstatten ging. Doch nun hatte er ein gewisses Gefühl für sich selbst entwickelt als jemanden, der Verfügungsgewalt, Macht und einen Willen besaß, den er über seine eigenen Gedanken ausüben konnte. In gewisser Weise schien er seinen Verstand so zu erleben, daß er so etwas wie Muskeln und Kraft besaß und er letztendlich ihm gehörte. Er mußte nicht mehr das schlaffe, hilflose, erregte Medium für irgendwelche beliebigen Gedanken sein, die zufällig gerade in ihm auftauchten.

Bisher habe ich versucht, zwischen Motiven für die Rituale zu unterscheiden, die Versuche, mit Angst oder Erregung fertig zu werden, enthalten, und Motiven, die deutlicher pervers oder morbide waren. Aber wie in allen realen – im Gegensatz zu idealen und theoretischen – Situationen waren die Motive oft sehr gemischt, und es war manchmal schwer zu sagen, vor allem als Robbies Persönlichkeit reicher und komplexer wurde, welches jeweils gerade vorherrschte und welches sich am ehesten zu diskutieren lohnte. So kam er zum Beispiel gelegentlich in deutlich erregtem Zustand an und erzählte mir, daß ihn jemand bei der Arbeit angeschrien habe. Das wiederholte er dann immer wieder. Wir hatten mittlerweile schon seit einigen Jahren verstanden, daß er nicht nur eine bestürzende und beängstigende Geschichte erzählte, vielmehr wurde er in perverser Weise angeheizt durch die Erfahrung und die Vorstellung, daß jemand böse auf ihn war. Er war zugleich ängstlich und erregt oder, um genau zu sein, ängstlich-erregt. Manchmal hatte er sogar eine Erektion, während er die Geschichte immer wieder erzählte. Aber es war nicht einfach nur der Inhalt der Geschichte oder Vorstellung, der ihn verstörte und erregte, es war auch die Art und Weise, in der *er diese sado-masochistische Phantasie auslebte, indem er sie mir erzählte*. Er funkelte fast, hatte auch ein bißchen Angst vor mir und war zugleich ganz wild und wie elektrisiert durch die Art und Weise, wie seine Wiederholungen so unerbittlich in meinen Geist eindrangen. Also war es notwendig, ihm zu zeigen, daß, obwohl es zutraf, daß er einerseits verzweifelt versuchte, seine Bestürzung mitzuteilen, er andererseits nicht einfach nur verzweifelt war und keineswegs einfach nur sich um Kommunikation bemühte. Er war vielmehr in eine hochgradig perverse Form von Gespräch verstrickt, die dazu bestimmt war, den Zuhörer zugleich zu erregen und ihn in Wut zu versetzen, so daß er, Robbie, bewirken konnte, daß die Gereiztheit in jemand anderem wieder von neuem begann. Wenn mir die Erregung entging und ich nur Verärgerung verriet, zeigte mir ein hochgradig sinnliches Grinsen, daß ich in die Irre gegangen war und meine Rolle in dem perversen Spiel gespielt hatte.

Der Blick auf das dritte Symptom aus einer Perspektive der Objektbeziehungen – wo die Beobachterin sowohl ihre gefühlvolle Wahrnehmung qualitativer Merkmale des ritualisierten Verhaltens wie auch ihre Gegenübertragungsgefühle und -reaktionen in bezug auf das Verhalten nutzt – bedeutet meines Erachtens, daß dem Symptom eine vollständigere Definition und eine vollständigere Beschreibung zuteil wird. Ich vermute, daß ich über die Jahre der Abwandlungen in den Motiven für Robbies Rituale und in ihrer Stimmung Beispiele von allem gesehen habe – von Kanners ängstlich zwanghaftem Wunsch nach Einssein über Wings repetitives Verhalten bis zu Meltzers aktiverer Demontage von Bedeutung. Bei anderen Gelegenheiten bin ich Tustins autistischem Objekt begegnet, das benutzt wird, um Bedeutung und Lebendigkeit auszuschließen, sowie Josephs süchtigem, pervertiertem Nörgeln. Wir brauchen möglicherweise nicht eine, sondern mehrere Erklärungen für dieses Symptom, das so bedrohlich ist für normales psychisches Leben und Entwicklung.

Technische Probleme in der Behandlung der Stereotypie: Robbie mit 31

Der Therapeut eines autistischen Kindes, das Rituale entwickelt hat, scheint im wesentlichen mit zwei technischen Problemen konfrontiert zu sein: dem Kind zu helfen, daß es seine Rituale aufgibt, und ihm entdecken zu helfen, daß das Leben auch ohne sie lebenswert sein kann. Natürlich ist die Situation in Wirklichkeit viel komplizierter, weil, wenn das Kind lebendiger wird, auch die Rituale in sehr lebendiger Weise benutzt werden können. So verschiebt sich das Problem dahingehend, daß dem Kind nunmehr dabei geholfen werden muß, wie es die Interaktion mit einem lebendigen Objekt der Interaktion mit einem vollständig kontrollierbaren, aber leblosen Objekt vorzuziehen lernen kann. Das ist etwas ganz anderes als die Arbeit mit einem zwangsneurotischen Patienten, bei dem wenigstens ein Teil der Persönlichkeit von den Ritualen frei zu sein wünscht. Viele Autoren haben die Ähnlichkeit zwischen autistisch-repetitivem Verhalten und Zwangsverhalten bei neurotischen Patienten festgestellt. Freud hat auf Verdrängung und Hemmung verwiesen, die an der Zwangsneurose beteiligt seien (1909). Aber, wie Tustin hervorgehoben hat, ein wesentliches Problem beim Autismus ist, daß es sich dabei um einen relativ konfliktfreien Zustand handelt. Der Zwangsneurotiker leidet eindeutig; er klagt über seine Symptome. Das autistische Kind scheint seine Symptome zuweilen gründlich zu genießen und vollkommen zufrieden, wenn nicht ekstatisch zu sein. Meltzer hat seine Sinnlichkeit und »die Freude und den Triumph der Besessenheit« beschrieben (1975, S. 10). Die Freude ist natürlich keineswegs immer unschuldig. Manchmal ist sie sadistisch, aber sie ist in jedem Fall immer ich-synton. Die autistische Person klagt vielleicht nicht, aber ihre Mitmenschen tun es. Tustin ist der Auffassung, daß das Kind feste Beschränkungen in seinen idiosynkratischen Aktivitäten erfahren müsse, damit sich die Art von Konflikt und Verdrängung einstelle, die für normales, gesundes Wachstum charakteristisch ist. Sie wendet sich deshalb gegen Abreaktion und kathartische Maßnahmen und gibt zu bedenken, daß individuelle Psychotherapie mit psychotischen Kindern sehr oft allzu permissiv und passiv durchgeführt worden sei (1981, S. 154). Sue Reid (persönliche Mitteilung) nimmt einen ähnlichen Standpunkt ein. Beide meinen, daß die Beschränkung mit viel Sachkenntnis und Fingerspitzengefühl gehandhabt werden müsse. Diese Aktivitäten auf eine plumpe, unsensible Art und Weise zu stoppen, so Tustin, sei ebenso schädlich wie zuzulassen, daß sie fortgesetzt werden – vielleicht sogar noch schädlicher: »Das vorrangige Ziel sollte sein, dem Kind dabei zu helfen, daß es sich von festen und verständnisvollen Händen ›gehalten‹ fühlt, so daß sich innere Strukturen entwickeln können.« (1981, S. 155)

Barrows geht noch weiter. Sie ist von Tustins Arbeit beeinflußt, und sie glaubt, daß die Asperger-Kinder, die sie in Kalifornien behandelt, in der Tat ein organisches Defizit aufweisen. Es bestehe, so sagt sie, ein grundlegender Unterschied zwischen ihrem Ansatz und dem der traditionellen nicht-direktiven Spieltherapie:

> Während es bei der letzteren entscheidend ist, daß die Therapeutin ihre Stichwörter vom Kind erhält, machen es die perseverativen und nichtrelationalen Aspekte des Spiels bei einem Asperger-Kind erforderlich, daß die Therapeutin aktiv interveniert, um das Kind dort herauszuholen. Ich mußte häufig unter der Gefahr dessen, was man in der traditionellen Therapie als intrusiv bezeichnen würde, das Spiel meiner Patientin strukturieren, um einen symbolischen oder reziproken Inhalt dort einzuführen, wo sie andernfalls ihr ritualisiertes Verhalten fortgesetzt hätte. (Barrows, 1988, S. 149)

Da ich Robbie beinahe mein ganzes Arbeitsleben lang als Psychotherapeutin behandelt habe, mußte er die ganze Skala meiner sich entwikkelnden Ideen miterleben. Zwar begann seine Intensivbehandlung erst, als er 13 war, doch scheint mir, daß meine Arbeit mit ihm in den späten sechziger und frühen siebziger Jahren viel zu permissiv und passiv war. Tustins Arbeit über das autistische Objekt war noch nicht publiziert und ebensowenig Josephs Arbeit über das süchtige Nörgeln. Später dann wurden die Parallelen zwischen dem Gebrauch von Spielsachen bei Tustins jungen Patienten und Robbies Gebrauch repetitiver Geschichten offensichtlich. Ich begann, die Angemessenheit meiner Gegenübertragungsgefühle, der schrecklichen Ungeduld zu verstehen. Ich glaube, was in jenen Anfangsjahren geschah, als ich es mir nicht erlaubte, meine Gegenübertragung zu benutzen, und meine Langeweile und mein Ressentiment unterdrückte oder verleugnete, war, daß meine Gefühle manchmal in einer plumpen und verletzenden Art und Weise hervorbrachen. So konnte es passieren, daß ich zu meiner eigenen und zu Robbies Überraschung plötzlich meine Stimme hob und zu ihm sagte, er solle aufhören, über dieses oder jenes zu reden, oder aufhören hin- und herzulaufen und sich hinsetzen. Heute glaube ich, daß es selten notwendig ist, den Patienten aktiv zu stoppen. Ein achtsamer Gebrauch der Gegenübertragung und der eigenen Beobachtungen dessen, was sich im Patienten abspielt, stellt im allgemeinen sicher, daß die Deutung früh genug und entschieden genug gegeben wird. Jedenfalls ist es sehr viel schwieriger, den Kontakt zum Patienten wiederherzustellen, wenn sich die Erregung erst einmal hochgeschraubt hat.

Aber effektive Wachsamkeit hängt davon ab, wie sehr sich die Therapeutin der Verarbeitung ihrer Gefühle von Langeweile und Abscheu über die schalen Erregungen, in denen der Patient schwelgt, gewidmet hat. In den ersten Jahren waren diese sehr privat für Robbie, aber in dem Maße, wie seine Bindung an mich und andere stärker wurde, wurden wir in sein Phantasieleben einbezogen, so daß er – wahnhaft, aber sehr fixiert – davon ausging, daß ich die Erregung teilte, die für ihn darin bestand, daß er über Dinge sprach, die für mein Empfinden immer die gleichen alten Objekte darstellten, für ihn jedoch eine Art gegenseitiger verbaler Masturbation. Ich mußte lernen, bestimmte Sätze von ihm nicht zu wiederholen und die Dinge neu zu formulieren. (Eine solche Arbeit erfordert eine kontinuierliche Supervision der eigenen autistischen Geistesträgheit.) In seinen verrücktesten Augenblicken war es manchmal besser, wenn ich ein paar Minuten lang überhaupt nichts sagte, da er meine Worte, auch wenn sie noch so nüchtern ausgesprochen wurden, als Kollusion und als Erlaubnis weiterzumachen verstand. Manchmal jedoch schien er in solchen Augenblicken tatsächlich die Stille zu hören. Ich stellte auch fest, daß ich niemals ungestraft davonkam, wenn auch nur die geringste Spur von selbstgefälligem Eifer in meiner Stimme zu vernehmen war – etwa, wenn ich dachte, wir seien wirklich knapp davor, etwas zu verstehen. Dann ging er gleichfalls zum Sturmangriff über. Es gab noch andere Schwierigkeiten, mit Sprache etwas anzufangen und mit ihrer normalen Fähigkeit, Bedeutung zu transportieren. So reichte es zum Beispiel nicht aus, zu Robbie zu sagen, wenn er in einem seiner aufgedrehten Zustände war: »Ich glaube, du hast heute das Gefühl, mit mir im Bett zu liegen«, auch wenn er offensichtlich genau dieses Gefühl hatte. Anders als ein geistig gesunder Mensch verstand er solche Worte als Bestätigung. Also mußte ich den Satz umdrehen und sagen: »Es scheint dir schwer zu fallen zu realisieren, daß ich tatsächlich nur wenige Meter von dir entfernt in meinem Sessel sitze und einfach mit dir rede und dich zu verstehen versuche.« Die Versuchung war groß, als sein züngelnder Blick mich verschlang und sein Körper, da er in seinen Wahnvorstellungen regelrecht aufging, immer sinnlichere Windungen vollführte, ihn im psychischen Sinne von mir abzustreifen oder, richtiger, ihn von mir abzukratzen. (Er berührte mich selten tatsächlich, aber die Aufdringlichkeit seines Blicks konnte so fühlbar unangenehm sein, daß er mindestens zweimal in der Öffentlichkeit von empörten Fremden angegriffen worden war.) Ich mußte sehr viel an mir selbst arbeiten, um ihn nicht einfach zurückzuweisen, sei es offen oder subtil, sondern statt dessen zu versuchen, mit einem Teil von ihm in Berührung zu kommen, der zu einem Kontakt fähig war, der Nähe und Wärme beinhaltete und nicht schlüpfrig und geil war. Und ich mußte darauf hinarbeiten, daß ich die Fähigkeit erlangte, diesen Teil zu ermutigen, wo es doch oft kaum Hinweise für sein Vorhandensein gab.

Bei einer anderen Sorte autistischer Kinder sind diese Hinweise nicht so schwer zu finden. In Robbies Fall sah es tatsächlich so aus, als müßte ein Verstand erst wachsen und als müßte ich ihm zeigen, daß es eine nicht pervertierte Form angenehmer Interaktion mit einem anderen Menschen als Möglichkeit gab. Auch mußte ich meine Technik fortwährend auf das Niveau einstellen, auf dem er im jeweiligen Augenblick funktionierte. Wenn er sich in einem Zustand wirklicher, verzweifelter Verwirrung befand und mit seinen »Ichs« und »Dus« herumwurstelte, schien es besser zu sein, daß ich mich einfach zu verstehen bemühte. Wenn er in einem ruhigeren Zustand war und fähig zu denken, jedoch mit der alten, undifferenzierten Art zu sprechen davonkommen wollte, war es wichtig, ihm dabei zu helfen, daß er zu differenzieren lernte. Wenn er eine Sitzung damit begann, daß er von etwas sprach, das in »diesem Haus« passiert war, war es notwendig, ihm sein Widerstreben klar zu machen, die Unterscheidung zwischen »diesem« und »jenem«, zwischen seinem Haus und meinem zu beachten. Diese gleichgültig nachlässige Einstellung gegenüber dem Denken war etwas ganz anderes als die wirklichen Verwechslungen von Identität und Ort, die eher in den früheren Phasen der Behandlung aufgetreten waren. Ich glaube, daß all diese Differenzierungen meinerseits dabei halfen, Robbie auf seine eigenen Ressourcen zu verweisen und ihm ein stärkeres, konzentrierteres Gefühl eigener Identität und das Gefühl eigener Knochen und Muskeln zu geben, von dem er vor so vielen Jahren gesprochen hatte. Aber dieses ein wenig deprivierende Element in der Arbeit mußte mit Deutungen ausgeglichen werden, die nicht nur auf jene Momente achtgaben, in denen er mir zuliebe versuchte, gesund zu sein und nicht verrückt mit mir zu sprechen, sondern auch auf jene gelegentlichen Momente, wenn er selbst es genoß, ganz normal mit mir zu sprechen. Und wie es wichtig war, es ihm zu zeigen, wenn er offensichtlich meinen Widerwillen gegen das pervertierte Sprechen und meine daraus folgende Abneigung gegen ihn gespürt hatte, so war es gleichermaßen wichtig, es ihm zu zeigen, wenn er das Gefühl hatte, ich möge ihn viel lieber, wenn er sich bemühte, geradeheraus mit mir zu sprechen. (Es gibt einige interessante Parallelen zwischen der Arbeit mit psychopathischen oder sexuell mißbrauchten Kindern und der Arbeit mit autistischen Kindern.)

Mit Ende 20 zeigten sich bei Robbie Momente, in denen er nicht mehr einen alten Satz wie »Ich möchte wachsen und aufholen« wiederholte wie ein Papagei, sondern wahrhaftige Trauer und aufrichtiges Bedauern wegen seiner verfehlten Entwicklung zeigte und davon sprach, daß es ihm nicht gelinge, ein Mann zu sein. Natürlich wurde auch das pervertiert, doch die Stimmung des Bedauerns war immer öfter echt. Inzwischen war er kein amöboides, einzelliges psychisches Wesen mehr; sein Verstand war differenziert und hatte ein wenig Struktur. Er hatte ein gesundes Selbst, das mit dem verrückten Selbst kämpfen konnte. Da sein gesundes Selbst allmählich die Fähigkeit erlangte, eine gewisse Freude am Kontakt mit einem lebendigen menschlichen Geist zu empfinden, erlangte er zunächst versuchsweise auch die Fähigkeit zur Nutzung seiner Vorstellungskraft und zu symbolischer Aktivität,

»der anderen Seite der Medaille der repetitiven Aktivität«, von der Frith spricht. Infolge seiner Schwierigkeiten mit der Symbolbildung war Robbies Grammatik sehr seltsam. Er sprach entweder im Präsens oder in der einfachen Vergangenheit. Was in romanischen Sprachen den konjunktivischen Modus erfordern würde, hatte er nie benutzt – das heißt, es gelang ihm nie, hypothetische Situationen zu beschreiben oder sich auch nur vorzustellen. Er hatte so gut wie nie (außer in der dramatischen Sitzung, die ich in Kapitel 3 geschildert habe) gesagt: »Ich will...«, und das war Jahre, bevor er das Futur handhaben konnte, denn die Zeit war einfach nicht ausdifferenziert in Vergangenheit, Gegenwart und Zukunft. Zuerst gab es nur so etwas wie Kunderas Punkt, dann, später, gab es nur die Vergangenheit, die die Gegenwart ausschloß und die unbarmherzig und schonungslos in jede Unterhaltung gezerrt wurde. Schließlich erlangte er die Fähigkeit, ein einfaches Ereignis zu erzählen, aber ich dachte, es würde ihm nie gelingen zu sagen »ich wünsche mir, ich könnte« oder »ich hoffe, ich kann« oder »ich möchte«. Eines Tages im Oktober im Alter von 29 Jahren konnte er es auf einmal.

Etwa um diese Zeit hatte Robbies Mutter mir berichtet, daß er angefangen habe, sie bei ihrem Vornamen zu nennen – eine Art spielerischer Versuch, die Identität seines Vaters anzuprobieren und seine Mutter aus der Perspektive seines Vater zu sehen. Diese »binokulare« Sicht (Bion, 1959, S. 18f.) ist für autistische Menschen beinahe unmöglich, und Reid hat auf die Bedeutung der Entwicklung einer dualen Perspektive und ihre Implikationen für die Symbolentwicklung hingewiesen, wenn sie sich schließlich einstellt (persönliche Mitteilung). (Siehe auch Kapitel 7 zu Bruners »Zweispurigkeit« und ihren Zusammenhang mit der Fähigkeit, »in Parenthese zu denken«.) Eines Tages begann Robbie zu reden, ohne abzuwarten, daß ich ihn etwas fragte – ein ungewöhnlicher Beginn. Er sagte: »Ich *freue mich darauf*, heute abend Laurel und Hardy im Fernsehen zu sehen.« (Hervorhebung von mir) Er sagte, er habe einen Film über einen Mann gesehen, der »in den Fluß gesprungen war und Angst hatte, er kam aber ins Krankenhaus und wurde verbunden«. Ich erwiderte, er sei selbst ein bißchen wie dieser Mann, weil er »ins kalte Wasser gesprungen« sei, indem er angefangen habe zu reden; vielleicht habe er Angst davor gehabt, aber er habe wohl gespürt, daß er und seine Worte heil angekommen seien, und er habe es fertig gebracht, mir einiges zu erzählen.

In diesem Augenblick waren über uns Schritte zu hören (das Sprechzimmer ist im unteren Geschoß). Robbie ging sofort zu einer seiner stereotypen, repetitiven Äußerungen über, die das scheinbare Bekenntnis beinhalteten: »Ich bin zu Hause wieder hin- und hergelaufen.« Es ist ein wenig kompliziert, den Hintergrund zu erklären. Dieses Hin- und Herlaufen war eines von Robbies sehr frühen autistischen Ritualen. Er pflegte dabei hin- und herzulaufen und seine Hände zu schütteln, als wollte er etwas abschütteln. Ich hatte es ihn seit Jahren nicht mehr tun sehen, und er hatte mir gesagt, daß er es in der Öffentlichkeit nicht mehr mache. Das Problem war jedoch, daß nunmehr das Laufen durch ein neueres Ritual, nämlich das Bekenntnis dieses Tuns, ersetzt wurde. Das Bekenntnis war zu etwas geworden, das auf subtile Art und Weise mehreren Zwecken diente: Manchmal sollte es den Zuhörer ärgern, vermutlich seine Eltern, die wußten, daß er das Hin- und Herlaufen seit langem aufgegeben hatte, und zugleich alarmiert wären, wenn sie hören würden, daß es wieder passiert sei, denn einmal war er festgenommen worden, weil er sich mitten auf der Straße in dieser verrückten Weise benahm. Es war ihm also zweifellos mehrmals gelungen, seine Eltern auf die Palme zu bringen. Manchmal war es eine Methode, um jemandes Aufmerksamkeit auf sich zu ziehen, wenn er tatsächlich Kontakt brauchte und weder wußte, wie er ihn auf normale Art und Weise herstellen sollte, noch, daß es eben dies war, was er wollte. Doch diesmal hatte ich das Gefühl, daß es mehr damit auf sich hatte, da es einen unmittelbaren Bezug zum Geräusch der Schritte über uns hatte. Also sagte ich, mir scheine, daß er versuche, mich mit seiner Äußerung zu ärgern, daß in Wirklichkeit jedoch *er* sich darüber geärgert habe, daß über uns jemand hin- und herging.

Dies wäre also ein Beispiel einer »Stereotypie«, des scheinbar unsinnigen Gegenteils eines objektbezogenen Kontakts, die meines Erachtens in einer objektbezogenen Art und Weise benutzt wurde. Zum einen stellte sie eine Reaktion, wie unmittelbar und unsichtbar auch immer, auf etwas dar, das andere Menschen in seiner Hörweite taten; zum anderen wurde sie benutzt, um eine bestimmte Wirkung auf mich und in mir hervorzubringen, das heißt zu Zwecken der Projektion und der Angstvermeidung. (Ich glaube in der Tat, daß es sich hier um einen weniger pervertierten Gebrauch von ritualisierten Bekenntnissen handelte als in der Vergangenheit.)

Robbie schien ruhig zuzuhören, und das Bekenntnis wurde nicht wiederholt und eskalierte nicht zu einem seiner erregteren Ergüsse. Ich fragte, was er denke, und er antwortete: »Ich denke an die Sterne am Abend« (davon hatte ich seit Jahren nichts mehr gehört, seit der Zeit seiner furchtbaren Halluzination, seinem Alptraum, daß er von einem Felsen in den Abend stürze). Er fuhr fort: »Der Himmel ... ist dunkel ... und der Mond ist wunderschön ... ich möchte dort oben sein ... ich möchte hier oben sein.« Ich bemerkte plötzlich, wie selten es geschah, daß er sagte, er wolle irgendwo anders *sein*. Es gab kein »irgendwo anders«, wenn er sich in einem seiner ekstatischen Zustände befand; er brauchte sich nicht zu wünschen, dort zu sein, weil er meistens das Gefühl hatte, er *wäre* bereits dort. Aber diesmal gab es trotz des irreführenden Gebrauchs des Wortes »hier« die Vorstellung von einem Ort, an dem er sein wollte und an dem er, wie er spürte, nicht war. Dann fuhr er fort: »Ich möchte ... hier ... leben.« Ich erwiderte, daß ich glaube, er wolle hier mit mir leben und einfach hinaufgehen können wie ein Familienangehöriger. Er sagte glücklich, aber nicht erregt: »Ich möchte auf dem Mond leben. Dort ist es hell.« Ich meinte, daß es ihm zu gefallen scheine, über diese Gefühle und Ideen sprechen zu können. Mich verblüffte es, daß er es wie ein sehr kleines Kind zu genießen schien, mit seiner Phantasie zu experimentieren und diese Erfahrung mit jemandem zu teilen. Ich versuchte ihm zu zeigen, daß er in gewisser Weise in diesem Augenblick den Mond erreicht habe, da er sich so frei gefühlt habe, seine Phantasie zu benutzen, und sie nun voller Freude mit mir teile. Seine Erregung steigerte sich an diesem Punkt nicht. Er stimmte mir zu und klang dabei wach und interessiert, und dann kam der Gebrauch des Konditional. Er sagte: »Ich würde gern in einem Flugzeug dort hinauffliegen – in einem Raumschiff ... Ich würde gern nach Spanien fliegen ... und nach Frankreich.« An dieser Stelle gab ich eine weitere Übertragungsdeutung und hatte dabei irgendwie das Gefühl, daß ich es nicht tun sollte, nur verstand ich an dieser Stelle nicht recht warum. Ich sagte etwas über seinen Wunsch, am Wochenende bei mir zu sein. Er geriet sofort in einen sehr erregten Zustand, und ich stellte fest, daß es zwei Probleme gab: Erstens hatte er meine Worte nicht als Beschreibung eines Wunsches verstanden, sondern als eine Art kollusiver Bestätigung und Befriedigung eines Wunsches. Meine Deutung hätte auch beinhalten sollen, daß ich wohl verstand, daß er wisse, daß Spanien ein Ort *anderswo* ist, oder daß er wisse, daß er am Wochenende *nicht* bei mir sein kann; und zweitens hätte ich es ihm ermöglichen können, die Erforschung der Orte fortzusetzen, die er in seiner Phantasie aufsuchen wollte und die »Spanien und Frankreich« hießen.

Hier ist wieder auf Winnicott zu verweisen, der besonders betont hat, wie wichtig es sei, den Übergangsraum zu respektieren. Als seine Stimmung in einen extrem wollüstigen und perversen Zustand zu eskalieren begann, sagte ich schnell und nüchtern, daß er mittlerweile wisse, daß er das Wochenende nicht mit mir verbringe, daß vielmehr das, was er eben gerade getan habe, zeige, daß er es genieße, mit mir zu sprechen und seine Phantasie zu benutzen. Er beruhigte sich, jedoch ohne verzweifelt in sich zusammenzusinken, wie er es noch vor Jahren getan hätte, und sagte spielerisch, nicht verrückt: »Die Polizei würde mich festnehmen! ... Es würde mir gefallen, wenn sie hinter mir her sausen würden!« Ich erwiderte, daß er das Gefühl habe, ich müßte ihn dann überwachen, aber ich war sehr überrascht von seinem Gebrauch des Konditional und von der Empfindung, daß er mit Ideen spielen und eine hypothetische Welt bewohnen konnte.

In einer späteren Sitzung im selben Jahr tauchte das Thema des Fallens wieder auf, allerdings mit einem Unterschied. Er hatte die Sitzung in einem sehr verrückten Zustand begonnen – er wiederholte einen der alten Refrains –, aber es war mir mit seiner Hilfe gelungen, ihn aus diesem Zustand herauszuholen. Dann erzählte er mir, er habe einen Film gesehen über einen Mann, der in eine Grube gefallen war. »Der Mann war nicht tot ... er kletterte an einem Seil wieder heraus.« Er sagte es mit ungewöhnlicher Stärke und Entschiedenheit in seiner Stimme, und ich wies darauf hin, daß er vielleicht wie dieser Mann sei, denn er habe in der Tat die Sitzung in einer Grube der Unsinnigkeit begonnen, habe es jedoch geschafft, aus der Verrücktheit wieder herauszuklettern und Kontakt mit mir aufzunehmen, und vielleicht sei er stolz auf sich. (Es war ungewöhnlich, Stärke in seiner Stimme zu hören, die in normalem Zustand stets etwas Leichtes, Dünnes, Unsicheres hatte. Er schien sich immer seinen Weg zu erfühlen. Kein Wort schien fest verwurzelt, zum Teil sicher deshalb, weil er nie genau wußte, woher seine Gedanken kamen oder wohin sie gingen. Aber diesmal war es anders.) Er stimmte mir zu und blieb für den Rest der Sitzung normal und gesprächig.

Zwei Jahre später, als Robbie 31 war, tauchte das Bild des Fallens in die Perversion wieder auf, jetzt aber sehr viel belebter und gefühlvoller, und es schien, als müßte er nicht allzu tief fallen. Er war zu spät gekommen, hatte es aber allein, ohne jeglichen Druck von meiner Seite, geschafft, über sein Zuspätkommen nicht in einen verrückten, agitierten

Zustand zu geraten. Später verkündete er stolz: »Ich habe meinen Verstand sauber gehalten, ich habe den schmutzigen Gedanken gesagt, sie sollen abhauen!« Am Ende der Sitzung atmete er aus und sinnierte: »Da bin ich nicht abgerutscht ... in die Gosse ... in die *schlüpfrige Gosse*!« Er sagte es mit wirklicher Verachtung und Abscheu in der Stimme und fügte hinzu: »Ich bin am Leben geblieben!« Es war interessant, daß er keine so weite Strecke mehr fallen mußte, das Problem bestand nicht mehr darin, in Verzweiflung zu geraten und kopfüber aus der Selbstbeherrschung zu fallen, es bestand vielmehr in einem Ausrutscher. Noch mehr überraschte mich die Lebhaftigkeit seiner Stimme und die Tatsache, daß er seine eigene Metapher benutzen konnte, anstatt nachplappern oder respektvoll, aber leer eine meiner Metaphern benutzen zu müssen.

Diese letzten beiden Sitzungen zeigen meines Erachtens, daß es Anzeichen für die Etablierung eines Ichs gab, eine Fähigkeit, für sich selbst zu denken und sogar mit Gefühl über den Wert geistiger Gesundheit nachzudenken. Es wäre schwierig zu behaupten, daß es in Robbies Sitzungen früherer Jahre viele Hinweise für eine solche Entwicklung gegeben habe. In jenen Tagen sah es so aus, als sei es meine Sache, die Ichfunktionen der Beurteilung und der Unterscheidung zu übernehmen und ebenso das notwendige »Überwachen«. Doch nun schien er einiges davon verinnerlicht zu haben, zunächst auf recht fromme Art und Weise, aber in jener letzten Sitzung machte er den Eindruck, daß er mit seiner eigenen Stimme sprach im Namen dessen, was man letztendlich als sein *Selbst* bezeichnen konnte.

Einige Monate später überraschte er sich selbst, so schien es mir, und setzte mich in Erstaunen, als er entdeckte, daß er mir vorwerfen konnte, ich habe sein noch immer zerbrechliches inneres Gleichgewicht in Gefahr gebracht. Die Sitzung hatte in normalem Zustand angefangen, aber etwa auf halbem Wege hatte ich einen gewissen Eifer seinerseits gedeutet, und das wohl in einem etwas zu eifrigen Ton: ich hatte meine Stimme ein wenig gehoben. Er setzte sofort sein unangenehmes Grinsen auf und begann sich die Lippen zu lecken. Manchmal hilft es, ihn zu fragen, was er gerade denke, um den etwas stärker reflektierenden Teil von ihm anzusprechen, aber manchmal verschlimmert es die Lage auch nur. Ich beschloß zu fragen, was los sei, und er erwiderte: »Ooh, vergessen Sie's ... Nichts, was Sie angeht!« Es war ein Satz, den er schon früher benutzt hatte, nicht unbedingt in Echolalie-Manier, aber in einer nachplappernden Weise und um sich selbst zu schelten, wenn er das Gefühl hatte, daß irgendeine innere Gestalt gegen seine Aufdringlichkeit Einwände erhob. Manchmal hatte er den Satz auch in einer sehr stereotypen und perversen Weise gebraucht. Aber diesmal wurde er mit Gefühl und einem Hauch von Ungeduld ausgesprochen. Er hielt kurz inne, offensichtlich selbst überrascht, als wollte er die erstaunliche Tatsache überdenken, daß er es zu mir gesagt hatte und nicht zu sich selbst. Dann schien er zu registrieren, daß es wirklich angemessen war, den Satz an mich zu richten. Er hatte sich in dieser Sitzung häufig auf der Couch herumgedreht und mich klar und direkt angeschaut. Er schaute wieder zu mir, wie um festzustellen, ob der Satz paßte, und wiederholte ihn dann, wobei seine Stimme an Stärke gewann: »Es geht Sie nichts an ... es ist ... meine Privatsache!« Dann fügte er überzeugt, aber freundlich hinzu: »*Sie* wollen es nicht wissen.« Erstaunt über eine so direkte Mitteilung, spürte ich, daß ich seine Entschlossenheit mit meiner Frage beinahe geschwächt hätte, und plichtete ihm bei, daß er recht habe. Übereinstimmung in den allereinfachsten Dingen barg sehr oft die Gefahr, ihn übermäßig zu erregen, und auch jetzt begann er zu kichern, beruhigte sich aber und begann: »Als ich ein kleiner Junge war, haben mir Mrs. James [eine Lehrerin, die er liebte – mittlerweile verstorben] und Mrs. C [die Sprachtherapeutin] ... [Mir sank das Herz, denn diese Personen spielen eine wesentliche Rolle in seiner ritualisierten Redeweise, und wenn dies der Fall ist, geht seine Stimme gewöhnlich in einen bestimmten perversen Singsang über. Doch ich bemerkte, daß sein Ton tatsächlich ziemlich gerührt, aber ruhig war.] Sie haben mir geholfen ... sie stellten mir Fragen. Sie halfen mir, ... Dinge ... herauszufinden.«

Es ist nicht nur interessant, daß Robbie sich in der Sitzung auf mich als eine reale Person bezog, sondern auch, daß er nun ein gewisses Maß an Identifizierung mit einer geistig gesunden, Unterscheidungen treffenden Figur erreicht hatte, die ein Gefühl dafür hat, was sich zu wissen lohnt und was nicht. Er entdeckte, daß er die Stärke haben konnte, *mir* zu sagen, was ich wissen wollen sollte und was nicht.

Am Tag darauf wollte ich ihm die Daten meiner Weihnachtsferien mitteilen. Ich argwöhnte, daß er sich vielleicht nicht richtig konzentrierte, aber er befand sich auch nicht unerreichbar auf einem seiner Hochs, also beschloß ich, es zu versuchen. In der fernen Vergangenheit hatte er natürlich nichts dergleichen in sich aufnehmen können, doch in den mittleren Jahren der Behandlung war es so, wenn er etwas nicht hatte aufnehmen können, daß er mich zwang, es ihm noch einmal mitzuteilen. Dann riet er wild darauf los, was einen häufig zwang, ihn zu korrigieren und sich so zu wiederholen. Mit anderen Worten, er machte einen manipulativen Gebrauch von seiner Unsinnigkeit und Passivität, und ich mußte sorgfältig darauf achtgeben. Er versuchte dann, den Ausdruck in meinen Augen zu lesen und zu sehen, ob er richtig geraten habe – das konnte er gut. Aber diesmal war es auf dramatische Weise anders. Zwar wiederholte er die Daten richtig, aber in einer geistesabwesenden, automatischen Weise, und dann mußte er plötzlich festgestellt haben, daß sie nicht zu ihm durchgedrungen waren, denn er rief voller Panik: »Hilfe! Ich habe sie verloren! Ich falle von der Klippe! Ich brauche Hilfe. Ich habe den Felsen losgelassen! Ich falle auf die Eisenbahnschienen! Ich habe das Datum verloren! In bin ... es ist ... ich bin ... gefährlich.« (Er hatte seit kurzem angefangen von Gefahr zu sprechen, konnte aber das Objekt oder die Situation, das oder die gefährlich war, und die Person, die sich in Gefahr befand, nicht auseinanderhalten. Das war jedoch unwichtig im Vergleich zu der Tatsache, daß er – ich glaube zum erstenmal überhaupt – um Hilfe gerufen und etwas verstanden hatte von der Tragödie seiner Geistlosigkeit und den Abgründen und Schluchten, in denen seine Gedanken unwiederbringlich verlorengehen konnten. Ich sagte, daß er das Gefühl habe, tatsächlich in großer Gefahr zu sein, wenn er nicht an seiner geistigen Gesundheit und seinem Gedächtnis und seinem Kontakt zu lebendigen Menschen festhalte, und daß er wisse, daß es gefährlich sei, wenn er dies zulasse. Ich wiederholte das Datum, und er rechnete sich, da sein Verstand offensichtlich wieder in Kraft war, sofort aus, wie viele Sitzungen ausfallen würden.

Robbie ist jetzt 31 Jahre alt, dieser Bericht über seine schockierend lange Behandlung und darüber, wie ein menschlicher Geist zu wachsen beginnt, ist also keine Erfolgsgeschichte. Heute lassen klinische Therapeuten die Behandlung autistischer Kinder wenn möglich in der Vorschulzeit beginnen, während Robbies intensive Behandlung erst begann, als er dreizehn Jahre alt war. Obgleich die Diagnose seines Autismus sich bei vielen Gelegenheiten bestätigte – einige lagen noch gar nicht weit zurück –, fing Robbie mit einer sehr viel geringeren geistigen Ausrüstung an als der Schalen-Typ unter den autistischen Kindern, wie ihn Tustin (1972) beschrieben hat. Seine Passivität und amöboide Schlaffheit waren so extrem, daß ich in gewisser Weise bei Null anfangen mußte in dem Versuch, ihm zu helfen, eine Person zu werden. Wie dieses Buch zeigt, mußte ich sehr viel über Defizite lernen. Robbies Eltern berichten jedoch, daß er nunmehr wacher und interessierter und wirklich umgänglich sei. Er habe mit seiner beharrlichen, repetitiven Redeweise aufgehört und zeige sogar ein wenig Interesse an ihnen als Personen. Er hat sich einer Theatergruppe angeschlossen, was gut für seine neu entdeckte, aber immer noch sehr kindliche Fähigkeit ist, mit Ideen zu spielen. Er spielt seine Rollen offensichtlich mit Begeisterung und steuerte sogar hin und wieder eine witzige Improvisation bei. Besonders in den letzten zwei Jahren hat er ein gewisses Maß an wirklicher Initiative entwickelt. Er kann ab und zu am Wochenende allein auf das Haus aufpassen. Vor kurzem wurde er auf der Straße überfallen, und anstatt in hilflose Panik auszubrechen, ging er direkt zur Polizei, und die sich daraus ergebenden Verspätungen regelte er einfallsreich durch ein recht kompliziertes System von Maßnahmen für diesen Tag. Als er zur Sitzung kam, erklärte er vollkommen zusammenhängend, warum er sich verspätet hatte und warum er frühzeitig wieder gehen müsse, um bei einem Fußballspiel dabei sein zu können. Als er ging, erinnerte er mich höflich, aber entschieden daran, seine Mutter anzurufen und ihr zu erklären, warum er sich möglicherweise ein wenig verspäten werde.

Was mich betrifft, so habe ich durch die Arbeit mit Robbie eine Menge gelernt, und ich denke, daß einiges von dem, was ich gelernt habe, ihm geholfen hat, wie spät auch immer, seinen Verstand zu benutzen. Es erfüllt mich immer wieder mit großer Traurigkeit, daß ich nicht schon zu Beginn von Robbies Behandlung all das wußte, was ich später über den Autismus lernte. Die Lektionen, die ich mit Robbie und aus den neueren Entwicklungen in der psychoanalytischen Arbeit, wie in anderen Kapiteln beschrieben, gelernt habe, halfen sicherlich anderen, jüngeren autistischen und Borderline-Patienten – meinen eigenen und den Patienten von Therapeuten, deren Arbeit ich supervidieren durfte –, sehr viel schneller eine Besserung zu erreichen. Und wir alle verdanken Robbies Eltern sehr viel aufgrund ihrer Geduld, Toleranz, Nachsicht und Unterstützung.

Anhang 1

Brazelton meint, daß die Mütter ihren Kindern fünf Arten der Erfahrung innerhalb einer Interaktionphase bieten:

1. Verminderung störender Aktivitäten

Wie in Wolffs Untersuchung werden die Babys nicht von körperlichen Bedürfnissen oder körperlichem Unbehagen angetrieben. Wenn eine Interaktionsphase mit den Müttern stattfinden sollte, so waren die Babys gefüttert, gewickelt und ausgeschlafen, und vorübergehende Verstimmungen waren beigelegt. Ebenso vorübergehende Ablenkungen oder Überraschungen:

> Wenn der Säugling unerwartetes, zufälliges Verhalten zeigt wie eine plötzliche Bein- oder Armbewegung, reagiert die Mutter darauf, indem sie *diesen Körperteil streichelt oder hält oder indem sie ihn gezielt bewegt, etwa auf und nieder stupst und so aus einer störenden Aktivität eine der Interaktion dienende Aktivität macht. Dieses Verhalten der Mutter läßt sich so verstehen, daß sie dem Säugling zeigt, wie er sein eigenes Verhalten beherrschen und in ein Kommunikationssystem kanalisieren kann.* [Hervorhebung von mir]

2. Bereitstellung der Rahmenbedingungen

> Als Teil des Containing-Verhaltens könnte die Mutter eine Methode einsetzen, *die den Säugling auf ihre Person orientiert. Sie kann seinen Körper zur Mittellinie ausrichten, so daß er sie anschaut, und dabei seinen erschlaffenden Torso anheben, so daß er in einer aufmerksam-wachen Position ist mit einem Neigungswinkel von etwa 30°, jedenfalls eher auf-*

merksam als entspannt. Sie kann ihren Kopf bewegen, so daß sie direkt in seinem Gesichtsfeld ist, und sich dabei auf und ab bewegen oder ihr Mienenspiel verändern, um seine Aufmerksamkeit zu erlangen. ... Wenn sie ihn tätschelt oder streichelt, tut sie es in einem Rhythmus und mit einer Intensität, die ihn zugleich ermuntern und beruhigen sollen (d.h. die meisten Mütter benutzten einen Rhythmus von zwei Bewegungen pro Sekunde zum Beruhigen UND Ermuntern und einen langsameren Rhythmus, um nur zu beruhigen). Wenn er erschlafft, läßt sie Intensität und Geschwindigkeit ansteigen, und sie verringert sie, wenn seine Erregung zu stark wird. Der Körperteil, den sie berührt, hat dabei ebenfalls zweierlei Bedeutung – Beruhigung und Ermunterung, zum Beispiel; beruhigt er sich, wenn sie seine Beine oder seinen Bauch streichelt, bewegt sie ihre Hände aufwärts zu seiner Brust und schließlich bis zu seiner Wange, um seine Aufmerksamkeit zu wecken und seine Konzentration auf sich zu lenken. [Hervorhebung von mir]

3. Schaffung einer Interaktionserwartung

Das Verhalten der Mutter hat bestimmte kommunikationstypische Merkmale: (a) RHYTHMUS UND INTENSITÄT – selbst wenn es vielleicht explosionsartig oder langsam begonnen hat, wird es schnell moduliert, um der Aufmerksamkeit des Säuglings zu entsprechen. Vokalisieren, Nicken, Mimik und Tätscheln, ob sie nun explosionsartig oder langsam angefangen haben, werden schnell so abgestimmt, daß sie die Interaktion aufrechterhalten. (b) Die AMPLITUDE ist ebenfalls in einen Zusammenhang eingebettet. Die Sequenz mag mit ausholender Mimik oder Gestik beginnen, doch die Amplitude wird schnell verringert, wenn die Mutter die Aufmerksamkeit des Säuglings gewonnen hat. (c) RICHTUNG. Da ihr Bemühen darauf zielt, *seinen Blick auf ihr Gesicht zu fokussieren, werden all diese Bewegungen hinsichtlich der Amplitude und von der Peripherie nach innen in einer Weise reduziert, daß der Aufmerksamkeitsfokus des Säuglings auf das Gesicht der Mutter gerichtet wird, wobei ihre Bewegung dazu dient, seine Aufmerksamkeit zu aktivieren und dann in einem zentralen Fokus auf ihre Augen und ihren Mund zu lenken.* (d) QUALITÄT ist besonders »angemessen« für die Interaktion mit einem Säugling. Das Sprechen geschieht in einem vereinfachten Rhythmus und wird so *eingestimmt, daß es seine Aufmerksamkeit gewinnt und festhält*; Baby-

> sprache wird zum Beispiel mit hoher Stimme und mit vielen Vokalen gesprochen und mit ermunternden Konsonanten wie b, d, h und tsch durchsetzt. Die Augen und Lippen der Mutter weiten und schließen sich in rhythmischen Bewegungen, die dazu bestimmt sind, ihr Baby *abwechselnd zu ermuntern und zu beruhigen.* Wenn es ruhig wird, werden ihre Vokalisierungen und ihre Mimik rhythmisch und »haltend«, um sich dann in einem etwas schnelleren Rhythmus zu beschleunigen. Ihre Augen weiten und verengen sich, werden strahlend oder matt immer in einem dem Zustand des Säuglings entsprechenden Maß. Wenn er überreagiert, nehmen ihre Augen einen beruhigenden Ausdruck an, weiten sich und strahlen, um seine Aufmerksamkeit zu gewinnen und zu »halten«. [Hervorhebungen von mir]

Brazelton führt im weiteren aus, wie die Mütter es angehen, um die vierte Art der Erfahrung bereitzustellen, die INTENSIVIERUNG SEINER AUFMERKSAMKEIT. Dies wird durch eine Beschleunigung der Interaktion erreicht, etwa, indem die Mutter eine Aktivität durch eine andere ersetzt oder die eine immer wieder der anderen folgen läßt. Er weist darauf hin, daß ein Reiz, der zu einem bestimmten Zeitpunkt vielleicht ermunternd wirkt, zu anderen Zeiten aber das Baby überfordern kann.

Die fünfte Art der Erfahrung hat etwas mit jener aufnahmebereiten Sensibilität zu tun, die psychoanalytischen Theoretikern eher vertraut ist. Brazelton nennt sie: ZULASSEN VON GEGENSEITIGKEIT, d.h. zulassen, daß das Baby verdaut und sich von der Interaktion erholt, daß es sich revanchiert und seinerseits auf die Mutter reagiert (Brazelton et al., 1974, S. 64-67).

Anhang 2

Die »manische Position« wird von Melanie Klein in der Arbeit »Beitrag zur Psychogenese der manisch-depressiven Zustände« (1935) zum ersten Mal erwähnt. Nachdem sie die für die manische Abwehr charakteristische Geringschätzung und Verachtung gegenüber dem Objekt zur Diskussion gestellt hat, sagt Klein: »Bevor ich die Bedeutung der paranoiden, depressiven und manischen Position für die normale Entwicklung näher erläutere, möchte ich mich zwei Träumen eines Patienten zuwenden, die einige Aspekte, die ich im Zusammenhang mit den psychotischen Positionen angesprochen habe, illustrieren.« (1935, S. 60) Sie spricht im weiteren über extrem pathologische Situationen, doch sie kommt nicht auf normale Situationen zurück. Später sagt sie etwas ganz Ähnliches: »Aus Platzgründen kann ich hier nicht detailliert erläutern, auf welche Weise das normale Kind die depressive und manische Position, die ich als Teil der normalen Entwicklung betrachte, durcharbeitet.« (S. 68) Sie sagt, sie werde sich auf einige wenige Bemerkungen allgemeiner Art beschränken, und geht dann dazu über, ihre Auffassung der normalen Entwicklung darzulegen, daß das Kind im Alter von vier bis fünf Monaten damit konfrontiert werde, daß das Liebesobjekt zugleich das gehaßte Objekt ist. Es beginnt, seine Mutter als ganze Person wahrzunehmen und sich mit ihr als ganzer, realer und geliebter Person zu identifizieren. Genau hier tritt die depressive Position in den Vordergrund, und sie wird eingeleitet und verstärkt durch den Verlust des Liebesobjektes, den das Baby immer wieder erlebt, wenn ihm die Brust der Mutter vorenthalten wird. Dieser Verlust erreicht seinen Höhepunkt während der Entwöhnung. Klein verweist auf den Unterschied zwischen dem normalen Baby in der depressiven Position und dem erwachsenen Melancholiker, aber auch auf die Ähnlichkeiten in bezug auf Schwierigkeiten beim Umgang mit Verlusten. Dann führt sie weiter aus, daß in diesem frühen Entwicklungsstadium die manischen Phantasien der Kontrolle über die Brust und später über die Eltern einsetzten mit allen charakteristischen Merkmalen der manischen Position – was der Abwehr der depressiven Position diene. Sie weist darauf hin, daß die manischen Phantasien zwar defensiv, aber auch notwendig seien. Außerdem macht Klein eine interessante Bemerkung über die Bedeutung von *weaning* als »gewöhnen an« neben »entwöhnen von« (1936, S. 97f.).

Bibliographie

Abraham, K. (1927): *Selected Papers on Psycho-Analysis*. Maresfield Reprints, London 1979

— (1971): *Psychoanalytische Schriften*. Ges. Werke in 2 Bänden. Hg. von J. Cremerius. Fischer, Frankfurt a.M.

Alvarez, A. (1977): Problems of dependence and development in an excessively autistic boy. *J. Child Psychother*. 4

— (1980): Two regenerative situations in autism: reclamation and becoming vertebrate. *J. Child Psychother*. 6

— (1985): The problem of neutrality: some reflections on the psychoanalytic attitude in the treatment of borderline and psychotic children. *J. Child Psychother.* 11,1

— (1988): Beyond the unpleasure principle: some preconditions for thinking through play. *J. Child Psychother.* 14,2

— (1989): Development toward the latency period: splitting and the need to forget in borderline children. *J. Child Psychother.* 15,2

— (1990a): Riparazione: alcuni precursori. *Prospettivi psicoanalitiche nel lavoro istituzionale* 8,3

— (1990b): The need to remember and the need to forget. In: *The Consequences of Child Sexual Abuse*, Kap. 4 der ACPP Occasional Papers 3

Balint, M. (1968): *Therapeutische Aspekte der Regression*. Rowohlt, Reinbek 1973

Barker, P. (1983): *Basic Child Psychiatry*. Collins, London

Baron-Cohen, S. (1988): Social and pragmatic deficits in autism: cognitive or affective? *J. Aut. Devel. Dis.* 18,3

Barrows, A. (1988): *Asperger's Syndrome: a Theoretical and Clinical Account*. Unveröff. Diss., Wright Institute Graduate School of Psychology

Barzun, J. (1987): *A Stroll with William James*. Univ. of Chicago Press, Chicago

Bateson, G. (1955): A theory of play and fantasy. In: J. S. Bruner, A. Jolly und K. Sylva (Hg.) (1976)

Bentovim, A. (1979): Child development research findings and psychoanalytic theory: an integrative critique. In: D. Shaffer und J. Dunn (Hg.): *The First Year of Life: Psychological and Medical Implications of Early*

Experience. Wiley, New York

Bettelheim, B. (1967): *The Empty Fortress*. Free Press, New York

Bick, E. (1966): Infant observation in psychoanalytic training. *Int. J. Psycho-Anal.* 45

— (1968): Das Hauterleben in frühen Objektbeziehungen. In: E. Bott Spillius (Hg.) (1988), Bd. 1, S. 236-240. Verlag Internationale Psychoanalyse, Stuttgart 1995

Bion, W. R. (1950): The imaginary twin. In: Ders. (1967a)

— (1957): Zur Unterscheidung von psychotischen und nicht-psychotischen Persönlichkeiten. In: E. Bott Spillius (Hg.) (1988), Bd. 2, S. 75-99

— (1959): Angriffe auf Verbindungen. In: E. Bott Spillius (Hg.) (1988), Bd. 2, S. 110-129

— (1962): *Lernen durch Erfahrung*. Übers. von E. Krejci. Suhrkamp, Frankfurt a.M. 2000

— (1963): *Elemente der Psychoanalyse*. Übers. von E. Krejci. Suhrkamp, Frankfurt a.M. 1992

— (1965): *Transformations*. Heinemann, London

— (1967a): *Second Thoughts. Selected Papers on Psychoanalysis*. Heinemann, London

— (1967b): On arrogance. In: Ders. (1967a)

— (1967c): A theory of thinking. In: Ders. (1967a)

— (1980): Diskussionsgruppe, London

Bird, G., und R. Stokes (1976): *The Fischer-Dieskau Book of Lieder*. Gollancz, London

Bollas, C. (1989): *Forces of Destiny*. Free Association Books, London

Bondioli, A., F. Achinto und D. Savio (1987): Intersubjective motivations and symbolic production: observations in a nurserey school. Abt. für Philosophie, Universität von Pavia. *Scuola e Città* 11

Bower, T. G. R. (1974): *Development in Infancy*. W. H. Freeman, San Francisco

Bowlby, John (1969): *Bindung. Eine Analyse der Mutter-Kind-Beziehung*. Übers. von G. Mander. Kindler, München 1975

— (1973): *Trennung. Psychische Schäden als Folge der Trennung von Mutter und Kind*. Übers. von E. Nosbüsch. Kindler, München 1976

— (1988): *Elternbindung und Persönlichkeitsentwicklung: Therapeutische Aspekte der Bindungstheorie*. Übers. von A. Hillig und H. Hanf. Dexter, Heidelberg 1995

Bradley, J. (1985): In search of pure stone: psychotherapy with a sexually assaulted boy. *J. Child Psychother.* 11,1

Brazelton, T. B., B. Koslowski und M. Main (1974): The origins of reciprocity: the early mother-infant interaction. In: M. Lewis und L. A. Rosenblum (Hg.) (1974)

Brenman Pick, I. (1985): Durcharbeiten in der Gegenübertragung. In: E. Bott Spillius (Hg.) (1988), Bd. 2, S. 45-64

Bruner, J. S. (1968): *Processes of Cognitive Growth: Infancy.* Clark Univ. Press, USA

— (1986): *Actual Minds, Possible Worlds.* Harvard Univ. Press, Cambridge, Mass.

Bruner, J. S., A. Jolly und K. Sylva (1976): *Play: Its Role in Development and Evolution.* Penguin, Harmondsworth, Middx.

Byng-Hall, J., und D. Campbell (1981): Resolving conflicts arising from distance-regulation: an integrative approach. *J. Marit. Fam. Ther.* 7

Carpy, D. (1989): Tolerating the counter-transference: a mutative process. *Int. J. Psycho-Anal.* 70

Casement, P. (1985): *Vom Patienten lernen.* Übers. von S. Behrens. Klett-Cotta, Stuttgart 1989

Cassel, Z. K., und L. W. Sander (1975): Neonatal recognition processes and attachment: the masking experiment. Vortrag vor der *Society for Research in Child Development*, zitiert bei Klaus und Kennell (1982)

Chethik, M., und I. Fast (1970): A function of fantasy in the borderline child. *Amer. J. Orthopsychiat.* 40

Coltart, N. (1986): Slouching toward Bethlehem ... or thinking the unthinkable in psychoanalysis. In: G. Kohon (Hg.): *The British School of Psychoanalysis: The Independent Tradition.* Free Association Books, London

Curcio, F. (1978): Sensorimotor functioning and communication in mute autistic children. *J. Aut. Childhood Schiz.* 8

Daws, D. (1989): *Through the Night: Helping Parents and Sleepless Infants.* Free Association Books, London

Dawson, G., und A. Lewy (1989a): Arousal, attention, and the social-emotional impairments of individuals with autism. In: G. Dawson (Hg.): *Autism: Nature, Diagnosis, and Treatment.* Guilford Press, New York

— (1989b): Reciprocal subcortical-cortical influences in autism: the role of attentional mechanisms. A.a.O.

DiCagno, L., A. Lazzarini, A. Rissone und S. Randaccio (1984): *Il Neonato e il suo Mondo Relazionale.* Borla, Rom

Dyke, S. (1985): Review of D. W. Winnicott's »Deprivation and delinquency«. *J. Child Psychother.* 11,2

Eisenberg, R. (1970): The organization of auditory behaviour. In: J. L. Stone, H. T. Smith und L. B. Murphy (Hg.) (1974): *The Competent Infant.* Tavistock, London

Erikson, E. H. (1950): *Kindheit und Gesellschaft.* Klett, Stuttgart 1969

Fairbairn, W. R. D. (1952): *Das Selbst und die inneren Objektbeziehungen: eine psychoanalytische Objektbeziehungstheorie.* Übers. von E. Vorspohl. Psychosozial-Verlag, Gießen 2000

Fe D'Ostiani, E. (1980): An individual approach to psychotherapy with psychotic patients. *J. Child Psychother.* 6

Feldman, M., und E. Spillius (Hg.) (1989): *Psychic Equilibrium and Psychic Change.* Tavistock/Routledge, London

Fogel, A. (1976): Temporal organization in mother-infant face-to- face interaction. In: H. R. Schaffer (Hg.): *Studies in Mother-Infant-Interaction.* Academic Press, London

Fordham, M. (1976): *The Self and Autism.* Heinemann, London

Fraiberg, S. (1974): Blind infants and their mothers: an examination of the sign system. In: M. Lewis und L. A. Rosenblum (Hg.) (1974)

Freeman, L., S. Lloyd und C. Sinha (1980): Hide and seek in children's play. *New Scientist*, 30 Okt., 1225,88

Freud, A. (1936): *Das Ich und die Abwehrmechanismen.* Kindler, München 1964

— (1980): *Normality and Pathology in Childhood.* Hogarth und Inst. of Psychoanalysis, London

Freud, S. (1895): Project for a scientific psychology. *Standard Edition I.* Hogarth, London 1966

— (1900): Die Traumdeutung. G.W. 2/3.

— (1905a): Bruchstück einer Hysterieanalyse. G.W. 5, S. 161-286.

— (1905b): Drei Abhandlungen zur Sexualtheorie. G.W. 5, S. 27-145.

— (1909): Bemerkungen über einen Fall von Zwangsneurose. G.W. 7, S. 379-463.

— (1911a): Psychoanalytische Bemerkungen über einen autobiographisch beschriebenen Fall von Paranoia. G.W. 8, S. 239-316.

— (1911b): Formulierungen über die zwei Prinzipien des psychischen Geschehens. G.W. 8, S. 230-238.

— (1912): Ratschläge für den Arzt bei der psychoanalytischen Behandlung. G.W. 8, S. 376-387.

— (1914): Erinnern, Wiederholen und Durcharbeiten. G.W. 10, S. 126-136.

— (1917): Trauer und Melancholie. G.W. 10, S. 428-446.

— (1920): Jenseits des Lustprinzips. G.W. 13, S. 1-69.

Frith, U. (1989): *Autism: Explaining the Enigma*. Blackwell, Oxford

Gillberg, C. (1990): Autism and pervasive developmental disorders. *J. Child Psychol. Psychiat.* 31,1

Gleick, J. (1987): *Chaos – die Ordnung des Universums*. Übers. von P. Prange. Droemer Knaur, München 1990

Greenberg, J. R., und S. A. Mitchell (1983): *Object Relations in Psychoanalytic Theory*. Harvard Univ. Press, London

Grotstein, J. (1979): The psychoanalytic concept of the borderline organization. In: J. LeBoit und A. Capponi (Hg.): *Advances in the Psychotherapy of the Borderline Patient*. Aronson, London

— (1981a): Wilfred R. Bion: The man, the psychoanalyst, the mystic. A perspective on his life and work. In: *Do I Dare Disturb the Universe? A Memorial to Wilfred R. Bion*. Caesura, Beverly Hills, CA

— (1981b): *Splitting and Projective Identification*. Aronson, London

— (1983): Review of Tustin's *Autistic States in Children. Int. Rev. Of Psycho-Anal.* 10

Hartmann, E. (1984): *The Nightmare*. Basic Books, New York

Hartmann, H. (1964): *Essays on Ego Psychology: Selected Problems in Psychoanalytic Theory*. Int. Univ. Press, New York 1981

Hedges, L. E. (1983): *Listening Perspectives in Psychotherapy*. Aronson, London

Heimann, P. (1952): Certain functions of introjection and projection in early infancy. In: M. Klein et al.: *Developments in Psychoanalysis*. Hogarth, London

Hinshelwood, R. D. (1989): *Wörterbuch der kleinianischen Psychoanalyse*. Übers. von E. Vorspohl. Verlag Internationale Psychoanalyse, Stuttgart 1991

Hobson, P. (1989): Beyond cognition: a theory of autism. In: G. Dawson (Hg.): *Autism: Nature, Diagnosis and Treatment*. Guilford, New York

— (1990): On psychoanalytic approaches to autism. *Amer. J. Orthopsychiat.* 60,3

Hocking, B. (1990): *Sam: mein Sohn ist autistisch*. Übers. von B. Steckhan und

C. Strüh. Droemer Knaur, München 1992

Hofstadter, D. R. (1979): *Gödel, Escher, Bach – ein endloses geflochtenes Band*. Klett-Cotta, Stuttgart 1985

Howlin, P., und M. Rutter (1987): *Treatment of Autistic Children*. Wiley, Chichester

Hoxter, S. (1977): Play and communication. In: D. Daws und M. Boston (Hg.): *The Child Psychotherapist and Problems of Young People*. Wildwood House, London

Hunter, M. (1986): The monster and the ballet dancer. *J. Child Psychother*. 12,2

Hutchinson, F. E. (Hg.) (1953): *The Works of George Herbert*. Oxford Univ. Press, London

Hutt, C. (1966): Exploration and play in children. In: J. S. Bruner, A. Jolly und K. Sylva (Hg.) (1976)

Isaacs, S. (1952): The nature and function of Phantasy. In: M. Klein et al.: *Developments in Psychoanalysis*. Hogarth, London

Joseph, B. (1975): The patient who is difficult to reach. In: M. Feldman und E. Bott Spillius (Hg.) (1989)

— (1978): Different types of anxiety and their handling in the clinical situation. A.a.O.

— (1982): Die Sucht nach Todesnähe. In: E. Bott Spillius (Hg.) (1988), Bd. 1, S. 391-407

— (1983): Über Verstehen und Nicht-Verstehen. Einige technische Fragen. Übers. von B. Böttger. *Psyche* 40, S. 961-1006

— (1986): Psychic change and the psychoanalytic process. In: M. Feldman und E. Spillius (Hg.) (1989)

— (1987): Projective identification: some clinical aspects. A.a.O.

Judd, D. (1989): *Give Sorrow Words: Working with a Dying Child*. Free Association Books, London

Kanner, L. (1944): Early infantile autism. *J. Paediatrics* 25,3

Kanter, J. S. (1984): Resocialization in schizophrenia: renegotiating the latency era. *Int. Rev. Of Psycho-Anal*. 11,1

Klaus, M. H., und J. H. Kennell (1982): *Parent-Infant Bonding*. C. H. Mosby, London

Klein, M. (1921): Ein Kind entwickelt sich. In: Dies. (1975), Bd. 1/1

— (1932): Die Psychoanalyse des Kindes. A.a.O., Bd. 1/1

— (1935): Zur Psychogenese der manisch-depressiven Zustände. A.a.O., Bd. 1/2, S. 29-75

— (1936): Entwöhnung. A.a.O., Bd. 1/2, S. 77-100

— (1937): Liebe, Schuldgefühl und Wiedergutmachung. A.a.O., Bd. 1/2, S. 105-157

— (1940): Die Trauer und ihre Beziehung zu manisch-depressiven Zuständen. A.a.O., Bd. 1/2, S. 159-199

— (1946): Bemerkungen über einige schizoide Mechanismen. A.a.O., Bd. 3, S. 1-41

— (1952): Theoretische Betrachtungen über das Gefühlsleben des Säuglings. A.a.O., Bd. 3, S. 105-155

— (1955): Über Identifizierung. A.a.O., Bd. 3, S. 229-278

— (1961): *Der Fall Richard. Das vollständige Protokoll einer Kinderanalyse, durchgeführt von Melanie Klein*. Übers. von W. Wagmuth. Kindler, München 1975

— (1975): *Gesammelte Schriften*. Hg. Von R. Cycon. Mit Übersetzungen aus dem Englischen von E. Vorspohl. Bd. 1/2 (1996): Schriften 1920-1945. Bd. 3 (2000): Schriften 1946-1963. Stuttgart-Bad Cannstatt, Frommann-Holzboog

Kleitman, N. (1963): *Sleep and Wakefulness*. Univ. of Chicago Press, Chicago

Kohut, H. (1971): *Narzißmus. Eine Theorie der psychoanalytischen Behandlung narzißtischer Persönlichkeitsstörungen*. Suhrkamp, Frankfurt a.M. 1973

Kolvin, I., et al. (1971): Studies in the childhood psychoses I to VI. *Brit. J. Psychiat*. 118

Kundera, M. (1978): *Das Buch vom Lachen und Vergessen*. Übers. von S. Roth. Suhrkamp, Frankfurt a.M. 1997

— (1984): *Die unerträgliche Leichtigkeit des Seins*. Übers. von S. Roth. Fischer TB, Frankfurt a.M. 1988

— (1986): Vortrag zu Mishkenot anläßlich des Jerusalem Prize for Literature über die Freiheit des Menschen

Kut Rosenfeld, S., und M. Sprince (1963): An attempt to formulate the meaning of the concept »Borderline«. *Psychoanal. Study Child* 18

— (1965): Some thoughts on the technical handling of borderline children. *Psychoanal. Study Child* 20

Laplanche, J., und B. Pontalis (1967): *Das Vokabular der Psychoanalyse*. Suhrkamp, Frankfurt a.M. 1982

LeBoit, J., und A. Capponi (1979): The technical problem with the borderline patient. In: *Advances in the Psychotherapy of the Borderline Patient*. Aronson, London

Leslie, A. M. (1987): Pretence and representation: the origins of »Theory of Mind«. *Psychol. Rev.* 94

Lewis, M., und L. A. Rosenblum (Hg.) (1974): *The Effect of the Infant on its Caregiver.* Wiley, New York

Lichtenberg, J. D., und S. Kaplan (Hg.) (1983): *Reflections on Self Psychology.* Analytic Press, London

Liley, A. W. (1972): The foetus as a personality. *Australian and New Zealand J. Psychiat.* 6

Lowenfeld, M. (1935): *Play in Childhood.* Gollancz, London

Lurija, A. R. (1968): *The Mind of a Mnemonist.* Basic Books, New York

Macfarlane, A. (1977): *Die Geburt.* Klett-Cotta, Stuttgart 1978

Malcolm, R. (1986): Deutung: Die Vergangenheit in der Gegenwart. In: E. Bott Spillius (Hg.) (1988), Bd. 2, S. 101-122

Mandelstam, N. (1970): *Hope against Hope.* Atheneum, New York

Meltzer, D. (1973): The origins of the fetishistic plaything of sexual perversions. In: *Sexual States of Mind.* Clunie, Strath Tay

— (1975): *Explorations in Autism: a Psychoanalytic Study.* Clunie, Strath Tay

— (1978): *The Kleinian Development, Teil II: Richard Week-by-Week.* Clunie, Strath Tay

Miller, L., M. Rustin, und J. Shuttleworth (1989): *Closely Observed Infants.* Duckworth, London

Money-Kyrle, R. (1977): On being a psychoanalyst. In: D. Meltzer und E. O'Shaughnessy (Hg.): *The Collected Papers of Roger Money-Kyrle.* Clunie, Strath Tay

Muir, E. (1987): *Autobiography.* Hogarth, London

Murray, L. (1991): The impact of postnatal depression on infant development. *J. Child Psychol. Psychiat.*

Murray, L., und C. Trevarthen (1985): Emotional regulation of interactions between two month olds and their mothers. In: T. M. Field und N. Fox (Hg.): *Social Perception in Infants.* Ablex, New Jersey

Newson, J. (1977): An intersubjective approach to the systematic description of mother-infant interaction. In: H. R. Schaffer (Hg.) (1977)

Ornstein, P. H. (1983): Discussion of papers by Drs. Goldberg, Stolorow and Wallerstein. In: J. D. Lichtenberg und S. Kaplan (Hg.): *Reflections on Self Psychology.* Analytic Press, London

O'Shaughnessy, E. (1964): The absent object. *J. Child Psychother.* 1,2

— (1989): The invisible Oedipus complex. In: J. Steiner (Hg.): *The Oedipus Complex Today: Clinical Implications*. Karnac, London

Papoušek, H. und M. (1976): Mothering and the cognitive head start: psychobiological considerations. In: H. R. Schaffer (Hg.) (1977)

Piontelli, A. (1987): Infant observation from before birth. *Int. J. Psycho-Anal.* 68

Pynoos, R., und S. Eth (1985): *Post Traumatic Stress Disorder in Children*. American Psychiatric Press, Washington, DC

Rayner, E. (1981): Infinite experiences, affects, and the characteristics of the unconscious. In*t. J. Psycho-Anal.* 62

Reid, S. (1990): The importance of beauty in the psychoanalytic experience. J. *Child Psychother.* 16

Robson, K. (1967): The role of eye-to-eye contact in maternal- infant attachment. *J. Child Psychol. Psychiat.* 8

Rosenfeld, H. (1964): Zur Psychopathologie des Narzißmus – ein klinischer Beitrag. In: Ders. (1965)

— (1965): *Zur Psychoanalyse psychotischer Zustände.* Übers. von C. Kahleyss-Neumann. Suhrkamp, Frankfurt a.M. 1989

— (1972): A critical appreciation of James Strachey's paper on the Nature of the Therapeutic Action of Psychoanalysis. *Int. J. Psycho-Anal.* 53

— (1981): On the psychology and treatment of psychotic patients. In: J. Grotstein (Hg.) (1981)

— (1987): *Sackgassen und Deutungen therapeutischer und antitherapeutischer Faktoren bei der psychoanalytischen Behandlung von psychotischen, Borderline- und neurotischen Patienten.* Übers. von M. Looser. Verlag Int. Psychoanalyse, München 1990

Rutter, M. (1972): *Bindung und Trennung in der frühen Kindheit: Forschungsergebnisse zur Mutterdeprivation.* Übers. von H. Frankhänel. Juventa, München 1978

— (1983): Cognitive deficits in the pathogenesis of autism. *J. Child Psychol. Psychiat.* 24

Sacks, O. (1973): *Awakenings – Zeit des Erwachens.* Rowohlt, Reinbek 1999

— (1985): *Der Mann, der seine Frau mit einem Hut verwechselte.* Übers. von D. van Gunsteren. Rowohlt, Reinbek 1987

Sandler, J. (1988): *Projection, Identification, Projective Identification.* Karnac, London

Sandler, J., mit A. Freud (1985): *Die Analyse der Abwehr.* Übers. von H. Vogel. Klett-Cotta, Stuttgart 1989

Schaffer, H. R. (1977a): Early interactive development. In: Ders. (1977b)

— (Hg.) (1977b): *Studies in Mother-Infant Interaction*. Academic Press, London

Segal, H. (1950): Some aspects of the analysis of a schizophrenic. In: Dies. (1981)

— (1957): Notes on symbol formation. A.a.O.

— (1964): *Melanie Klein – Eine Einführung in ihr Werk*. Übers. von G. Vorkamp. Fischer TB, Frankfurt a.M. 1983

— (1981): *The Work of Hanna Segal: A Kleinian Approach to Clinical Practice*. Aronson, London

Sinason, V. E. (1986): Secondary mental handicap and its relationship to trauma. *Psychoanal. Psychother.* 2,2

— (1988): Smiling, swallowing, sickening and stupefying: the effect of abuse on the child. *Psychoanal. Psychother.* 3,2

Spensley, S. (1985): Cognitive deficit, mindlessness and psychotic depression. *J. Child Psychother.* 11,1

Spillius, E. Bott (Hg.) (1988): *Melanie Klein heute*. Übers. von E. Vorspohl. Bd.1: Beiträge zur Theorie (1990), Bd. 2: Anwendungen (1991). Verlag Int. Psychoanalyse, Stuttgart

Spitz, R. A. (1946): Anaclitic depression. *Psychoanal. Study Child* 2

Steiner, J. (1979): The border between the paranoid-schizoid and the depressive positions in the borderline patient. *Brit. J. Med. Psychol.* 52

– (1991): A psychotic organization of the personality. *Int. J. Psycho-Anal.* 72

Stern, D. (1974): Mother and infant play: the dyadic interaction involving facial, vocal and gaze behaviours. In: M. Lewis und L. A. Rosenblum (Hg.) (1974)

— (1977): Misssteps in the dance. In: *The First Relationship: Infant and Mother*. Harvard Univ. Press, Cambridge, Mass. Mutter und Kind – die erste Beziehung. Übers. von T. M. Höpfner. Klett-Cotta, Stuttgart 1994

— (1983): The early development of schemas of Self, Other and Self with Other. In: J. D. Lichtenberg und S. Kaplan (Hg.): *Reflections on Self Psychology*. Erlbaum, Hillsdale, NJ

— (1985): *Die Lebenserfahrung des Säuglings*. Übers. von W. Krege. Klett-Cotta, Stuttgart 1998

Stern, D., und J. Gibbon (1978): Temporal expectancies of social behavior in mother-infant play. In: E. B. Thoman (Hg.): *Origin of the Infant's So-*

cial Responsiveness. Erlbaum, Hillsdale, NJ

Stolorow, R. D., B. Brandchaft und G. E. Atwood (1987): *Psychoanalytische Behandlung: ein intersubjektiver Ansatz*. Übers. von W. F. Ross. Fischer TB, Frankfurt a.M. 1996

Stolorow, R. D., und F. M. Lachmann (1980): *Psychoanalysis of Developmental Arrests*. Int. Univ. Press, Madison, Conn.

Storr, A. (Hg.) (1983): *Jung: Selected Writings*. Fontana, London 1986

Strachey, J. (1934): The nature of the psychotherapeutic action of psychoanalysis. *Int. J. Psycho-Anal.* 15

Sullivan, H. S. (1953): *The International Theory of Psychiatry*. Norton, New York

Symington, N. (1980): The response aroused by the psychopath. *Int. Rev. Psycho-Anal.* 7

— (1986): The analyst's act of freedom as agent of therapeutic change. In: G. Kohon (Hg.): *The British School of Psychoanalysis: The Independent Tradition*. Free Association Books, London

Trevarthen, C. (1974): Conversations with a two-month old. *New Scientist* 2 May

— (1977): Descriptive analyses of infant communicative behavior. In: H. R. Schaffer (Hg.) (1977)

— (1978): Modes of perceiving and codes of acting. In: H. J. Pick (Hg.): *Psychological Modes of Perceiving and Processing Information*. Erlbaum, Hillsdale, NJ

– (1984): Emotions in infancy: regulators of contact and relationships with persons. In: K. Scherer und P. Ekman (Hg.): *Approaches to Emotion*. Erlbaum, Hillsdale, NJ

– (1986): Development of intersubjective motor control in infants. In: M. G. Wade und H. G. A. Whiting (Hg.): *Motor Development in Children: Aspects of Coordination and Control*. Martinus Nijhof, Dordrecht

Trevarthen, C., und P. Hubley (1978): Secondary intersubjectivity: confidence, confiding and acts of meaning in the first year. In: A. Lock (Hg.): *Action, Gesture and Symbol: The Emergence of Language*. Academic Press, London

Trevarthen, C., und K. Logotheti (1989): Child and culture: genesis of cooperative knowing. In: P. Gellatly, D. Rogers und J. A. Sloboda (Hg.): *Cognition and Social Worlds*. Clarendon Press, Oxford

Trevarthen, C., und Marwick (1986): Signs of motivation for speech in infants and the nature of a mother's support for development of language. In: B. Lindblom und R. Zetterstrom (Hg.): *Precursors of Early Speech.* Macmillan, Basingstoke, Hants

Tustin, F. (1972): *Autism and Childhood Psychosis.* Hogarth, London

— (1980): Autistic objects. *Int. Rev. Psycho-Anal.* 7

— (1981): *Autistische Zustände bei Kindern.* Übers. von H. Brühmann. Klett-Cotta, Stuttgart 1989

— (1986): *Autistische Barrieren bei Neurotikern.* Übers. von K. O'Keeffe. Nexus, Frankfurt a.M. 1988

— (1990): *The Protective Shell in Children and Adults.* Karnac, London

Urwin, C. (1987): Developmental psychology and psychoanalysis: splitting the difference. In: M. Richards und P. Light (Hg.): *Children of Social Worlds.* Polity, Cambridge

Vygotskij, L. (1978): *Geschichte der höheren psychischen Funktionen.* Übers. von R. Kämper. Lit, Münster/Hamburg 1992

Wallerstein, R. S. (1983): Self psychology and »classical« psychoanalysis – the nature of their relationship. In J. D. Lichtenberg und S. Kaplan (Hg.) (1983)

Wells, H. G. (1985): *Christina Alberta's Father.* Hogarth, London

White, A. (1979): *Beyond the Glass.* Virago, London

Wing, L., und J. Gould (1979): Severe impairments of social interaction and associated abnormalities in children: epidemiology and classification. *J. Aut. Devel. Dis.* 9

Winnicott, D. W. (1935): The manic defence. In: Ders. (1958)

— (1951): Übergangsobjekte und Übergangsphänomene. In: Ders. (1976): Von der Kinderheilkunde zur Psychoanalyse. Übers. Von G. Theusner-Stampa. Kindler, München, S. 293-312

— (1958): *Collected Papers. Through Paediatrics to Psycho-Analysis.* Tavistock, London

— (1960): Die Theorie von der Beziehung zwischen Mutter und Kind. In: Ders. (1965), S. 47-71

— (1965): *Reifungsprozesse und fördernde Umwelt.* Kindler, München 1974

— (1971): Vom Spiel zur Kreativität. Übers. Von M. Ermann, Klett-Cotta, Stuttgart 1974

Wolff, P. H. (1965): The development of attention in young infants. In: L. J. Stone, H. T. Smith und L. B. Murphy (Hg.) (1974): *The Competent Infant: Research and Commentary.* Tavistock, London

Wollheim, R. (1971): *Sigmund Freud*. Übers. von W. Theimer. DTV, München 1972

– (1984): *The Thread of Life*. Cambridge Univ. Press, Cambridge

Woolridge, M. W. (1986): The »anatomy« of infant sucking. *Midwifery* 2

Register